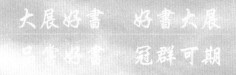

大展好書　好書大展

品嘗好書　冠群可期

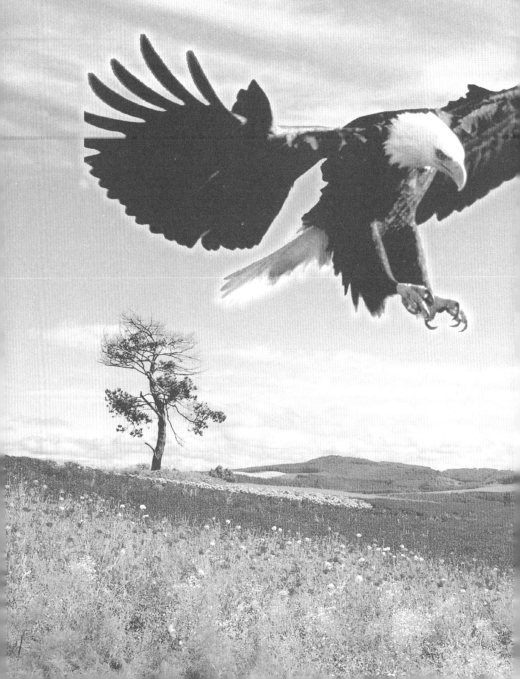

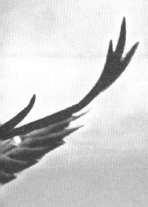

大展好書　好書大展
品嘗好書　冠群可期

武當道教醫藥：3

武當道醫
婦科臨證靈方妙法

尚儒彪／編著

品冠文化出版社

醫術勝仙

侔心如佛

祝尚儒昆
同志武當道醫臨
證靈方妙法
發行
壬辰年孟冬襄陽寒山人書賀

· 3 ·

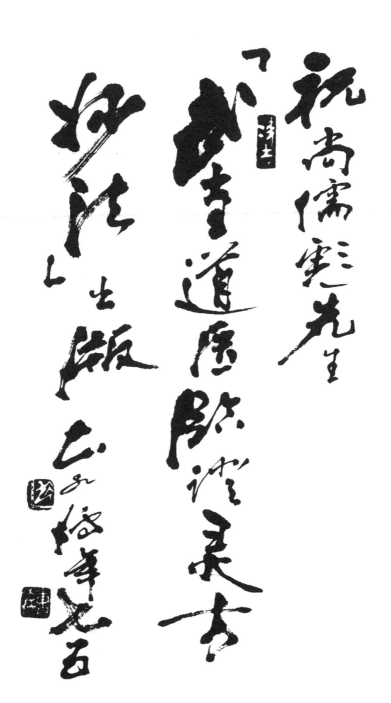

武當道醫婦科臨症靈方妙法

弘扬道家医学，侍永是毒济世。

罗钧

中國印刷集團公司總經理

崇尚武當道醫
臨証灵方妙法

贺尚儒兔教授武當道醫院证灵方刊法出版发行

壬辰年秋月
襄陽市湖北医院院長吴祖斌教書

武當道醫 婦科臨症靈方妙法

賀尚權名醫武当靈方丛书出版

武当靈方济世救
民十年艰辛潜心
挖整丛书问世惊
法永存

中国共产党好

社会主义好

伟大祖国好

病员八十六岁 香蒋荣重拜

二○二○年十一月十八日

內容簡介

introduction

本書是一本婦科常見病治療專著，全書共四篇。

第一篇是筆者手抄武當山清末民初在廟道醫胡合貞所著的《坤科真詮》一書中的部分內容。《坤科真詮》一書涉及調經、種子、崩漏、帶下、妊娠諸證、小產、臨產、產後諸證等的診治方法。本書所摘錄的少部分內容，雖不能見原書全貌，但亦可以略見一斑，基本上體現出了武當山道教醫藥就地自採、自製、自用中草藥和藥方簡、便、廉、效的特色。

第二篇是筆者臨床 40 多年來，對治療婦科病的心得與體會的總結，此篇囊括了本人對月經不調、崩漏、帶下、婦科雜病等的治療方法，毫無保留介紹給讀者，希望廣大讀者皆能有所收穫。

第三篇特別介紹了武當道教養生食療藥膳，道教坤道們養生、保健經常使用。

第四篇介紹了武當道教保健祛病功法，都是一些學得會、用得上、有效果的良好功法。

此書適合中醫同道、在校中醫大學生、中醫愛好者選讀、參考。

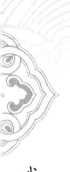

武當道醫**婦科臨症**靈方妙法

序言
foreword

　　我雖然沒有專門研究過武當山道教醫藥，但長期在武當山地區生活工作，長期閱讀道教史志及《正統道藏》，長期接觸道教界人士，耳濡目染，能感受到道教與中醫學的密切聯繫，對民間流傳的「醫道同源」「十道九醫」等習慣說法也有幾分體悟和認知。

　　道教與其他宗教相比，其教義思想的最大特色是「貴生」。生，是指生命存在和延續，「貴生」，即珍惜生命、善待生命之意。「貴生」的教義主要反映在三個層面：一是對自己；二是對他人；三是對其他有生命的物體。從這三個層面都可以看出「醫道同源」的軌跡。

　　對自己，道教追求修道成仙、長生久視，所以特別重視「生」。《道德經》說：「深根固柢，長生久視之道。」《太平經》說，天地之間，「壽最為善」，生命長久存在本身就意味著是最高的善。與生命存在相比，富貴功名都算不得什麼。《抱朴子》說：「『天地之大德曰生。』生好物者也，是以道家之所至秘而重者，莫過於長生之方也。」《抱朴子》說：「百病不癒，安得長生？」「古之初為道者，莫不兼修醫術」。道教修道成仙的信仰和理論促使其信奉者孜孜不倦地追求長生不老之藥，並伴隨「內以養己」的

炁功，透過導引、辟穀、清心寡慾以達到祛病延年、強健體魄的目的。歷代道士在修練過程中積累了大量有關醫藥衛生、祛病延年、保健強身的知識與方術，它包括服餌外用、內丹導引等方法。醫學治病要研究人的身體，道教養生也要研究人的身體，所以我們在道教《黃庭內景經》中可以看到《黃帝內經》的影響。

南朝道醫陶弘景《養性延命錄》高舉「我命在我不在天」的道教生命哲學大旗，強調修道之人如果平時能加強身心修養，注重合理飲食和房中衛生，善於調理，就能保持身心健康，防止疾病萌生。該書強調的「生道合一」的宗旨是「醫道同源」的典型案例。

對他人，道教宣揚重人貴生，濟世度人，所以特別重視「生」。《太平經》說：天地之性，萬千事物中「人命最重」。《三天內解經》說：「真道好生而惡殺。長生者，道也。死壞者，非道也。死王乃不如生鼠。故聖人教化，使民慈心於眾生，生可貴也。」在被道教奉為萬法之宗、群經之首的《度人經》中，開卷即宣揚「仙道貴生，無量度人」的教義。道教有以醫傳道的傳統，如東漢張陵創「五斗米道」是從為百姓治療疫病開始的，張角的「太平道」也是透過為民治病吸引了信眾。

道教認為修練成仙必須做到功行雙全，道士們將各種修練養生的法門統稱為「功」，並認為在練功的同時還必

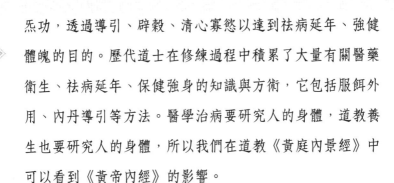

須行善積德，濟世度人，即所謂「行」，只有做到「功行圓滿」，才能得道成仙。而行醫施藥是濟世度人的一大功德，這無疑也會促使教門中人自覺研習醫術，透過治病救人來行善立功德。

對其他有生命的物體，道教宣揚齊同慈愛，萬物遂生，所以特別重視「生」。

道教尊重生命、寶貴生命的思想並不僅僅是針對人的，天地日月、草木鳥獸等萬物的生命都是寶貴的，都需要人們憐憫善待，不可隨意傷害。武當道教敬奉的主神——玄天上帝是主宰天一之神，是水神。《敕建大岳太和山志》說：「其精氣所變曰雨露、曰江河湖海；應感變化，物之能飛能聲者，皆天一之所化也」；「玄帝有潤澤發生、至柔上善、滌穢蕩氣、平靜之德，上極重霄，下及飛潛，動植莫不資焉。」因此，武當道教的玄帝信仰也充分體現了「貴生」的教義精神。古代道醫不僅為人治病，遇到動物有病也會積極施救，民間傳說道醫孫思邈為小蛇治傷的故事就反映道教齊同慈愛的「貴生」教義。

民間「十道九醫」之說，也不是空穴來風。翻閱道教史志就會發現，歷代道士中兼通醫術者不在少數。以武當山為例，宋代以來山志對通醫術為民治病的道士多有記載。元代《武當福地總真集》云：田蓑衣「人有疾厄叩之者，摘衣草吹氣與之，服者即癒。」孫寂然「以符水禳禱

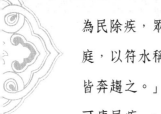

為民除疾，眾皆歸之，數年之間，殿宇悉備。高宗詔赴闕庭，以符水稱旨，敕度道士十人。」鄧真官「遠邇疾患，皆奔趨之。」魯洞云「年八十餘，以道著遠，點墨片紙，可療民疾」。葉雲萊「至元乙酉，應詔赴闕，止風息霆，禱雨卻疾，悉皆稱旨。」明代《大岳太和山志》云：王一中（？-1416年）「符水濟人，禦災捍患，事多靈驗。」張道賢「奉命採藥於名山大川」。雷普明「御馬監馬大疫，檄普明治之，遂息」。《續修大岳太和山志》卷四《仙真》云：黃清一（？-1900年）「識藥性，苦修練。晝則入山採藥，和丸濟世」。黃承元（1785-1876年）「性慈祥，甘淡泊。日以採藥濟世為事」，治癒病人甚多。該志卷一記載：「紫霄宮楊來旺知醫，纂有《妙囊心法》；周府庵鄭信學、蒲高衡、饒崇印知醫；紫陽庵王太玉知外科；自在庵高明達外科。」20世紀90年代初，我在蒐集武當山道教歷史資料時，聽說清末民初武當山坤道胡合貞知醫術、識藥性，曾為武當山周圍許多民眾治癒過疾病；20世紀70年代，我曾見過沖虛庵趙元量道長為民推拿療傷，不取分文，頗受民眾尊敬。所以我和王光德會長合著《武當道教史略》時，專門為胡合貞、趙元量道長立傳，以表彰他們懸壺濟世之功。

尚儒彪先生，道名信德，是武當道教龍門派第25代俗家弟子。20世紀70年代初，因開展「一把草運動」進

入武當山採挖中草藥，認識了在廟道醫朱誠德，遂拜其為師，學習道教醫藥。經過長期的臨床實踐，他總結整理出武當山道教醫藥的「四個一」療法，即「一爐丹、一雙手、一根針、一把草」，並發表多篇文章介紹武當道教醫藥。尚醫生退休前為湖北省丹江口市第一醫院主任醫師，2002 年被十堰市衛生局評為「十堰十大名中醫」之一。他曾參與編寫《中國武當中草藥志》，著有《傷科方術秘笈》《古傳回春延命術》《中國武當醫藥秘方》《武當道教醫藥》等醫書。

《武當道醫臨證靈方妙法系列叢書》是尚儒彪先生總結研究武當道教醫藥的最新成果，該叢書由內科、兒科、婦科、男科、傷科、外科、方藥 7 個部分組成。作者長期從事中醫藥工作，除本人家傳及師授秘方外，還注意蒐集、整理武當山歷代道醫治療各種疾病的靈方妙法，並將其應用於臨床實踐，積累了大量的成功經驗。古人云：「施藥不如施方。」現在，作者將自己長期收集的靈方妙法全部公開地介紹給讀者，由讀者斟酌選用，這種做法完全符合道教重人貴生、濟世度人的教義，故樂為之序。

湖北省武當文化研究會會長　楊立志

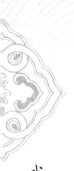

武當道醫

婦科臨症靈方妙法

自序

preface

壬辰孟春，當我校完新作《武當道醫臨證靈方妙法系列叢書》，真有新產婦視嬰之感。產婦只需十月懷胎，吾作此書，積累資料數十載，辛苦撰寫近十年。雖經精雕細琢，修改數遍，書中仍有不盡如人意處，但慈母看嬌兒，雖醜亦舒坦。

余幼承家技，自幼受百草香氣薰染，從記事起，常見將死者復活，危重者轉安，常與家人共享患者康復之快樂，亦常為不治者而心酸，遂立志：長大學醫，為人解苦救難。

1961 年我拜名醫齊正本為師學習中醫外傷科，1963年參加工作進入醫院，曾拜數位名醫為師，有湖北當陽縣的朱家楷，宜昌許三友，襄陽鐵路醫院的鄧鴻儒，襄陽中醫院的陳東陽和馬玉田。

參加工作後，我堅持在工作第一線，數年沒有休過節假日，工作沒有黑夜與白天，玩命地工作，換來的是歷屆領導信任，患者喜歡。組織上曾派我到湖北洪湖中醫院學習治類風濕，赴山西省稷山縣楊文水處學習治療骨髓炎，在襄陽鐵路醫院學習治療白癜風，去北京參加「全國中草藥，新醫療法交流會」，使我增長了見識，大開了眼界。

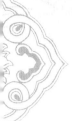

1971 年至 1973 年曾進修於武漢體育學院附屬醫院，成都體育學院附屬醫院，拜鄭懷賢教授為師，學習骨傷科。

1980 年進修於遼寧中醫學院附屬醫院，拜王樂善、田淑琴為師，學習中醫外科、皮膚科共 1 年。20 世紀 80 年代初，我考入湖北中醫學院中醫系，經 4 年系統學習，以優異的成績完成學業。

20 世紀 70 年代初，因當時開展「一根針、一把草運動」，我多次進入武當山採挖中草藥，與在廟道醫朱誠德結緣，遂拜朱誠德為師，學習武當道教醫藥，這一拜，學習便是 40 年。誰知我越學越覺得自己所知甚少，臨床窮技乏術常遇到疑難，得天時、地利之優勢，有困難即向恩師朱誠德求教，無數次地進入武當山，他每次總能為我釋疑解惑，用樸素的語言和形象的比喻，能使我通曉醫書之理，並語重心長地告訴我，在行醫的道路上要不斷地學習，學醫沒有終點站。

遵師訓，我發奮攻讀醫書，雖未懸樑刺股，但也是手不釋卷，讀《內經》忘了寒暑，背藥性午夜不眠。深山採藥，常拜師於道友，問方於民間，輒嘗盡人間辛勞與苦甜，我曾數次嘗毒，幾經風險，初衷不改，苦而無怨。經數十年努力，現在我稍有所學，也有了一些臨床工作經驗。飲水思源，朱誠德恩師無私地傳授我道醫真學。我第

二任恩師李光富為我的工作亦給了很多方便。在他的安排下，我拜讀到《正統道藏》，並安排數位道友協助我採挖中草藥標本，收集醫藥文獻，為我撰寫此書作出了很大貢獻。受武當之恩惠比山還重，弘揚武當道教醫藥，義不容辭，我應勇挑重擔，可用什麼形式傳承，吾甚是為難。

武當道教醫藥文化深厚，源遠流長，發掘之、提高之，確為重要。但泥古不化，無以進步，執今斥古，難以繼承，以中拒外，有礙發展，化中為洋，有失根本。細思之，詳考之，本著博眾家之長，理當世精英，與道教醫藥融會貫通，講究臨床實用，為人類健康做一份貢獻之初衷，我不顧年老多病，十年來上午接診病人，下午至午夜書寫書稿，從未間斷。雖然因用眼過度視力不斷減退，書寫時間太長，累得我頸僵背痛，手困腕酸。只覺得晝夜苦短，甚感艱辛，方信「文章千古事，甘苦寸心知」不是謬言。現書已完稿，我心中歡喜，不能忘我恩師朱誠德毫不保留地傳授道教醫術，亦不能忘武當山的道友，時常與我朝夕相伴，不能忘那些幫助過我，為我提供過資料，為我講述過武當道教醫藥人物或傳奇故事的均州城裡數位知情老人，在此我再次謝過！

我還應感謝丹江口市的很多領導，對我研究武當道教醫藥給予的大力支持，感謝丹江口市第一醫院諸位領導，在我工作期間，為我研究武當道教醫藥營造了寬鬆的環

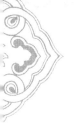

境，並給予充分時間，更要感謝山西科學技術出版的領導和郝志崗編輯的大力支持，才使此書能順利地與讀者見面。書中不足，是作者水平有限，敬請諒解，並請提寶貴意見。

尚儒彪

前　言

foreword

武當道教醫藥中婦科的治療，起源於何時很難說清。清末民初在廟坤道、道醫胡合貞，修道於武當山玉女峰仙姑洞，她為人慈善，甘淡澹泊，以採藥、製藥、針灸等醫療方法濟世度人，曾為眾多道友、武當山民和來自全國進山敬香的香客醫治好了無數的疑難雜病，在臨床醫療實踐中，積累了很多寶貴經驗。武當山地區留下了許多她治病救命的傳奇故事。但她編著的武當道教醫藥著作，由於種種原因未能面世，所以世人對她的醫術知之甚少。

1978 年，筆者有緣結識了與胡大真人有淵源關係的蘇元倬老人，蘇元倬有位姑祖母，聰明賢惠、天生麗質、知書達理，被身經清朝道光、咸豐、同治、光緒四朝，歷官禮、工、戶、史、刑五部，終任文淵閣大學士（正一品，即宰相）的襄陽人單懋謙納為愛妾。單晚年患病，曾在老均州城蘇元倬家住過一段時間。

期間胡合貞曾為其治過病，並將自己手寫的四本醫書，呈奉給單懋謙，單見到醫書，非常高興，連聲說好，並準備馬上付梓，不料這時正趕上太平軍攻破了漢口而直逼襄陽，單懋謙急回襄陽調兵抵抗太平軍，就把書稿存在蘇家。因蘇氏家族有位酷愛書法的蘇元信比蘇元倬年長，

前
言

・19・

他又特別喜歡胡合貞的字，他收藏了三本醫書，而蘇元倬只保留了一本。

筆者見到的醫書為手寫本，書的封面寫著「坤科真詮」四字，落款是「清光緒元年武當山」。全書共60頁，大約6萬字，皆用毛筆正楷小書，每個字寫得都非常漂亮。老人視書如珍寶，一般從不示人，看在我們相識一場，我又為他治病的緣分上，便借在下看了一天，可惜當時沒有複印設備，便未留下副本。老人去世時，筆者在外地進修，此書從此下落不明。

據《丹江口人物大觀》一書記載：「1897年見遇真宮破敗，合貞便以針灸、藥物治療倡修，1911年又見玉虛宮傾廢，合貞又行募化籌資維修，她的執著行為感動當地群眾」。

1923年「眾坤民」同立碑碣，記錄她的事蹟：「胡大真人重修宮殿30餘間，復設學校，培養人才，以備應用。」

武當山地區流傳著很多「鬍子爺」（胡合貞）治病救人的動人故事。一提起鬍子爺，丹江口市文化館老館長陳尚海老人就會非常激動。他給我們講述了鬍子爺為了救治一個生命垂危的病人，不顧個人安危，半夜走山路，渡過洪水濤天大河救活一個將死婦女的感人故事。

陳棠老先生，也為我們講述了一個鬍子爺一針救兩命的故事：「一個產婦難產，失血過多，小孩沒生出來，產

婦已停止呼吸，家人正準備後事，正好鬍子爺路過於此。見此家人悲傷忙碌，聽旁人說明產婦情況，她到死人身邊看一看，聞一聞，立刻說『此人沒死，還有救』，便當即取出銀針，在產婦身紮了幾針，停了數分鐘，產婦呻吟了一聲，眼開雙眼。胡大真人囑咐家人準備開水，又將產婦抬到床上，經過她一個時辰（2小時）的忙碌，產婦產下了一女嬰，母子均平安活了下來。」

老均州中學仇列老師，也給我講了許多鬍子爺治病救人的故事，仇列老師口才很好，將鬍子爺的醫療故事講得非常生動，印象最深刻的是「土匪與鬍子爺」的故事：

當時丹江口市（又名沙陀營）三官殿有個產婦難產，當地接生婆不敢為其接生，叫家人快點到武當山請「鬍子爺」胡合貞來。家人借來兩匹快馬，向武當山跑去，行到半路被土匪將馬搶去，當時家人求情說，他是上武當山請鬍子爺救命的，可是土匪不聽，家人只得跑步到武當山，見到鬍子爺，說明來意，並把路上馬被搶一事也告訴了鬍子爺。鬍子爺當即說：「沒有馬，我們走路去！明天早晨我們就能趕到！」

武當山距三官殿有一百多里山路，誰知他們剛走下山，見路邊幾個人牽了兩匹馬，走近一看，正是搶馬的土匪，沒等到鬍子爺說話，其中一個匪首上前說：「鬍子爺！這娃子才來，把來接您的老馬牽了，我給您老送來，

也把這娃子帶來了，給您老賠個罪。」當即那位土匪就跪下來給鬍子爺磕頭。

鬍子爺說：「好了，好了，莫跟小娃子一般見識，我要去救人，你們以後幹點正經，莫幹這個了。」說完土匪們把鬍子爺扶上馬，連夜趕到三官殿，平安地為產婦接生下一個男嬰，取名叫楊某。

1983 年，60 多歲的楊某因病住院，止好是筆者接診。我問起楊某，仇列老師所講的故事是否真實，楊某承認鬍子爺接生的男嬰就是他自己。他還說他母親在世的時候，儘管家裡很窮，他母親每年都要上一回武當山，為的是感謝當時鬍子爺夜行一百多里山路，救活了他們母子倆，卻分文未收的恩情。

老均州名士鄧精一老人，80 多歲時曾與筆者談起鬍子爺，並一直讚美她：醫德高尚、醫術精湛、心如菩薩、美如天仙。老人說：「鬍子爺一頭黑髮，一雙水汪汪的大眼睛，五官端正，皮膚是白裡透紅，身材苗條，是位天生美人，五六十歲時，看上去好像只有二三十歲。她走路、做事動作都很麻利，而且文化水準很高，毛筆字寫得很好。」

鄧精一老人是老均州有名書畫家，他能佩服胡大真人文化及書法水準，可見胡真人修養非同一般。

往事悠悠，胡大真人雖已仙去多年，但她那高尚的醫

德，精湛的醫術，以及不圖個人得失，不分晝夜，不顧個人安危，爭分奪秒搶救病人的動人事蹟，和她平時生活中的傳奇故事，在武當山道教內部和武當山民間，至今仍廣為流傳。

筆者有幸認識蘇元倬老人，見到了胡大真人的大作《坤科真詮》，更有緣遇到了陳尚海、陳棠、仇列、鄧精一等幾位知情老師，我才能聽到胡大真人的動人故事，才會對胡大真人有如此深入的認識。我為其高尚醫德所感動，為其精湛醫術所折服。

這位蒼生大醫的史記，首見於《武當道教史略》一書，但書中所記文字不多，筆者認為，像這樣為武當山道教作過重大貢獻的坤道，為武當山地區山民的健康做出過重大貢獻的胡大真人，應當大力宣傳，使大家都能永遠記住這位玄德大賢。

為弘揚胡大真人的精湛醫術，筆者將上世紀 70 年代在蘇元倬處抄寫的《坤科真詮》，整理抄正，把方中的兩、錢分改換成克，將這部分寫在本書第一篇，將自己 40 多年來臨床治療婦科病的資料寫在本書的第二篇，並將武當道教醫藥養生藥膳、養生內丹的修練方法編為第三篇。諸文精選細琢，匯篇成冊，編入此書中。

本書編寫過程中，由馮玄超、李婷兩位小徒擔任校定書稿的工作，為此書增色韻味作出了很多努力。兩位小徒

均為醫科大學 7 年制高才生，數年來，每逢寒假、暑假都在筆者工作處侍診，學習誠懇、認真，她們對武當山道教醫藥也很熱愛，所以讓兩位也參與此書編寫。

此書能順利寫成，也要感謝已故的蘇元倬老人及陳尚海、陳棠、仇列、鄧精一等幾位熱心老人，感謝各級領導的大力支持。因為作者水準有限，書中錯誤難免，誠懇請求同道大賢不吝賜教。

尚儒彪

目　錄

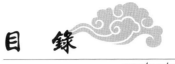

contents

第一篇　《坤科真詮》原著部分手抄原文

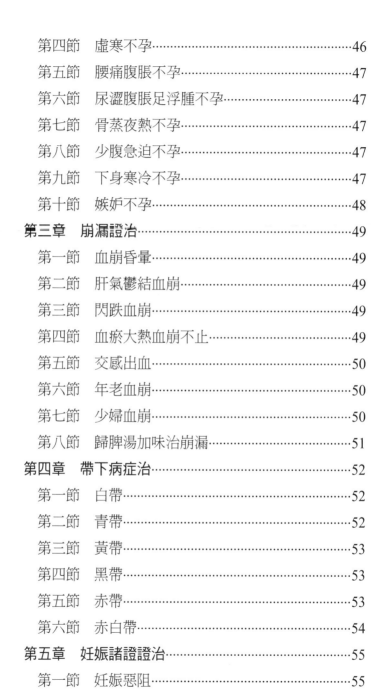

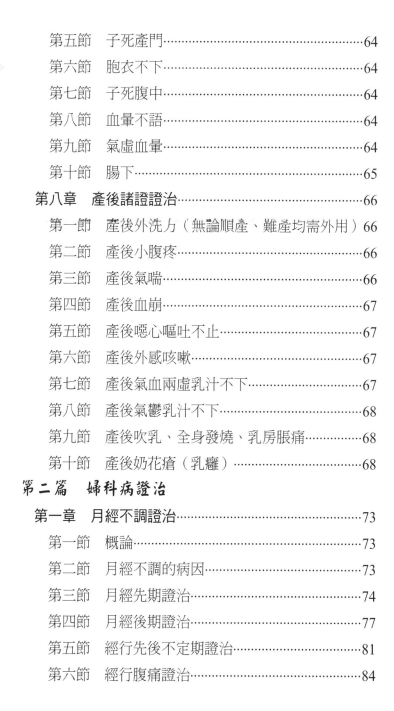

武當道醫婦科臨症靈方妙法

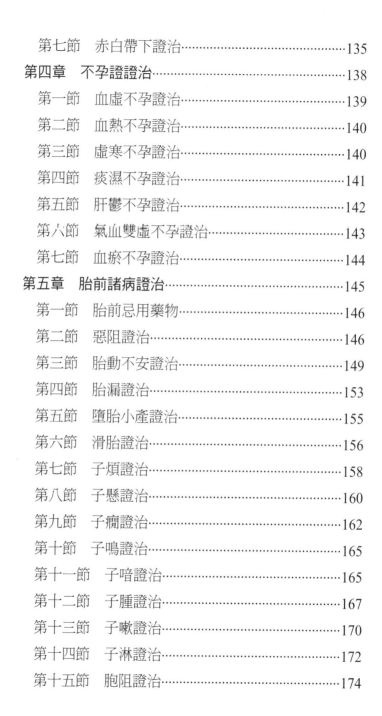

武當道醫　婦科臨症靈方妙法

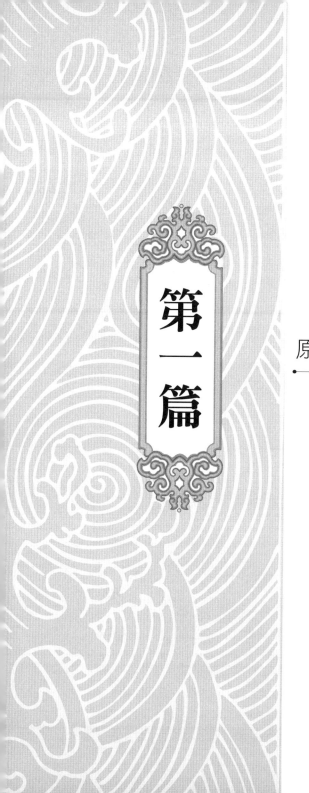

第一篇

《坤科真詮》
原著部分手抄原文

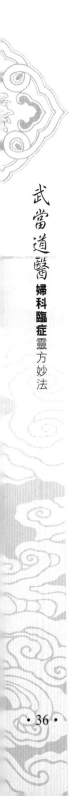

武當道醫 **婦科臨症**靈方妙法

第一章

調　經

✳ 第一節　經水先期

一、經水先期實熱

【方藥 1】丹皮、青蒿、黃柏、熟地、白芍各 10g，地骨皮、茯苓各 15g。

【用法】水煎服，每日 1 劑。

【方藥 2】地骨皮 10g、生地黃 30g、阿膠 10g、元參 30g、白芍 15g、麥冬 15g。

【用法】水煎服，每日 1 劑。

二、經水先期肝鬱化熱

【方藥 1】當歸、白朮、雲苓、製香附、烏藥、青皮、丹皮、炒山梔各 10g，白芍、地骨皮各 15g，丹參 20g，甘草 3g。

【用法】水煎服，每日 1 劑。

【方藥 2】雞冠花、旱蓮草各 30g，黃芩、益母草各 10g，椿白皮、製香附、白薇各 10g。

【用法】水煎服，每日 1 劑。

三、經水先期血熱

【方藥】知母 10g，丹皮、生地、丹參、茜草各 15g。

【用法】水煎服，每日 1 劑。

四、經水先期氣虛

【方藥】人參 6g，黃蓍 30g，大棗 30 個，蓮子（去心）、粳米各 60g。

【用法】先將人參、黃蓍用 1kg，文火煮至 200g 克，濾去藥渣加入大棗（去核）、蓮子共煮成粥，服用，每日 1 劑。

五、經水先期陰虛夾熱

【方藥】地骨皮、元參、麥冬、旱蓮草各 10g，白芍、阿膠珠各 15g，生地 20g。

【用法】水煎服，每日 1 劑。

✳ 第二節　經水後期

一、經水後期腎虛

【方藥】熟地 30g、白芍 30g、五味子 10g、川芎 15g、白朮 15g、續斷 20g、柴胡 6g、肉桂 10g。

【用法】水煎服，每日 1 劑。

二、經水後期實寒

【方藥】吳茱萸、當歸、麥冬、阿膠（烊化）各 10g，桂枝、川芎、丹皮、人參、甘草、法半夏各 6g，白芍 12g，生薑 2 片。

【用法】水煎服，每日 1 劑。

三、經水後期血虛

【方藥】熟地、白芍、當歸、茯苓、白朮各 10g，川芎、甘草、陳皮、製香附、葛根（酒炒）各 6g，生薑 3 片，大棗 4 個。

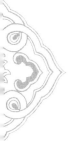

【用法】水煎服，每日 1 劑。

四、經水後期血瘀

【方藥 1】乾漆 12g，土元、川牛膝各 30g，桃仁 20g，當歸 60g，黑豆 200g，肉桂 15g。

【用法】上藥共研細麵，每晚睡前用皇酒（武當山的米酒曾被唐王李顯封為皇酒，故書中仍然稱皇酒）或米湯送服 9g。

【方藥 2】鮮橘葉 20g，蘇梗 10g，紅糖 15g。

【用法】水煎取汁，代茶頻飲。

【方藥 3】生山楂肉 30g，紅糖 40g。

【用法】加水 500g 煮山楂至 250g，加入紅糖代茶頻服。

❋ 第三節　經水先後無定期

一、經水先後無定期肝鬱

【方藥】當歸、白朮、製香附、小茴、烏藥、青皮各 10g，白芍、雲苓各 12g，丹參 15g，柴胡、木香各 6g，甘草 3g。

【用法】水煎服，每日 1 劑。

二、經水先後無定期腎虛

【方藥 1】熟地、棗皮、丹參、黨參、山藥、菟絲子各 24g，枸杞子、懷牛膝各 12g，肉桂、艾葉各 3g，巴戟、炙甘草各 10g。

【用法】水煎服，每日 1 劑。

【方藥 2】熟地、白芍、當歸、菟絲子各 30g，山藥、

柴胡各 15g，黑荊芥穗 6g，茯苓 10g。

【用法】水煎服，每日 1 劑。

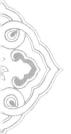 第四節　經水忽來忽斷

【方藥】熟地 30g、當歸 75g、川芎 10g、柴胡 15g、白芍 15g、丹皮 10g、甘草 3g、白朮 15g、元胡 6g。

【用法】水煎服，每日 1 劑。

第五節　經水行後腹痛

【方藥】熟地 30g、當歸 15g、白芍 10g、川芎 6g、白朮 15g、棗皮 6g、黑荊芥穗 10g、續斷 10g、甘草 5g、茜草 10g。

【用法】水煎服，每日 1 劑。

第六節　經水數月一行

【方藥】雲苓 15g、陳皮 15g、白朮 15g、白芍 10g、山藥 10g、菟絲子 6g、杜仲 6g、甘草 3g。

【用法】水煎服，每日 1 劑。

第七節　經未來腹先疼

【方藥】當歸 15g、白芍 15g、柴胡 5g、丹皮 15g、黑梔子 10g、白芥子 6g、製香附 6g、鬱金 6g、黃芩 6g、甘草 3g。

【用法】水煎服，每日 1 劑。

※ 第八節　經後少腹疼痛

【方藥】當歸 10g、白芍 10g、阿膠珠 10g、山藥 15g、棗皮 10g、巴戟 6g。

【用法】水煎服，每日 1 劑。

※ 第九節　經水將來臍下先痛

【方藥】白朮 30g、巴戟 15g、白果 10 個、扁豆 10g、蓮子（去心）30 個、山藥 15g、白茯苓 10g。

【用法】水煎服，每日 1 劑。

※ 第十節　經前大便下血

【方藥】人參 10g、麥冬 15g、熟地 15g、棗皮 10g、巴戟 10g、當歸 15g、白芍 15g、白朮 15g、黑荊芥穗 6g、升麻 3g。

【用法】水煎服，每日 1 劑。

※ 第十一節　經前吐血

【方藥】白芍 6g、熟地 15g、當歸 15g、丹皮 15g、茯苓 10g、沙參 10g、荊芥穗炭 15g、懷牛膝 10g。

【用法】水煎服，每日 1 劑。

※ 第十二節　經前洩水

【方藥】白朮 30g、人參 15g、薏米仁 10g、茯苓 10g、巴戟 10g。

【用法】水煎服，每日 1 劑。

※ 第十三節　年老行經

【方藥】黨參 30g、白朮 10g、黃耆 30g、甘草 10g、阿膠（烊化）10g、生地 10g、棗皮 15g、香附 15g、黑荊芥穗 10g、木耳 10g。

【用法】水煎服，每日 1 劑。

※ 第十四節　年未老經先斷

【方藥】人參 6g、當歸 15g、生棗仁 16g、丹皮 6g、沙參 10g、白芍 10g、柴胡 3g、白朮 30g、熟地 30g、杜仲 6g、山藥 15g。

【用法】水煎服，每日 1 劑。

※ 第十五節　經來腹痛特效方，隨手便方

【方藥 1】當歸 10g，川芎 5g，丹參、生蒲黃、烏藥各 6g，五靈脂、香附、白芍、桃仁各 5g，肉桂 3g。

【用法】共研細麵，每包 10g，於經前 3~5 天或經期服用，每日 2 次，每次用溫水沖服一包。

【方藥 2】當歸、川芎、川楝子、赤芍、生地、炒五靈脂各 12g，紅藤 30g，敗醬草 30g，炙乳香、炙沒藥各 5g。

【用法】上藥水煎取藥汁，沖服藥麵方（公丁香、黃連、川貝、桂皮四藥各等份，共研細麵，每包 3g，分 2 次沖服。）

【方藥 3】小茴香 10g，生薑 6g。

【用法】水煎服，每日 2 劑。

【方藥 4】益母草 30g。

【用法】將益母草焙乾研末，陳皇酒沖服，每劑分 3 次服用。

【方藥 5】乾絲瓜 1 個，紅糖 30g。

【用法】水煎取汁，加紅糖服。

✳ 第十六節　經水不通

一、經水不通肝腎不足

【方藥 1】沙參、山藥各 15g，生地、麥冬、枸杞、杜仲、茯苓各 10g，當歸 12g，川楝子 6g。

【用法】水煎服，每日 1 劑。

【方藥 2】當歸 30g，黃蓍 50g，莪朮、三棱、丹參、月季花各 15g。

【用法】水煎服，連用 3 個月，每月經前服 6 劑。肝腎虛，加淫羊霍、菟絲子、鹿角片；肝氣鬱結，加白蒺藜、生麥芽；夾濕熱，加椿白皮、公英；夾痰濕，加製南星、薑半夏、炒蒼朮。

二、經水不通氣滯血瘀

【方藥 1】製香附 15g，青皮、烏梅各 10g，益母草 30g。

【用法】水煎服，每日 1 劑。

【方藥 2】馬鞭草 30g，益母草 30g，澤蘭 10g。

【用法】水煎服，每日 1 劑。

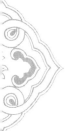

【方藥 3】雞血藤 30g，紅糖 30g。

【用法】將雞血藤水煎取濃汁，加紅糖服用。

三、經水不通心陰虛

【方藥】生地、元參、丹皮、茯神、桔梗、遠志、棗仁、柏子仁、天冬、麥冬、當歸、五味子各 15g，人參 10g。

【用法】上藥共研細麵，煉蜜為丸，硃砂為衣，每服 10g，每日 3 次。

四、經水不通腎陽虛

【方藥】人參、山藥、熟地、棗皮、菟絲子、遠志、淫羊霍、巴戟天各 15g，炙甘草 10g，五味子 6g。

【用法】水煎服，每日 1 劑。

五、經水不通氣血兩虛

【方藥】炙黃蓍 30g，炒黨參、炒白朮、當歸、茯神、龍眼肉各 15g，肉桂 3g，木香 5g，紫河車 6g（研麵沖服），遠志 3g，炙甘草 3g。

【用法】水煎服，每日 1 劑。四肢麻木，加炒白芍、雞血藤各 15g；形寒怕冷，加淫羊霍、鹿角片各 10g；體胖腹脹，加炒枳殼、澤蘭、生山楂各 10g；腰痛，加杜仲、懷牛膝各 10g。

✳ 第十七節　經行流鼻血

【外法 1】白茅根 60g，小薊 30g，荷葉炭、伏龍肝各 15g。

【用法】水煎服，每日 1 劑。

【方藥 2】鮮韭菜汁 100ml，鬱金 30g，童便 100ml。

【用法】將鬱金研成細麵，用韭菜汁，童便沖服鬱金麵，每次 3g，每日 2 次。

【方藥 3】生地 12g，白茅根、益母草各 30g，元參、麥冬、竹茹、炙杷葉、旋覆花、黃芩、紅花各 10g。

【用法】水煎服，每日 1 劑。

【方藥 4】高粱花 100g。

【用法】上藥研細末，沖水服，每次 5g，每日 3 次。

【方藥 5】生赭石 120g，韭菜汁 30ml。

【用法】將赭石研細麵，每次用韭菜汁沖服 6g。

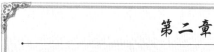

第二章

種子（不孕證）

※ 第一節　身瘦不孕

【方藥】熟地 30g、白芍 15g、當歸 15g、棗皮 15g。

【用法】水煎服，每日 1 劑。

※ 第二節　體肥不孕

【方藥】人參 10g、生黃蓍 10g、白朮 10g、當歸 10g、甘草 5g、柴胡 5g、升麻 10g、陳皮 15g、茯苓 15g、厚朴 10g。

【用法】水煎服，每日 1 劑。

※ 第三節　怯弱不孕

【方藥】熟地 30g、棗皮 10g、巴戟 30g、枸杞 10g、白朮 30g、人參 15g、黃蓍 15g、柴胡 3g。

【用法】水煎服，每日 1 劑。

※ 第四節　虛寒不孕

【方藥】熟地 30g、山藥 15g、覆盆子 30g、白朮 15g、人參 10g、神麴 6g。

【用法】水煎服，每日 1 劑。

✳ 第五節　腰痛腹脹不孕

【方藥】白朮 30g、人參 10g、薑半夏 6g、炒神麴 6g、沙參 15g、肉桂 3g、茯苓 10g、炒鱉甲 15g、炒枳殼 10g、杜仲 20g。

【用法】水前服，每日 1 劑。

✳ 第六節　尿澀腹脹足浮腫不孕

【方藥】巴戟 30g、白朮 30g、人參 10g、菟絲子 15g、芡實 15g、茯苓 15g、車前子 6g、肉桂 3g。

【用法】水煎服，每日 1 劑。

✳ 第七節　骨蒸夜熱不孕

【方藥】地骨皮 30g、丹皮 15g、石斛 10g、麥冬 15g、元參 15g、沙參 15g、五味子 15g、白朮 10g。

【用法】水煎服，每日 1 劑。

✳ 第八節　少腹急迫不孕

【方藥】人參 10g、麥冬 10g、蓮子 20 個、熟地 15g、當歸 6g、白芍 10g、杜仲炭 10g、巴戟 15g、補骨脂 6g、肉蓯蓉 10g、白朮 30g。

【用法】水煎服，每日 1 劑。

✳ 第九節　下身寒冷不孕

【方藥】白朮 30g、巴戟 30g、人參 10g、山藥 10g、

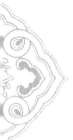

芡實 10g、炮附子 10g、炒杜仲 10g、補骨脂 6g、菟絲子 10g、肉桂 6g。

【用法】水煎服，每日 1 劑。

✳ 第十節　嫉妒不孕

【方藥】當歸 15g、白芍 30g、白朮 15g、茯苓 10g、丹皮 10g、天花粉 6g、香附 10g、山梔 10g。

【用法】水煎服，每日 1 劑。

第三章

崩漏證治

※ 第一節　血崩昏暈

【方藥】熟地 30g、白朮 30g、生黃蓍 50g、當歸 10g、薑炭 10g、人參 10g、血餘炭 10g。

【用法】水煎服，每日 1 劑。

※ 第二節　肝氣鬱結血崩

【方藥】白芍 30g、柴胡 6g、白朮 30g、荊芥穗炭 10g、丹皮 10g、生地 20g、當歸 30g、三七粉 6g（沖服）、甘草 6g、防風炭 10g。

【用法】水煎服，每日 1 劑。

※ 第三節　閃跌血崩

【方藥】生地 30g、大黃炭 10g、赤芍 10g、丹皮 6g、歸尾 15g、枳殼 10g、龜板（醋製）15g、桃仁 10 粒、三七 6g（研麵沖服）。

【用法】水煎服，每日 1 劑。

※ 第四節　血瘀大熱血崩不止

【方藥】熟地 500g、炒白芍 500g、炒山藥 250g、棗

皮 250g、丹皮 250g、炒五味子 60g、麥冬 250g、白朮 500g、龍骨 60g、地骨皮 250g、乾桑葉 250g、元參 500g、沙參 250g、石斛 250g、黃芩 250g、丹參 250g、阿膠（炒珠）60g、鹽炒黃柏 250g。

【用法】上方可以適當減量，共研細麵，早、晚各服 15g，半年可痊癒，但必忌房事 3 個月。

❊ 第五節　交感出血

【方藥】人參 15g、白朮 30g、茯苓 10g、熟地 30g、棗皮 15g、薑炭 10g、黃柏 15g、荊芥穗 10g、血餘炭 10g、炙甘草 6g。

【用法】水煎服，每日 1 劑。

❊ 第六節　年老血崩

【方藥】三七（研細麵）10g、當歸 30g、桑葉 14 片、生黃蓍 30g、炙升麻 30g、續斷 30g、炒杜仲 20g。

【用法】上藥水煎，沖服三七粉，每日 1 劑。

❊ 第七節　少婦血崩

【方藥】人參 30g、白朮 15g、熟地 15g、當歸 10g、茯苓 6g、甘草 3g、炒杜仲 15g、棗皮 10g、遠志 10g、茜草炭 10g、血餘炭 10g、藕節 4 個。

【用法】水煎服，每日 1 劑。

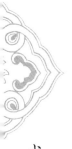

✳ 第八節　歸脾湯加味治崩漏

【方藥】黨參 30g、白朮 15g、黃蓍 30g、甘草 6g、當歸 15g、茯神 15g、遠志 10g、棗仁 10g、木香 5g、龍眼肉 10g、龍骨 10g、牡蠣 10g、禹餘糧 10g、赤石脂 10g。

【用法】水煎服，每日 1 劑。

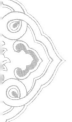

第四章

帶下病證治

✳ 第一節　白　帶

【方藥1】白朮 30g、黨參 30g、山藥 30g、茯苓 30g、白芍 15g、蒼朮 10g、陳皮 15g、車前子（酒炒）10g、荊芥穗 15g、柴胡 10g、甘草 5g。

【用法】水煎服，每日 1 劑。

【方藥2】白茄花 25g、土茯苓 50g。

【用法】水煎服，每日 1 劑。

【方藥3】向日葵稈 50g、紅糖 30g。

【用法】水煎取汁，加糖服。

✳ 第二節　青　帶

【方藥1】柴胡 6g、甘草 15g、陳皮 6g、茵陳 10g、酒炒白芍 15g、炒山梔 10g、茯苓 15g、香附（酒、醋、童便、黃土製過）15g。

【用法】水煎服，每日 1 劑。

【方藥2】柴胡、黃蓍、梔子、防風、升麻各 10g，車前子、茵陳各 30g，冬葵子、青蒿各 15g。

【用法】水煎服，每日 1 劑。

❊ 第三節　黃　帶

【方藥】黃柏 10g、椿白皮 10g、車前子 10g、白果 10 個、炒芡實 30g、山藥 30g。

【用法】水煎服，每日 1 劑。

❊ 第四節　黑　帶

【方藥 1】炒山梔、黃連、大黃炭各 10g，鴨跖草 60g，魚腥草、敗醬草、馬蘭根各 30g，劉寄奴 15g。

【用法】水煎服，每日 1 劑。

【方藥 2】黃連 10g、石膏（生）15g、炒梔子 10g、劉寄奴 10g、知母 10g、大黃 6g、王不留行 10g、白朮 15g、茯苓 10g、車前子 10g。

【用法】水煎服，每日 1 劑。

【方藥 3】夏枯草 200g、黑木耳 100g。

【用法】上藥研細麵，每次服 10g，每日 3 次。

❊ 第五節　赤　帶

【方藥 1】仙鶴草 30g、貫眾 15g、白果 10 個。

【用法】水煎服，每日 1 劑。

【方藥 2】生地 15g、白芍 30g、當歸 30g、阿膠珠 15g、製香附 10g、黃柏 6g、丹皮 10g、紅棗 10 個、懷牛膝 10g、小黑豆 30g。

【用法】水煎服，每日 1 劑。

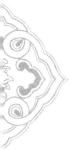

✳ 第六節　赤白帶

【方藥 1】鮮馬齒莧 100g（搗碎絞汁）、雞蛋 1 個。

【用法】雞蛋打入碗內，沸開水沖散，兌馬齒莧汁服用。

【方藥 2】炒白芍 50g、乾薑 15g。

【用法】水煎服，每日 1 劑。

【方藥 3】金銀化、茵陳、白芍、炒地榆各 20g，連翹、苦參、黃芩、椿白皮、牛膝、生地、丹皮、貫眾、黃連各 15g，黃柏 10g。

【用法】水煎服，每日 1 劑。

第五章
妊娠諸證證治

✳ 第一節　妊娠惡阻

【方藥 1】熟地 10g、白芍 10g、當歸 10g、砂仁 20 粒（後下）、白朮 10g、人參 6g、薑半夏 30g、陳皮 15g、茯苓 10g、麥冬 10g、神麴 6g。

【用法】水煎服，每日 1 劑。

【方藥 2】黨參、白朮、茯苓各 10g，甘草、木香、砂仁各 6g，薑半夏 15g，生薑汁 10ml，大棗 4 個。

【用法】水煎服，每日 1 劑。

【方藥 3】黃連、吳茱萸各 6g，香附、黃芩、梔子、陳皮、半夏各 10g，麥冬、石斛各 15g，雲苓、竹茹各 12g，柴胡、甘草各 3g。

【用法】水煎服，每日 1 劑。

【方藥 4】半夏、橘皮、膽星、枳實、生薑、白朮、竹茹各 9g，茯苓、炙杷葉各 15g，甘草 3g。

【用法】水煎服，每日 1 劑。

【方藥 5】伏龍肝 120g。

【用法】水煎澄清，取上清液服用。

方藥 6：甘蔗汁 150ml，鮮薑汁 15ml。

【用法】二汁調勻，溫熱服用。

【方藥 7】黃芩、白朮、竹茹各 20g。

【用法】水煎服，每日 1 劑。

【方藥 8】炮附子、焦白朮、黨參各 10g，乾薑、炙甘草各 3g。

【用法】水煎服，每日 1 劑。

【方藥 9】黃連、紫蘇梗各 50g。

【用法】共研細末，每次用開水沖服 2g，日 3 次。

✳ 第二節　妊娠口乾咽痛

【方藥】熟地 30g、生地 10g、麥冬 15g、五味子 6g、益母草 6g、黃芩 5g、阿膠珠 10g、棗皮 15g。

【用法】水煎服，每日 1 劑。

✳ 第三節　妊娠吐瀉腹痛

【方藥 1】當歸、白朮各 15g，白芍 30g，艾葉 10g，黃連 6g，生薑 4 片，炙甘草 6g。

【用法】水煎服，每日 1 劑。

【方藥 2】補骨脂、巴戟、小茴各 10g，杜仲、當歸、熟地各 15g。

【用法】水煎服，每日 1 劑。

【方藥 3】人參、白朮、杜仲、川續斷、桑寄生、益智仁、阿膠（烊化）、菟絲子、補骨脂、巴戟各 15g，艾葉 10g。

【用法】水煎服，每日 1 次。

【方藥 4】當歸、白芍、茯苓、白朮、陳皮各 15g，

柴胡、甘草、薄荷、枳殼、川楝子、青皮、蘇梗各 10g。

【用法】水煎服，每日 1 劑。

【方藥 5】人參 30g、白朮 30g、菟絲子 15g、續斷 10g、杜仲 10g、炙甘草 15g、砂仁 6 粒（研碎後下）、枸杞 10g、肉桂 6g（後下）、棗皮 30g、製附子 15g、山藥 30g。

【用法】水煎服，每日 1 劑。

✳ 第四節　妊娠少腹疼

【方藥】白朮 30g、人參 15g、棗皮 15g、山藥 15g、熟地 30g、枸杞子 10g、炒杜仲 10g、扁豆 15g、炙甘草 3g。

【用法】水煎服，每日 1 劑。

✳ 第五節　妊娠浮腫

【方藥 1】人參 15g、生黃蓍 15g、柴胡 3g、甘草 3g、當歸 10g、白朮 10g、茯苓 30g、升麻 10g、陳皮 10g。

【用法】水煎服，每日 1 劑。

【方藥 2】茯苓、白朮、大腹皮、生黃蓍、五加皮、桑白皮、生薑皮各 10g。

【用法】水煎服，每日 1 劑。

【方藥 3】炮附子、澤瀉各 12g，冬瓜皮 60g。

【用法】水煎服，每日 1 劑。

【方藥 4】赤小豆 30g，茯苓、澤瀉各 10g。

【用法】水煎服，每日1劑。

【方藥5】南瓜蒂36個。

【用法】將上藥燒存性、研末，每次沖服2g，日3次。

✳ 第六節　妊娠咳嗽

【方藥1】核桃4個，紅糖20g。

【用法】將核桃帶殼放火內燒熱，取出核桃仁，搗碎與紅糖沖服。

【方藥2】款冬花15g，冰糖10g。

【用法】水煎冬花，沖冰糖服。

【方藥3】當歸12g，白芍、沙參、麥冬、紫菀、冬花、桑白皮、川貝、知母、阿膠珠、五味子、甘草各6g。

【用法】水煎服，每日1劑。

✳ 第七節　妊娠癲癇

【方藥1】薑半夏、杏仁、天麻、竹茹、遠志、菖蒲、鬱金、鉤藤各12g，陳皮、白蒺藜各10g，黃連6g。

【用法】水煎服，每日1劑。

【方藥2】醋製香附、廣木香、鬱金、白礬各50g，硃砂10g。

【用法】上藥共研細麵，每次沖服1~2g，日服2次。

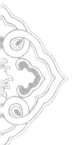

❋ 第八節　妊娠子懸脅痛

【方藥】四葉參 35g、白朮 15g、白茯苓 10g、砂仁 6 個、炒梔子 10g、薄荷 6g（後下）、當歸 30g、白芍 30g、枳殼 15g。

【用法】水煎服，每日 1 劑。

❋ 第九節　妊娠子鳴腰痛

【方藥】四葉參 30g、黃蓍 30g、當歸 15g、麥冬 30g、甘草 6g。

【用法】水煎服，每日 1 劑。

❋ 第十節　妊娠小便下血（胎漏）

【方藥】益母草 15g、生地 10g、白芍 15g、黃芩 15g（酒炒成黑色）、四葉參 20g、甘草 3g、川斷 10g、山藥 10g、杜仲 10g、炒山梔 10g、炒車前子 10g。

【用法】水煎服，每日 1 劑。

❋ 第十一節　妊娠小便淋瀝不暢

【方藥 1】黨參、黃蓍各 15g，白朮、茯苓、麥冬、益智仁各 10g，升麻、甘草各 6g。

【用法】水煎服，每日 1 劑。

【方藥 2】生地、竹葉、山梔、通草、甘草梢各 10g。

【用法】水煎服，每日 1 劑。

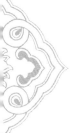

✳ 第十二節　妊娠小便不通

【方藥1】黃蓍、白朮、當歸、人參各 15g，陳皮、升麻、柴胡、甘草各 10g，茯苓 15g。

【用法】水煎服，每日 1 劑。

【方藥2】四季蔥 500g。

【用法】不見鐵器搗爛，砂鍋內加熱，熱敷下腹部。

✳ 第十三節　妊娠跌打損傷

【方藥】乳香、沒藥各 6g（去油），蘇木 10g，生地 30g，白芍 10g，當歸 30g，白朮 15g，人參 3g，炙甘草 3g。

【用法】水煎服，每日 1 劑。

✳ 第十四節　妊娠多怒墮胎

【方藥】熟地 15g、當歸 10g、白芍 15g、黃芩 6g、芡實 10g、人參 10g、白朮 30g、甘草 3g、薄荷 6g、炒梔子 6g。

【用法】水煎服，每日 1 劑。

✳ 第十五節　妊娠中惡

【方藥】沉香 3g、蘇葉 3g、陳皮 15g、當歸 30g、白芍 30g、人參 10g、白朮 15g、茯苓 15g、甘草 3g、石斛 6g。

【用法】水煎服，每日 1 劑。

第六章
小 產

✳ 第一節　畏寒小產

【方藥】生黃蓍 90g、當歸 30g、肉桂 15g。

【用法】水煎服，每日 1 劑，連服 5 劑。

✳ 第二節　大便乾結小產

【方藥】熟地 15g、生白芍 10g、當歸 30g、川芎 10g、丹皮 10g、山梔 5g、棗皮 10g、山藥 15g、菟絲子 6g、川斷 15g、蓯蓉 15g。

【用法】水煎服，每日 1 劑，連服 5 劑。

✳ 第三節　大怒小產

【方藥】當歸 15g、白芍 15g、黑荊芥穗 10g、鬱金 5g、甘草 5g、白朮 10g、麥冬 1g、薑炭 10g、香附 15g、丹皮 10g。

【用法】水煎服，每日 1 劑，連服 5 劑。

✳ 第四節　跌閃小產

【方藥】四葉參 30g、生黃蓍 30g、當歸 15g、茯苓 6g、紅花 3g、丹皮 10g、薑炭 15g、續斷 20g。

【用法】水煎服，每日 1 劑，連服 5 劑。

❋ 第五節　行房小產

【方藥】人參 30g、白朮 15g、生黃蓍 30g、三七 5g、熟地 30g、當歸 15g、黑荊芥穗 6g。

【用法】水煎服，每日 1 劑，連服 4 劑。

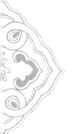
武當道醫 婦科臨症靈方妙法

第七章

臨 產

✳ 第一節　血虛難產

【方藥】生黃蓍 30g、當歸 30g、熟地 15g、川芎 10g、麥冬 30g。

【用法】水煎服，一日服 2 劑。

✳ 第二節　氣逆難產

【方藥】柴胡 20g、陳皮 3g、蔥白 7 吋、紫蘇梗 10g、人參 30g、牛膝 6g、川芎 10g、當歸 30g、白芍 15g、甘草 5g。

【用法】水煎服，每日 1 劑。

✳ 第三節　交骨不開難產

【方藥】當歸 30g、人參 15g、川芎 15g、紅花 3g、川牛膝 10g、柞木枝 50g。

【用法】水煎服，每日 1 劑。

✳ 第四節　嬰兒腳手先下難產

【方藥】人參 30g、當歸 50g、川芎 30g、川牛膝 10g、升麻 12g、製附子 5g。

【用法】水煎服，每日 1 劑。

✳ 第五節　子死產門

【方藥】川芎 30g、人參 30g、益母草 5g、荊芥穗 10g、赤石脂 5g

【用法】水煎服，每日 1 劑。

✳ 第六節　胞衣不下

【方藥】當歸 20g、川芎 15g、益母草 15g、乳香 10g、荊芥穗 10g、麝香 0.3g。

【用法】水煎服，每日 1 劑。

✳ 第七節　子死腹中

【方藥】人參 30g、當歸 60g、川牛膝 15g、鬼臼 10g、乳香 6g（去油）。

【用法】水煎服，每日 1 劑。

✳ 第八節　血暈不語

【方藥】當歸 30g、黃蓍 100g、人參 30g。

【用法】水煎服，每日 1 劑。

✳ 第九節　氣虛血暈

【方藥】人參 30g、黃蓍 30g、當歸 30g、荊芥穗炭 10g、薑炭 3g。

【用法】水煎服，每日 1 劑。

✳ 第十節　腸下

【方藥】人參 30g、黃耆 30g、白朮 15g、升麻 6g、炙甘草 5g。

【用法】水煎服。

【又方】大麻子仁 49 粒。

【用法】將大麻子仁搗碎，外敷頭頂百會穴，腸收去藥。

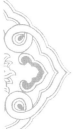

第八章

產後諸證證治

❋ 第一節　產後外洗方
（無論順產、難產均需外用）

【方藥】艾葉 50g、國槐枝 50g、尋骨風 50g、桑枝 50g、武當追風草 50g。

【用法】產後 30 天以後上藥煎水，先燻後洗陰戶，可加食鹽 50g。

❋ 第二節　產後小腹痛

【方藥】人參 10g、熟地 30g、當歸 30g、山藥 15g、阿膠（烊化）10g、續斷 6g、小茴香 5g、肉桂 3g、烏藥 5g。

【用法】水煎服，每日 1 劑。

❋ 第三節　產後氣喘

【方藥】紫靈芝 15g、蘇葉 15g、茯苓 10g、五味子 10g、紫菀 10g、阿膠珠 10g、當歸身 15g、熟地 10g、枸杞 10g、麥冬 10g、蛤蚧尾 2 支、人參 15g。

【用法】水煎服，每日 1 劑。

❋ 第四節　產後血崩

【方藥】人參 50g、炮附子 15g、棗皮 30g、白尤 20g、艾炭 15g、阿膠珠 15g、炙甘草 15g。

【用法】大火急煎，頻服。

❋ 第五節　產後噁心嘔吐不止

【方藥】半夏（薑製）30g、陳皮 15g、黃連 5g、伏龍肝 60g、生薑 30g。

【用法】水煎服，每日 1 劑。

❋ 第六節　產後外感咳嗽

【方藥】黨參 20g、蘇葉 15g、陳皮 10g、炒枳殼 10g、前胡 10g、半夏 10g、葛根 15g、木香 6g、桔梗 10g、茯苓 10g、炙甘草 10g、杏仁 10g、紫菀 10g、甘草 5g。

【用法】水煎服，每日 1 劑。

❋ 第七節　產後氣血兩虛乳汁不下

【方藥】人參 15g、炙黃蓍 30g、當歸 15g、山甲 10g、漏蘆 10g、七孔豬蹄一支。

【用法】將藥布包，與豬蹄一同下鍋熬湯，加鹽少許服用。

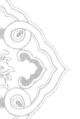

✸ 第八節　產後氣鬱乳汁不下

【方藥】王不留行 10g、柴胡 6g、香附 10g、路路通 10g、山甲 10g、漏蘆 10g。

【用法】水煎服，每日 1 劑。

✸ 第九節　產後吹乳、全身發燒、乳房脹痛

【方藥】金銀花 90g、公英 30g、瓜蔞皮 10g。

【用法】水煎取藥汁，兌皇酒少許，分 2 次服用，服藥後蓋被睡覺，汗出即癒。

✸ 第十節　產後奶花瘡（乳癰）

【方藥】七葉一枝花根適量（鮮品）。

【用法】將上藥搗碎，外敷在患處，每天換一次藥。

【內服方 1】（初期服用）：荊芥 10g、防風 10g、瓜蔞 10g、公英 30g、連翹 15g、二花 20g、赤芍 20g、生甘草 10g、當歸 10g。

【用法】水煎服，配合拿肩井穴，用觀音指壓肩井穴，拇指在下做拿壓法，患者出汗為度，其效甚速。

【內服方 2】（中期服用）：生地 20g、當歸 15g、赤芍 15g、連翹 10g、桔梗 10g、黃耆 20g、花粉 10g、土貝母 10g、漏蘆 10g、甘草 10g、公英 20g、皂刺 10g。

【用法】水煎服，每日 1 劑。

【內服方 3】（後期服用）：當歸 15g、熟地 15g、白芍 10g、人參 10g、黃耆 20g、白朮 15g、陳皮 10g、茯苓

10g、山藥 10g、甘草 10g。

　　【用法】水煎服，每日 1 劑。

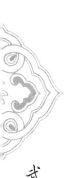

武當道醫婦科臨症靈方妙法

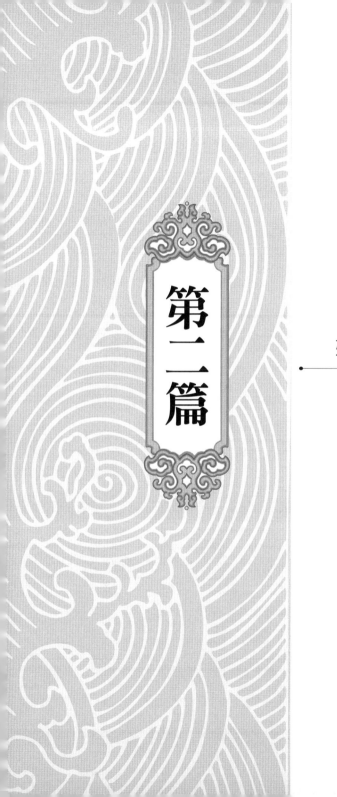

第二篇

婦科病證治

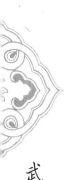

武當道醫婦科臨症靈方妙法

第一章
月經不調證治

✳ 第一節　概論

月經不調證治，又稱「調經」。月經不調是婦科最為常見疾病，武當道醫將婦科病列為經、帶、崩、胎、產五大證，月經病例為五大證之首。

月經不調主要包括經期失度，趕前錯後，經量失常，或多或少，色澤不好，深淺不定，經質稀稠不一。

反應在臨床上的月經不調病有：經行先期、經行後期、月經先後不定期、行經腹痛、經量過少、經量過多、行經吐血、經前便血、經前泄瀉、經行洩水、經行發熱、經行身痛、經行頭痛、經閉、更年期經病。此病痛苦，更能影響女性生育，故有：「婦科百病，調經為先」之說。

所謂調經重在治本也，如有因病而後經不調者，當先治其病，病癒則經自調，若因月經不調而生病者，當先調其經，經調則病當自去。至於臨床常用之法，可以概括為「理氣疏肝、健脾益胃、滋補肝腎」12個字。

✳ 第二節　月經不調的病因

歌曰：天地溫和經水安，寒凝熱沸風蕩然。

　　　邪入胞宮任衝損，婦人經病本同參。

又曰：婦人自身不自主，病多憂忿鬱傷情。

血之行止與順逆，皆由一氣帥而行。

古人觀察：天氣溫和的時候，河水流動是很平靜的，天寒地凍的時候，河水就會凝結成冰，天暑地熱的時候，河水也會沸動而滿溢出來，暴風驟雨的時候，河水就會波浪滾滾地洶湧而起。這是自然界的一種現象，也可拿來比喻那些由外因引起的月經病。

當風、寒、暑、濕、燥、火之邪侵入胞宮，瘀久成毒，損傷了衝脈、任脈，引起月經異常，胞宮內受寒毒所傷，月經則凝滯不行；胞宮受熱毒所傷，月經則沸動妄行，胞宮受風毒所傷，則月經也能湧而大下。

這些與河水在受到寒、熱、風等不同氣候的影響而發生的變化極為相似，所以道醫稱為「天人合一」也。

在封建社會，我國男性與女性社會地位極不平等，女性是沒自主的權利，因此，在遇到不合理或者不稱心的事情，女性只能悶在心裡，暗自悲傷，自己苦惱而已。七情所傷，最易造成氣機鬱滯不暢，而血液的行與止、順與逆，又皆由「氣」來統率的，所以凡是由內因引起的月經病，大多是因為七情內傷、氣機失調所造成，所以道醫臨床常用之法是「養血疏肝、理氣通經」。

✳ 第三節　月經先期證治

歌曰：月經先期至，氣虛或血熱，肝鬱與血瘀。

對證用秘訣，清補疏與活，調經可對月。

月經提早七天以上，甚至每個月來兩次，可伴月經量

過多，連續兩個月經週期以上者，稱為月經先期，或月經提前。

產生經行先期的原因，臨床多見的有四種：一是血熱，多因嗜食辛辣食物，或感受熱邪，血得熱而妄行；二是氣虛，勞倦過度，飲食失調，氣虛不能攝血所致；三是肝鬱，七情所傷，肝不藏血，故月經先期而至；四是血瘀，澀滯不暢所致。

此證偶然超前，多作熱治。經常超前則宜詳辨證因，抓住要點。

血熱型：色紫，量多，質濃；

氣虛型：量多，色淡黃而清稀；

肝鬱型：多腹脹，量少，目眩；

血瘀型：色紫量少，腹痛拒按。

一、血熱經行先期

【主證】月經先期，色紫，量多，質濃，心煩口渴，面潮紅，舌紅，苔薄微黃，脈象數。

【治法】宜涼血固經。

【方藥】

先期湯：當歸、白芍、阿膠（烊化）、香附各 9g，黃柏、川芎、知母、黃芩、黃連各 6g，生地 15g，炙甘草 3g。水煎服。

加味四物湯：當歸、白芍、生地、麥冬各 9g，川芎、花粉、柴胡、黑梔子、五味子各 6g。水煎服。

清經湯：丹皮、酒白芍、大熟地各 9g，地骨皮 15g，青蒿 6g，茯苓 3g，黃柏 10g（鹽炒）。水煎服。

生地黃芩湯：生地 15g，黃芩、丹皮各 9g，香附 12g（醋炒）。水煎服。

兩地湯：生地 20g、玄參 15g、地骨皮 20g、麥冬 15g、白芍 15g、阿膠 10g（烊化）、丹參 20g。水煎服。

二、氣虛經行先期

【主證】月經超前，色淡量多，質較稀薄，精神疲倦，氣短心悸，小腹有空墜感，面色白，舌淡苔薄，脈象虛大無力。

【治法】宜補氣固經。

【方藥】

補中益氣湯：黃耆 15g，當歸、白朮各 9g，陳皮、柴胡、人參、甘草各 6g，升麻 5g，生薑 3 片，大棗 2 個。水煎服。

歸芍四君子湯：黨參、當歸各 15g，炙甘草 6g，白朮、茯苓、白芍、阿膠（烊化）各 9g。水煎服。

歸脾湯：人參、遠志、廣木香、甘草各 6g，黃耆、白朮、茯神、元肉、棗仁（炒）各 9g，當歸 15g，生薑 5 片，大棗 2 個。水煎服。用此方時，氣虛極者可減去木香，如果經多不止，可以隨症酌加阿膠珠、黑地榆、血餘炭、升麻等。

三、肝鬱經行先期

【主證】肝鬱先期，月經色紅或紫黑有塊，量少，頭暈目眩，心煩口渴，兩乳房脹痛，精神抑鬱不樂，舌苔薄黃，脈多弦。

【治法】疏肝解鬱。

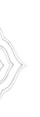
武當道醫婦科臨症靈方妙法

【方藥】

丹梔逍遙散：當歸 15g，白芍、柴胡、茯苓、白朮各 9g，甘草 6g，薄荷、丹皮、黑梔子各 6g，煨薑 3 片。水煎服。

加味四物湯：熟地、當歸各 15g，川芎 6g，白芍 9g，香附 12g（醋炒）。水煎服。

四、血瘀經行先期

【主證】月經提前，色紫量少，質夾血塊，腹痛拒按，舌多紫斑，苔黃而乾，脈象沉澀。

【治法】活血祛瘀。

【方藥】

調經湯：當歸、赤芍、生地黃、桃仁、五靈脂、坤草各 9g，香附 9g（醋炒），川芎、紅花各 6g。水煎服。

少腹逐瘀湯：小茴香 6g（炒），乾薑、官桂各 3g，沒藥、川芎、赤芍各 6g，當歸、蒲黃、五靈脂各 9g，元胡 9g（醋炒）。水煎服。

保健贈言：月經先期在治療期間，應避風寒，保持愉快的心情，不可偏食辛辣助陽食品，避免過度勞倦，經期注意衛生保健，避免劇烈運動。

第四節　月經後期證治

歌曰：經期已過六七天，月經不來使人煩。
血寒血虛或血瘀，氣滯痰阻亦常見。
血寒宜溫血虛補，血瘀活化莫等閒。
氣滯開鬱兼理氣，痰阻之證亦化痰。

臨床症狀要分清，辨證施治細心研。

每月經期延後六七天以上，甚至每隔四五十日一至，連續三個月經週期以上的稱為「經行後期」，亦稱「經行退後」或「經遲」。

本病的發生，多因氣血運行不暢，以血寒血虛為多見，但也有氣滯、血瘀、痰阻所致。總因上述諸因，致使衝任受損，血海不能按時滿盈，月經因而後期。

治療此證，以溫養經血為主，但必須注意虛寒者腹痛綿綿，實寒者小腹絞痛，血虛色淡量少，氣滯脹比痛重，痰阻者色淡稠黏而量多，分清證型，取效才速。

一、血寒經行後期

【主證】有虛實之分，血虛而寒的經行後期，面色蒼白或萎黃，月經量少而色淡，腹痛綿綿，喜暖喜手按，脈象微細或沉遲；實寒經行後期，色黯紅而量少，少腹冷痛，得熱痛減，面青肢冷，舌淡，蒼白，脈象沉緊。

【治法】虛寒者宜補血溫經；實寒者宜溫經行滯。

【方藥】

（1）虛寒型：

十全大補湯：人參、白朮、茯苓、當歸、白芍、熟地、黃蓍各 9g，川芎 6g，肉桂 3g，甘草 5g，生薑 3 片，大棗 1 個。水煎服。

滋血湯：人參、川芎各 6g，熟地 15g，黃蓍、山藥、茯苓、白芍各 9g。食前水煎服。

大營煎：當歸、熟地、枸杞子各 9g，杜仲 6g（炒），牛膝、炙甘草各 6g，肉桂 3g。水煎服。寒甚加附子，虛

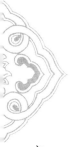
武當道醫婦科臨症靈方妙法

甚加人參。

艾煎丸：吳萸、橘紅各 6g，當歸 15g，熟地、白芍各
9g，川芎 6g，石菖蒲、人參、艾葉各 6g。水煎服。

（2）實寒型：

過期飲：當歸 15g，酒芍、熟地、香附各 9g，川芎、
紅花、桃仁、乾薑、莪朮、木通各 6g，炙甘草、肉桂各
3g。水煎服。

溫經湯：人參 5g，牛膝、白芍各 9g，當歸 15g，川
芎、丹皮、甘草各 6g，桂心 3g，莪朮 6g（醋炒）。水煎
服。如月經過多去牛膝、莪朮，加焦艾葉、阿膠珠；如腹
痛拒按，時下暗紅色血塊，酌加蒲黃、元胡。

二、血虛經行後期

【主證】經期錯後，色淡量少，頭暈耳鳴，腰酸腿
困，小腹空痛，心悸寐少，面色萎黃，唇白或微有浮腫，
舌淡紅無苔，脈象細虛。

【治法】補血行氣。

【方藥】

人參養榮湯：人參、黃蓍、當歸、白芍、熟地、白
朮、茯苓各 9g，陳皮、五味子、遠志、甘草各 6g，桂心
3g，生薑 3 片，大棗 2 個。水煎服。

補血調經湯：黨參、白朮、茯苓、當歸、白芍各
9g，甘草、川芎、砂仁、陳皮各 6g，黃蓍 15g，熟地
9g，香附 9g（醋炒）。水煎服。

小營煎：當歸、熟地各 15g，白芍、枸杞子、山藥各
9g，炙甘草 6g。水煎服。

四物湯：當歸、熟地各 15g，川芎 9g，白芍 12g。水煎服。

歸附羊肉湯：當歸 30g，附子 3g，羊肉 100g。水煎服。

三、血瘀經行後期

【主證】月經錯後，少腹疼痛拒按，經色紫暗有塊，塊下疼減，舌有紫暗色斑塊，脈沉澀。

【治法】活血化瘀。

【方藥】

加味元胡散：當歸 15g，赤芍、元胡、香附各 9g，蒲黃、乳香各 6g，沒藥 6g（去油），桂心 3g。水煎服。

加減牛膝散：牛膝、丹參、桃仁、烏藥各 9g，香附 9g（醋炒），元胡 6g（醋炒），歸尾 15g，五靈脂、紅花各 6g。水煎服。

仙姑通經湯：當歸、赤芍、川芎、熟地、紅花、桃仁、三棱、莪朮、香附各 10g，桂枝 6g，益母草 20g，甘草 6g。水煎服。

四、氣滯經行後期

【主證】經行後期，色紅量少，經前或行經時少腹脹甚而痛，甚則牽連脅肋乳房疼痛，精神抑鬱，情志不暢，面色青暗，苔白潤，脈沉弦。

【治法】開鬱理氣。

【方藥】

加味烏藥湯：烏藥、當歸各 9g，香附 12g（醋炒），炙甘草 3g，砂仁 6g，元胡 9g（醋炒），生薑 3 片。水煎

服。

逍遙散：當歸 15g，白芍 12g，柴胡、茯苓、白朮各 9g，甘草 6g，薄荷 5g，生薑 3 片。水煎服。

理氣調經湯：當歸、白芍、熟地、柴胡各 9g，川芎、鬱金各 6g，香附（醋炒）、元胡（醋炒）、枳殼（麩炒）各 9g。水煎服。

香附當歸湯：當歸 30g，香附 15g。水煎服。

七製香附丸（中成藥）：日服 2 次。

五、痰阻經行後期

【主證】月經後錯，色淡稠黏而量多，或兼有白帶、黃帶，舌質淡，苔黃膩，脈滑。

【治法】宜健脾化痰。

【方藥】

香砂六君子湯：人參、甘草、陳皮、砂仁各 6g，白朮、雲苓、半夏各 9g，木香 5g。水煎服。

芎歸二陳湯：半夏、橘紅、茯苓、川芎各 9g，甘草 6g，當歸 15g，生薑 5 片。水煎服。

保健贈言：避免受寒冒雨涉水等，以防血為寒濕所凝，導致月經後期病發生。保持愉快心情，注意合理調節飲食，避免節食，避免勞倦。

✳ 第五節　經行先後不定期證治

歌曰：經來先後無定期，前熱後寒有實虛。

淡少為虛不脹痛，紫多脹痛屬有餘。

月經提前或錯後 7 天以上，2 週以內，連續 3 個月經

週期以上者，為經行先後無定期，或稱經期紊亂，前人稱為經亂。

本病的產生，主要是氣血不調，衝任功能紊亂。導致氣血不調的原因以肝鬱、脾虛、腎虛為多見。肝鬱者肝氣紊亂，血隨氣行，氣亂血也亂；脾虛者肝木所乘，脾失統血之職；腎虛者，稟賦素弱，或房事過度，衝任損傷，導致腎虛「經亂」。

本病治宜調理氣血為主，不可過用香燥之品，以免耗氣。臨床治療時應注意辨證：肝鬱者小腹脹，甚則牽連胸脅；脾虛者倦怠懶言，大便多溏；腎虛者小腹空墜，腰部痠痛。

一、肝鬱經行先後無定期

【主證】來經或先或後，經量時多時少，色紫紅，乳房或少腹脹痛，甚則牽連兩脅胸悶噯氣，精神鬱鬱不樂，舌苔微黃，脈弦。

【治法】宜舒肝解鬱，佐以和血。

【方藥】

加味逍遙散：柴胡、白朮、茯苓、當歸、白芍、陳皮各 9g，炙甘草、薄荷各 6g，香附 6g（童便炒），生薑 3 片。水煎服。經行腹痛拒按，加澤蘭葉、桃仁、紅花；熱甚，加丹皮、黑梔子；腎虛腰疼，加山藥、山萸、熟地、菟絲子。

香鬱湯：香附（醋炒）、鬱金、當歸、白芍、柴胡各 9g，梔子、丹皮、黃芩、沒藥（去油）、乳香（去油）各 6g，甘草 3g。水煎服。

二、脾虛經行先後無定期

【主證】月經或先或後，經量或多或少，色淡質稀，四肢不溫，倦怠懶言，腹脹便溏，口淡無味，舌淡苔白，脈遲緩無力。

【治法】益氣健脾。

【方藥】

家傳白朮散：黨參 60g，白朮 45g，茯苓 15g，炙草、山藥、建蓮子各 15g，扁豆、苡仁各 15g（炒），砂仁、桔梗、陳皮各 15g。為末，每服 9g，清米湯調服。如用湯劑，腹痛者加香附、焦艾葉；腰痛加川斷、補骨脂、杜仲（炒）。

歸芍六君子湯：當歸、白芍、茯苓、半夏各 9g，人參、炙甘草、陳皮各 6g，白朮 9g（土炒）。水煎服。

三、腎虛經行先後無定期

【主證】經行或前或後，月經量少，色淡質清，面色晦暗，頭暈耳鳴，腰部酸脹，夜尿多，舌淡苔薄，或舌邊有齒痕，脈象沉弱。

【治法】宜補腎氣，調衝任為主。

【方藥】

定經湯：菟絲子、大白芍各 30g（酒炒），柴胡 15g，大熟地 15g（九蒸），當歸 30g（酒洗），黑芥穗 6g，山藥 15g（炒），茯苓 9g。水煎服。

固陰煎：人參、五味子各 6g，熟地 15g，山藥 9g，菟絲子 15g（炒），山萸 9g，遠志 6g，炙甘草 5g。水煎服。

臨證也可酌加肉桂、附子、補骨脂。

七味神效調經散：斑蝥蟲 5g、土元 18g、水蛭 15g、虻蟲 15g、血竭 9g、番木鱉 6g、麝香 0.5g。

【用法】上藥研為極細麵，貯存在密閉瓶內，勿使漏氣，治療時取藥麵 4g，分成兩份，分別放在臍下 3 吋的「關元穴」，腰骶椎關節處的「腰陽關穴」，外用紗布覆蓋，膠布固定，經 60~90 分鐘，敷藥處有刺激感時取下，擦淨藥麵。

適應病症：月經不調，痛經。

注意：此藥麵不可敷貼時間過長，以免過敏。

健康贈言：調節好情緒，避免強烈的精神刺激，保持心情舒暢，節制房事，避免房勞傷腎。

✳ 第六節　經行腹痛證治

歌曰：經行腹痛稱痛經，臨床治療辨清因。

　　　腹痛經後血虛弱，腎虛經後腹空痛。

　　　氣鬱經行小腹脹，血瘀經前腹刺痛。

　　　風寒之邪腹絞痛，針藥並用效果靈。

每遇經期或經行前後小腹疼痛，隨月經週期發作，甚至疼痛難忍，甚則伴嘔吐汗出，面青肢冷，以至暈厥者，也有部分患者，經期小腹疼痛連及腰骶，或放射至肛門兩側股部，這種症狀稱為經行腹痛，也稱「痛經」。

臨床上經行腹痛的病最為常見，經行腹痛的病機主要是氣血運行不暢，造成氣血運行不暢的病因主要是血虛、腎虛、氣鬱、血瘀、風寒等類型。

治療本病，以通調氣血為主。辨證施治時應抓住下列各點：經前或行經中腹痛拒按多為實；經後腹痛多為虛；經後冷疼多為寒；行經熱疼多為熱。從痛的性質上來分別是：抽痛、刺痛為寒，絞痛、陣痛為實，脹多於痛為氣滯，痛多於脹為血瘀，痛時綿綿屬虛寒，脹痛灼灼屬實熱，痛而兼墜為氣虛，痛而兼酸為風冷。上述各點，辨證時要四診合參，才能辨明虛實寒熱，正確對證用藥。

一、血虛經行腹痛

【主證】行經期中或行經以後，小腹隱隱作痛，喜手按，經色淡紅量少，面色蒼白或萎黃，精神疲勞而倦怠，舌淡苔薄，脈虛弱而細。

【治法】宜補中益血。

【方藥】

丹參四物湯：丹參、當歸、熟地各 15g，黨參、白朮各 10g，川芎、白芍各 9g。水煎服。

補血益氣湯：黨參、黃蓍、白朮、茯苓、當歸、白芍、熟地各 9g，炙甘草 5g，川芎、陳皮、吳萸（炒）各 6g，香附 9g（炒），元胡 6g（醋炒），生薑 3 片，大棗 2 個。水煎服。

膠艾八珍湯：人參、甘草、川芎各 6g，白朮、茯苓、當歸、熟地、白芍、阿膠各 9g，艾葉 6g（醋炒）。水煎服。

當歸地黃湯：當歸 15g，川芎、白芍、熟地、黃蓍各 9g，人參、丹皮、元胡（醋炒）各 6g。水煎服，也可製成蜜丸，米湯送下。

二、腎虛經行腹痛

【主證】經來色淡量少，經後少腹空痛，腰部痠軟，肢體無力，舌淡紅，苔薄，脈象沉弱。

【治法】宜調補肝腎。

【方藥】

調肝湯：酒白芍、山萸各 9g，山藥 15g（炒），阿膠 9g（白麵炒），當歸 9g（酒洗），巴戟天 10g（鹽水炒），甘草 3g。水煎服。若腰骶痛甚者，加杜仲、續斷；小腹兩側痛者，加小茴香、橘核；兩脅脹痛者，加青皮、金鈴炭；小便夜尿多者，加益智仁、桑螵蛸；氣虛者，加人參。

溫腎調經湯：巴戟天、川斷、熟地、當歸、阿膠（烊化）、烏藥各 9g，杜仲（炒）、益母草、焦艾葉各 6g。水煎服。

三、氣鬱經行腹痛

【主證】經前或行經時小腹脹痛，脹甚時牽引胸脅及乳房，行經量少，經無定期，脈象多弦。

【治法】宜理氣行滯。

【方藥】

加味四物湯：川芎、砂仁、紅花各 6g，白芍、熟地、香附各 9g，元胡 6g（醋炒），莪朮 9g（醋炒），桃仁 9g（去皮炒），當歸 15g。水煎服。

烏藥湯：烏藥、當歸各 9g，香附 12g（醋炒），木香 3g，甘草 5g。水煎服。

元胡散：當歸、赤芍、沒藥各 9g，元胡 9g（醋炒），桂心 6g，蒲黃 9g（炒），乳香 9g（去油）。水煎服。如腹

痛甚者，可以酌加五靈脂、木通、枳殼、劉寄奴。

經驗方：木通、白芍、五靈脂（炒）各等份。醋水各半煎服。方中白芍調和肝氣，木通通氣行血而利竅，五靈脂通利血脈，散寒止痛，加醋止痛效力更速，配伍雖簡，療效很好。

香附皇酒湯：香附 9g（醋炒）、元胡 6g（醋炒）、廣木香 6g、肉桂 3g、當歸 15g、皇酒 2 盅。水煎溫服。

理氣開鬱湯：當歸、赤芍、白芍、丹參、香附各 9g，川芎、鬱金、佛手、橘皮、木香、枳殼（麩炒）、青皮（醋炒）各 6g。水煎服。

尚氏八珍湯：當歸、白芍、熟地、元胡各 9g，川芎、木香、檳榔、川楝子（炒）各 6g。水煎服。也可加小茴香 6g。

紅藤敗醬四物湯：紅藤 30g，敗醬草 20g，當歸 10g，川芎、赤芍、生地各 12g，川楝子 10g，炒五靈脂 12g，製乳沒各 5g。水煎服。痛經一證，多因受寒而得，但據臨床所見熱鬱痛經並非少見。

辨證要點：舌質紅，苔薄黃，脈弦或弦數，行經第一天腹痛甚劇，或見有血塊落下，痛減身輕。

四、血瘀經行腹痛

【主證】經前或行經時腹痛拒按，痛時如刺，色紫黑有塊，月經量少，有時血塊排出則疼痛減輕，舌質正常，或青紫晦暗，苔微黃，脈多沉澀。

【治法】宜活血化瘀。

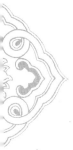

【方藥】

行經紅花湯：當歸、紫葳、蘇木、香附、劉寄奴各9g，赤芍、川牛膝、元胡、青皮（醋炒）各6g，桂心3g，桃仁9g（炒），紅花6g。水煎服。如發熱腹痛加丹皮、大黃。

血府逐瘀加減：當歸、赤芍、紅花、牛膝、香附各9g，川芎、青皮、枳殼、木香、元胡各6g，桃仁9g（炒），甘草3g。水煎服。

加減四物湯：當歸15g，川芎、赤芍、香附（醋炒）各9g，元胡、紅花、甘草各6g，五靈脂9g（醋炒），桃仁6g（炒），肉桂3g。水煎服。

桃紅失笑散：五靈脂9g（醋炒）、蒲黃9g、桃仁9g、紅花9g、元胡9g（炒）、白酒1盅。水煎服。

丹歸飲：當歸30g、丹參15g、香附9g（炒）、元胡6g、五靈脂9g。水煎服。

琥珀散：三棱、莪朮、赤芍、劉寄奴、丹皮、熟地、當歸、官桂、烏藥、元胡各30g。共為細末，每服6g，溫酒調下。

五、風寒經行痛腹痛

【主證】經前或行經中少腹絞痛，有冷感，喜熱拒按，月經量少，色暗紅，或如黑豆汁，舌邊紫，苔白膩，脈沉緊。

【治法】宜溫經散寒。

【方藥】

柴胡丁香湯：柴胡、生地各9g，血竭、羌活各6g，

當歸 15g，丁香 5g。水煎服。

沒藥除痛散：蒲黃、元胡、五靈脂各 9g，良薑、沒藥各 6g，桂心 3g，莪朮 9g（炒），當歸 15g，甘草 5g。水煎服。

溫經止痛湯：川芎、五靈脂、元胡各 9g，白芷 6g，香附 9g（醋炒），艾葉 6g（醋炒），生薑 3 片。水煎服。

吳茱湯：當歸、吳茱、半夏、麥冬、茯苓各 9g，肉桂、細辛各 3g，丹皮、炙甘草、木香各 6g，乾薑 3g，本 6g，防風 6g。水煎服。

附：武當道教醫藥針灸及外敷法治療痛經

1. 艾灸至陰穴法：

至陰穴位於足小趾外側，趾甲角旁約 0.1 吋處。

【治療方法】患者取坐位或仰臥位，將艾條點燃後，灸足小趾處的至陰穴 15~20 分鐘，以患者自覺溫熱為度，自月經前 3 天開始至經後為一療程。用本法治療一二療程便可痊癒。

【按】灸至陰穴法，用於宮寒痛經。至陰穴為膀胱經的井穴，有疏通經絡、調整陰陽的作用，灸之溫經散寒。古人常用艾灸此穴治療胞衣不下、難產之證，今用艾灸至陰穴治療痛經，其效顯著。

2. 針刺承山穴法：

承山穴，位於小腿腓腸肌兩肌腹之間凹陷的頂端，即人字窩內。

【治療方法】患者俯臥，以 6 吋毫針針刺雙側承山

穴，徐徐捻轉進針，以有強烈針感為度，留針 15~30 分鐘。

【按】承山穴為足太陽膀胱經穴，有舒筋活絡、調理腸腑的功能，又為治痔痛之效穴，今用治痛經也有明顯療效。其理與調理腸腑，其經別入肛進腹有關，故針刺同樣可以治療痛經。

3. 針刺合谷穴配三陰交穴法：

合谷穴，位於手背第一、二掌骨之間，約平第二掌骨中點處。三陰交穴，位於內踝上 3 吋，脛骨內側後緣。

【治療方法】治療時取右側合谷穴，配以左側三陰交。消毒皮膚後，將毫針垂直刺入 1~2 吋深，施以平補平瀉手法，留針 15 分鐘，疼痛消失後取針。

【按】因左側主血，右側主氣，右合谷配左側三陰交可補氣和血。合谷為手陽明之原穴，陽明為多氣多血之府；三陰交屬足太陰脾經主血分，三陰交調理三陰經氣，行氣活血，引血下行。故二穴相伍溫經散寒、活血通經、止痛，可用治痛經及閉經。

4. 胡仙姑痛經散：丁香、肉桂、元胡、細辛、小茴、白胡椒各 30g，研極細麵，用薑汁或皇酒調藥麵 5g，敷臍部，外用青鹽 0.5kg，炒熱外敷藥上。治痛經神效。

✳ 第七節　經行過多證治

歌曰：月經量多不斷頭，氣虛質稀痰濕稠。

血熱深紅多稠黏，醫家牢記在心間。

月經週期正常，經行血量較以往明顯增多，每次行經

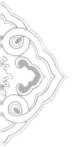

總量超過 100ml，經行七八天仍不乾淨，且連續兩個月經週期以上者，稱為經行過多，也稱「月經量過多」。

月經如期來潮，經量超過正常。正常婦女來經，大約三至五天時間，有的人七八天還不乾淨，且連續兩個月經週期以上者，稱為經行過多，也稱「月經量大」。

本病多為衝任失守，血海不固所致。導致衝任失守的原因有三種：一是氣虛下陷，衝任氣機不能固攝血海；二是痰濕影響氣機所致；三是血熱，患者稟賦素盛，陽氣有餘，或平素嗜食辛燥之品，熱伏衝任，迫血妄行，致血量增多。

治療本病，應著重益氣清熱，固衝攝血為主。

一、氣虛經行過多

【主證】月經來時量多而色淡，經質清稀如水，面色白，氣短懶言，精神不振，少腹有空墜感，舌淡紅，苔薄潤，脈浮虛。

【治法】宜補氣攝血。

【方藥】

加減補中益氣湯：人參、黃蓍各 10g，炒白朮、廣陳皮、白茯苓、當歸各 10g，柴胡、升麻各 3g，大棗 2 個，生薑 5g，炙甘草 10g，仙鶴草 20g，炒芡實、懷山藥各15g。

加減歸脾湯：人參、白朮各 9g，黃蓍 15g，炙甘草、當歸、遠志、元肉、棗仁各 10g，木香 5g，大棗 2 個，生薑 5g，升麻 6g。水煎服。如效不顯著，可加入阿膠、艾葉（炒黑）、黑地榆之類。

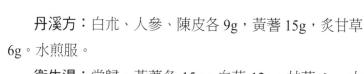

　　丹溪方：白朮、人參、陳皮各 9g，黃耆 15g，炙甘草 6g。水煎服。

　　衛生湯：當歸、黃耆各 15g，白芍 12g，甘草 6g。水煎服。如氣虛加人參。

二、痰濕經行過多

　　【主證】月經過多，色淡質稠黏，體多肥胖，口淡膩，胸脘脹悶，舌質淡紅，苔膩。有熱者，舌鮮紅，苔多黃膩，脈滑。

　　【治法】宜燥濕祛痰。

　　【方藥】

　　益氣祛痰湯：人參、炒白朮、茯苓各 10g，半夏、白芍各 15g，甘草、陳皮各 6g，當歸 15g，炒薏米仁、蒼朮（炒）各 9g，生薑 3 片。水煎服。

三、血熱經行過多

　　【主證】月經過多，經色深紅而稠黏，心煩口渴，舌紅唇乾，小便多黃，舌質紅，苔黃，脈滑數。

　　【治法】宜清熱涼血。

　　【方藥】

　　加味當歸飲：當歸、白芍、丹參、丹皮、黃芩各 9g，川芎、白朮各 6g，生地 15g。水煎服。如熱甚者，可加黑梔子、黑地榆。

　　生地涼血湯：生地 15g，白芍、阿膠珠、黑地榆、黃芩、白朮各 9g，黑梔子、丹皮各 6g，升麻 3g。水煎服。

　　固經丸：龜板、黃芩、白芍各 30g，黃柏 9g，椿白皮 21g，香附 7.5g。共為細末，酒糊為丸，如梧桐子大，每

服 50 丸，酒送下，也可水煎服之。

兩地湯：生地 30g，元參、麥冬各 15g，白芍、地骨皮、阿膠（烊化）各 9g。水煎服。

健康贈言：調情志，避免精神刺激，要飲食有節，少食辛辣溫燥之品，飲食要富有營養，易於消化，注意休息，避免過度勞累。

❋ 第八節　經行過少證治

歌曰：經行過少不足量，血虛量少面萎黃。

　　　腎虛量少腰痠痛，血瘀拒按少腹脹。

月經週期正常，經量較以往明顯減少，每次總量少於 20ml，或經量減少的同時，經期也縮短到不足兩天，詢問發病前有無使用避孕藥及人工流產，刮宮術史，有無失血病史，有無結核病史，若無上述病史的經行過少，可稱為經行過少，也稱「月經量過少」。

經少之因，多為營血空虛，或衝任受阻，血行不暢所致。臨證常見有血虛型，無血所下；腎虛型，血無源泉；血瘀型，寒凝氣滯，瘀血內停，血行不暢，而經量減少。

治療本病，宜先辨別色質：色淡質清為血虛；色紅不深，腰痛為腎虛；色紫有塊為血瘀。總宜養血活血，益腎調氣為主。

一、血虛經行過少

【**主證**】月經量少、色淡，面色萎黃，頭暈眼花，耳鳴心悸，皮膚頭髮乾燥不潤，甚則腰膝痠軟，手足不溫，舌淡苔少，脈虛細。

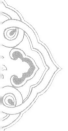
【治法】宜補氣養血。

【方藥】

參蓍逍遙湯：當歸 15g，川芎、柴胡、炙甘草各 6g，白芍、茯苓、白朮、人參、黃蓍各 9g，薄荷 3g。水煎服。

五福飲：人參、炙甘草各 6g，熟地、白朮各 9g，當歸 15g。水煎服。

四物加兩花湯：當歸 15g，川芎、白芍各 9g，熟地 12g，玫瑰花、紅花各 6g。水煎服。

二、腎虛經行過少

【主證】來經量少，或不到一日即淨，色紅不深，腰酸腿脹，頭暈耳鳴，大便秘結，夜多小便，舌質淡，脈沉。

【治法】宜補腎養心。

【方藥】

益腎養心湯：熟地、肉蓯蓉各 15g，枸杞、菟絲子各 20g，益智仁、桑螵蛸、茯神各 9g，澤蘭 6g，杜仲、棗仁、柏子仁各 9g（炒）。水煎服。

加味六味地黃湯：熟地 24g，山藥、山萸各 12g，製首烏、當歸各 10g，茯苓、澤瀉、丹皮各 9g。水煎服。

三、血瘀經行過少

【主證】經行過少，量少色紫而夾血塊，小腹疼痛拒按，塊下後其痛勢稍減，舌邊紫暗，或滿舌紫而晦暗，脈沉澀。

【治法】宜活血化瘀。

【方藥】

安坤四物湯：當歸 15g，川芎、熟地、澤蘭、益母草各 9g，赤芍 12g，香附 9g（醋炒）。水煎服。

牛膝散：川牛膝、赤芍各 9g，桂心 3g，桃仁 9g（炒），元胡 6g（醋炒），當歸 15g，丹皮、廣木香各 6g。水煎服。

桃紅四物湯：桃仁、紅花、川芎、白芍、熟地各 9g，當歸 15g。水煎服。

痛瘀煎：當歸尾、赤芍、山楂各 15g，紅花、桃仁、烏藥各 9g，香附 9g（醋炒），青皮 6g（醋炒），木香、澤瀉各 6g。水煎服。

健康贈言：經期注意保暖，不宜淋雨涉水，不宜過食生冷飲食，以免因寒而滯血，避免精神不良刺激，節制房事，節制生育，避免手術及外傷失血，及早治療原發病，如子宮發育不良、子宮內膜結核等。

✳ 第九節　經行吐衄證治

歌曰：經期吐衄很異常，經期口鼻出血漿。

　　　肝熱煩怒兩脅脹，肺燥熱咳手心燙。

　　　肝熱丹梔逍遙散，肺燥清金引血湯。

每適經來，或經期前後，出現週期性的吐血或衄血，影響月經來少或不來的症狀，稱為「經行吐衄」。俗稱「逆經」或「倒經」。

經期吐衄的原因，主要是血熱氣逆，經血妄行所致，臨床多見有肝熱、肺燥兩種類型。

治宜清熱降逆為主。

一、肝熱經行吐衄

【主證】經前或行經期中，常有吐血或衄血，兩脅脹悶，煩躁易怒，抑鬱多思，時有潮熱，頭暈耳鳴，口苦咽乾，逐漸經期量少而趕前，舌質紅，苔黃，脈弦數。

【治法】宜清肝解鬱，降逆止血。

【方藥】

加減四物湯·生地 15g，當歸、川芎、赤芍、桃仁、紅花、柴胡、膽草、白茅根、丹參、炒山梔、蘇木各 9g。水煎服。

順經湯：當歸、赤芍、柴胡、茯苓、花粉、麥冬、阿膠、生地、川牛膝、鬱金、丹皮各 9g，甘草 6g。水煎服。

川軍飲：川軍 15~30g。水煎服。

茜草湯：茜草 15~30g。水煎服。

二、肺燥經行吐衄

【主證】經期或經後，常有吐血或衄血，色紅量少，頭暈耳鳴，時有潮熱或咳嗽，口渴欲飲，咽喉乾燥疼痛，手心熱，嘴唇紅，面顴赤，舌紅或絳，舌苔剝脫或無苔，脈象細數。

【治法】宜滋陰降火，清燥潤肺。

【方藥】

止衄調經方：生地 15g，川芎、桔梗、丹皮各 6g，黃芩、阿膠珠、白芍、白茅根各 9g，梔子、蒲黃、側柏葉各 9g（炒）。水煎服。

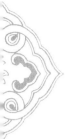

清金引血湯：藕節、紅景天、川牛膝、白茅根各15g，側柏葉 9g（炒），降香 6g，桑葉、麥冬、旱蓮草、澤蘭、黑芥穗各 9g。水煎服。

白茅根湯：白茅根、生地各 15g，黑梔子、當歸、白芍、麥冬、阿膠、大小薊各 9g。水煎服。

✳ 第十節　經行前便血證治

歌曰：經前便血莫驚慌，熱鬱大腸脈絡傷。

　　　若非肛腸器質病，清熱涼血安腸腔。

每月經前一二天，大便下血，而經量減少，連續三個月經週期，排除腸道及肛門惡性病或痔疾等，稱為「經前便血」。

經前便血，多因平素過食辛熱燥血之物，熱鬱腸中，迫血下行所致。

【主證】經前大便下血，色深紅，面赤唇乾，頭暈心煩，大便乾燥，小便短黃，月經量少，舌紅苔黃，脈滑數。

【治法】宜清熱涼血。

【方藥】

槐角四物湯：當歸、白芍、白茅根、炒荊芥、炒防風、藕節各 9g，生地 15g，槐角 9g（蜜炙），椿皮 9g（炙），枳殼 6g（麩炒），側柏葉 9g（炒），黑豆麵 15g。水煎服。

順經兩安湯：當歸 15g（酒洗），白芍 15g（酒洗），大熟地 15g（九蒸），山萸肉 6g（蒸），人參 9g，白朮

15g（土炒），升麻 3g，麥冬 15g，黃連 6 克，木香 5 克，黑芥穗 6g，巴戟 10g（鹽水浸）。水煎服。

補血湯：黃蓍 60g（生熟各半），歸身 12g（酒洗炒黑），杭芍炭 9g，焦白朮 15g，杜仲 6g（炒），荊芥炭 6g，薑炭 3g，貫仲炭 3g（研末沖入）。水煎服。

健康贈言：保持愉快心情，避免生氣，少吃辛辣刺激食品，少接觸悶熱環境，注意休息，多吃鮮藕、鮮梨等食品。

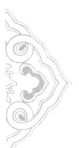

✳ 第十一節　經行泄瀉證治

歌曰：經行泄瀉休小瞧，日久即成稀屎癆。

認清脾虛和腎虛，對證用藥病能好。

經行泄瀉，是指女性月經每月來潮時，大便泄瀉，經淨即止。本病宜急早治療，不然可以持續數年，很難不藥自癒，久而失治，即成俗稱「稀屎癆病」，對身體健康有很大的影響。

本病產生的主要原因是脾虛和腎虛。脾虛者不能化水穀之氣為精微，反而化為濕濁，隨脾氣下陷而作瀉。腎虛者，命門火衰，不能上溫脾土而為泄瀉。此證治療以健脾溫腎為主，佐以調經即可。

一、脾虛經行泄瀉

【主證】經行泄瀉，面色蒼黃，精神疲倦，四肢乏力，口淡無味，不思飲食，甚則嘔吐，浮腫，腹脹，舌淡或胖嫩，苔白膩，脈虛遲濡。

【治法】宜補中健脾，調經理氣。

【方藥】

參苓白朮散：人參、白朮、白茯苓、炙甘草各 9g，山藥 9g（炒），白扁豆 6g（微炒），建蓮子 6g（炒令深黃色），薏苡仁 6g，砂仁 6g，大棗 3 個。水煎服。

加味六君子湯：人參、陳皮、炙甘草各 6g，白朮 9g（土炒），茯苓、半夏、川芎各 9g，炮薑 5g，當歸 15g，生薑 3 片，大棗 2 個。水煎服。

理中湯：人參 9g，白朮 9g（土炒），炙甘草 6g，乾薑 5g。水煎服。寒甚加附子，名附子理中湯，主治經行泄瀉，糞便澄沏清冷，腹中冷痛喜熱按，四肢厥冷，舌淡，苔白而滑，脈見沉遲無力。

七味白朮湯：人參、茯苓各 9g，白朮 9g（土炒），炙甘草、藿香各 6g，木香 6g（煨），葛根 9g。水煎服。

二、腎虛經行泄瀉

【主證】經行泄瀉，五更較重，大便溏薄，面色晦暗，腰腿痠軟，下肢畏冷，手足不溫，小便清長，夜間更勤，舌淡苔白，脈象沉遲。

【治法】宜補腎回陽。

【方藥】

四神丸：補骨脂 120g，五味子 60g，肉荳蔻 60g，吳茱萸（浸炒）30g。上為末，生薑 240g，紅棗 100 個煮熟，取棗肉和末；丸如桐子大，每服 6g。

四君子湯：人參、茯苓各 9g，白朮 9g（土炒），炙甘草 6g。水煎服。可合四神丸同服。

健固湯：人參、茯苓各 9g，白朮 9g（土炒），苡仁

15g，巴戟天 6g。水煎服。

✳ 第十二節　經行洩水證治

歌曰：經行洩水脾濕重，症見食少四肢困。

　　　　補脾利濕醫脾虛，腎虛可選健固用。

女性經水未來之前，先洩水二三日，而後行經者，稱為「經行洩水」。

本病多因脾臟濕氣太重，經水將動，脾氣不固，血未流注血海，而濕氣先乘之，所以經未行先洩水。治宜補脾利濕。

【主證】經水未來之前，先洩水二三日而後行經，經色淡黃不鮮，四肢沉困，食減嗜臥，舌淡，苔薄白，脈濡緩。

【治法】宜補脾利濕。

【方藥】

益氣滲濕湯：人參、茯苓、半夏各 9g，白朮 9g（土炒），陳皮、甘草、豬苓、澤瀉各 6g，車前子 9g（炒），生薑 5 片，大棗 2 個。水煎服。

健固湯：方見腎虛經行泄瀉。

健康贈言：經行泄瀉與經行洩水之證，多屬脾腎虛，應調節好飲食，節制房事，不過勞倦，注意腹部保暖。

✳ 第十三節　經病發熱證治

歌曰：經病發熱似火燒，原為血虛肝鬱招。

　　　　認得病因用方藥，包管當月即退燒。

經病發熱是指女性在月經來潮期間，或在見經前後，自覺身體發熱病證。

產生本病多因血虛和肝鬱所致：血虛者，每到經期前後，易受外感，引起發熱；肝鬱者，婦人平素善怒，怒則傷肝，肝鬱化火而發熱，也有腎水不能涵木，木鬱化火所致者。

治療本病總以養血調經為主，兼有外感者，處方用藥時酌加防、羌之類表解之。

一、血虛經病發熱

【主證】經行發熱，眼花心悸，來經量少，色淡，經期調攝不慎，血虛外感者，畏風怕冷，頭項強痛，腰酸腿沉，或遍身疼痛，如蟲爬行，舌淡，苔白，脈虛細或浮緩。

【治法】宜養血祛風。

【方藥】

四物湯：熟地、白芍、當歸各 12g，川芎 8g。如五心煩熱者，原方加黃連 3g、胡黃連 5g；如自汗發熱者，加桂枝、甘草、生薑、大棗；如無汗發熱，畏風怕冷者，加防風、羌活、獨活、生薑等。

二、肝鬱經病發熱

【主證】精神抑鬱，情懷不暢，臨經潮熱，月經量少，色紫有塊，頭暈目眩，咽乾口苦，四肢沉困，大便秘結，舌淡紅，脈細數。

【治法】宜養血疏肝。

【方藥】

加味逍遙散：生地、丹參、香附、當歸、白芍、柴

胡、黃芩、山梔、白朮、薄荷、甘草、丹皮。如月經前幾日，肢體發熱沉困，飲食少進，加丹皮、薄荷；發熱出汗，加知母、地骨皮；五心煩熱，頭目不清，乾燒不出汗，加薄荷、胡黃連；經期熱甚，重用黑梔子、丹皮；久治不癒，加肉桂 2g，引熱歸元。

加味四物湯：生地、當歸各 15g，白芍、川芎、柴胡各 9g，黃芩 6g。水煎服。

也有腎虛經行發熱者，腰膝痠軟，足跟疼痛，舌紅有裂紋，脈虛數。方用：

杞子地黃湯：枸杞子、山茱萸、淮山藥、白茯苓各 9g，熟地黃 15g，丹皮、澤瀉各 6g。水煎服。

✳ 第十四節　經行身痛證治

歌曰：經行身痛苦難言，血虛氣滯是病源。

血虛養血祛風寒，氣滯開鬱理氣安。

女性每逢經期，或經前經後，突然遍身疼痛，稱為「經行身痛」。

本病產生的主要原因是血虛氣滯。血虛者，經行血少，身體空虛，被外感風寒所侵襲；氣滯者，氣血不和所致。

一、血虛經行身痛

【主證】行經期，頭暈心悸，遍身疼痛，舌淡、無苔，脈細遲。如兼外感風寒證，則頭痛，身痛。若無汗惡寒，脈浮細而緊，治宜麻黃四物湯；若惡風無汗，脈浮細而緩，治宜桂枝四物湯。

【治法】宜養氣血，袪風寒。

【方藥】

黃耆建中湯：黃耆 15g (蜜炙)、肉桂 3g、白芍 12g、炙甘草 6g、大棗 3 個、生薑 5 片。水煎服。寒甚加附子。

麻黃四物湯：當歸 15g，川芎、白芍、熟地、桂枝、杏仁各 9g，麻黃、甘草各 6g，生薑 3g，大棗 3 個。水煎服。

桂枝四物湯：當歸 15g、川芎 6g、白芍 12g、熟地 9g、桂枝 9g、甘草 6g、生薑 3 片、大棗 2 個。水煎服。

二、氣滯經行身痛

【主證】經行身痛，面色帶青，怕冷、發熱、無汗，項強，後背沉，頭脹而痛，胸悶泛惡，便洩不暢，舌苔薄白，脈浮弦。

【治法】宜開鬱理氣。

【方藥】

烏藥順氣散：烏藥 9g、殭蠶 6g、白芷 5g、陳皮 6g、川芎 6g、枳殼 6g（麩炒）、甘草 6g、麻黃 6g、乾薑 3g、生薑 3 片、蔥 1 根。水煎服。

養血去痛湯：當歸 15g，川芎、白芍、茯苓各 9g，柴胡、炙甘草、薄荷、防風、川羌各 6g，蒼朮 9g（炒），生薑 3 片。水煎服。

✳ 第十五節　經行頭痛證治

歌曰：經行頭痛內外傷，內傷血虛肝火旺。

外因風寒侵頭上，認清內外用藥當。

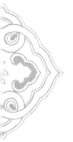

　　每逢經期，或月經前後兩三天頭痛，可連續數個月經週期，甚至數年不癒，月經過後，頭痛可以不治而癒，週而復始，反覆發作，稱為經行頭痛，也稱月經期頭痛。

　　經行頭痛的主要原因，素有痰火，復因當風取涼，風邪從風府入腦，成為「頭風」。又因血虛，頭部不能受血榮養，故經行頭痛。頭風之痛，痛連眉梢，痛時目不能睜，頭不能抬，時左時右，痛無定處。血虛頭痛，最易引起虛陽上擾，頭痛偏重兩側，眩暈，日晡痛，眼皮酸重，睡眠不安，嚴重者巔頂如有重物所壓，兼麻木感，血虛者面色不榮，舌淡脈細弱。

一、風邪經行頭痛

　　【主證】風邪經行頭痛：經前一兩天頭痛發作，其來勢甚速，疼痛較重，心煩易怒，痛處不定，或左或右，常痛連眉骨，痛時目不能睜，頭不能抬，稍遇風受涼疼痛加重。月經量少，色暗或紫黑，有血塊，舌淡，苔薄白或薄黃，脈浮弦。

　　【治法】宜祛風活血，通絡止痛。

　　【方藥】

　　坤科頭痛湯：丹參 90g，川芎、白芷各 20g，荊芥、防風、羌活、細辛、薄荷（後下）各 6g，全蟲、甘草各 5g，蜈蚣 1 條。水煎服。

　　神仙選奇湯：防風 15g，羌活、黃芩、川芎、白芷各 10g，甘草 5g。水煎服。

二、血虛經行頭痛

　　【主證】素來面色不榮，心煩失眠，經行時頭痛，以

頭兩側、目眶及頭頂疼痛為主，頭痛常伴頭暈，頭痛綿綿不休，月經量少，色淡，或有小血塊，舌質淡，少苔，脈細弱。

【治法】宜養血除風，通絡止痛。

【方藥】

馴龍湯：生地、當歸、白芍、丹參、製首烏、桑寄生各 15g，珍珠母、龍齒、磁石各 20g、白菊花、薄荷、雙鉤藤、獨活各 10g，沉香 5g，羚羊角粉 2g（沖服）。水煎服。

✳ 第十六節　閉經證治

歌曰：閉經之證分兩因，臨床虛實要辨清。

　　　虛為血虛與脾虛，還有勞損熱爍因。

　　　實有風寒與氣鬱，血瘀痰濕分辨明。

女性年過 16 歲，第二性特徵已發育，月經還未來潮，或正常月經週期建立後，又中斷 6 個月以上者，稱為「閉經」，又稱「經閉」。

坤道道醫，內丹修練到高層次，有意中斷月經，稱為「斬赤龍」，不屬閉經之列。

另有未婚女性，從不來月經，第二性特徵亦發育正常，古人稱為「室女」或「石女」，應作專科體檢，以防屬性器官發育不良，應請西醫手術治之。

經閉的主要原因，可以分為虛實兩類。虛為血枯；實為血滯。血枯者血海空虛無血可下；血滯者，脈道不通，經血不得下行。

臨證時對血枯經閉又可分為血虛、脾虛、勞損、熱爍

四型。血滯經閉又可分為風寒、氣鬱、血瘀、痰濕四型。血枯經閉治宜補血為主，兼顧脾胃與肝腎。血滯經閉治宜活血行瘀為主，佐以調氣。瘀久乾血成癆者，必先攻破其乾血，然後著重補養正氣。

一、血虛經閉

【主證】月經數月不行，面色蒼白，頭暈目眩，時而頭痛，怔忡心悸，大便乾燥，甚則兩顴潮紅，五心煩熱，盜汗咳嗽，皮膚乾燥，形體消瘦，舌淡紅，苔薄微黃，脈細澀。

【治法】宜補血降火，益氣養肝。

【方藥】

當歸澤蘭湯：當歸 15g，川芎、白芍、澤蘭、劉寄奴各 9g，黃蓍 120g，熟地 15g，香附 9g（醋炒）。水煎溫服。

益母勝金丹：大熟地（砂仁酒拌，九蒸九曬）、製首烏（黑豆拌，九蒸九曬）、當歸（酒蒸）、茺蔚子（酒蒸）各 120g，白芍（酒炒）90g，川芎（酒蒸）45g，丹參（土炒）120g，（醋、酒、薑汁、鹽水各炒 30g），白朮（陳土炒）120g。以益母草 240g，酒水各半熬膏，煉蜜為丸，每早開水送下 12g。製丸時，血熱者，加丹皮、生地各 60g；血寒者，加厚肉桂 15g。若不寒不熱，只照本方。如變成湯劑，效力也佳。

柏子仁丸：柏子仁（炒、另研）、牛膝（酒洗）、卷柏各 15g，澤蘭葉、續斷各 60g，熟地黃（酒浸半日，石臼搗成膏）90g。上為細末，煉蜜丸如桐子大，空心，米

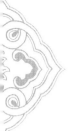

湯飲下 30 丸。

聖癒湯：人參、熟地、白芍各 9g，黃耆 12g，當歸
15g，川芎 6g。水煎服。

調經養榮湯：當歸、生地、香附、白芍、白朮、熟地
各 9g，川芎、丹參、元胡、丹皮、陳皮各 6g，砂仁、紅
花各 5g。水煎服。

二、脾虛經閉

【主證】月經閉止，面色蒼黃，皮膚浮腫，精神疲
倦，手足不溫，口淡腹脹，食少便溏，舌質淡紅，苔白
膩，脈緩弱。

【治法】宜補脾養血。

【方藥】

異功散：人參、白朮、茯苓、陳皮各 9g，甘草 6g。
水煎服。也可加扁豆、蓮子。

加減補中益氣湯：人參 10g，黃耆 15g，白朮 10g，
柴胡、升麻、陳皮、當歸各 5g，炙甘草 3g，大棗 2 個，
生薑 5g。可加阿膠、艾葉、生地。

加減八珍湯：當歸、熟地、黃耆、白朮、茯苓、山
藥、故紙各 9g，人參、甘草、陳皮各 6g，香附 9g（炒）。
水煎服。

三、勞損經閉

【主證】月經數月不來，面色蒼白消瘦，面頰潮紅，
手足心發熱，午後較重，咳嗽唾血，氣短心悸，舌淡紅，
苔微黃。

【治法】宜養肝腎，固本元。

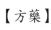
【方藥】

劫勞散：黃蓍 12g，白芍 15g，甘草、五味子各 6g，當歸、沙參、半夏、茯苓、阿膠、熟地各 9g，生薑 7 片，大棗 3 個。水煎服。

益陰腎氣丸：山萸肉、山藥各 120g，茯苓、丹皮、澤瀉各 90g，當歸、五味子（炒）各 60g，生地（酒浸杵膏）120g，熟地黃 240g（酒浸柞膏）。共為細末，入二膏，煉蜜為丸如桐子大，硃砂為衣，每服 50 丸，空心淡鹽湯下。

麥味地黃湯：熟地 24g，山藥、山萸各 12g，茯苓、澤瀉、丹皮、麥冬、五味子各 9g。水煎服。

前胡紫菀湯：前胡、紫菀、五味子、茯苓、川貝母、白及、天冬、麥冬各 9g，枳殼 6g（麩炒），防風 5g，桑白皮 9g（蜜炙）。水煎服。

四、熱爍經閉

【主證】月經閉止，面黃顴赤，口苦咽乾，入夜潮熱，心煩失眠，消渴，舌紅絳，苔黃而乾，脈象虛弦而數。

【治法】宜清熱養陰。

【方藥】

玉燭散：當歸、白芍、地黃、大黃、芒硝、甘草各等份。銼細，每服 24g，水煎食前服。

三和湯：當歸、白芍、生地、大黃、芒硝、黃芩、連翹各 9g，川芎、梔子、薄荷各 6g，甘草 5g。水煎服。

二黃散：大黃（燒存性）6g，生地黃 9g。共為細末，

作一服。空腹好酒調下。

一貫煎：大生地、當歸身各 15g，枸杞子 12g，北沙參、大麥冬各 9g，川楝子 6g。水煎溫服。

清熱通經湯：當歸、白芍、大黃、黃芩、桃仁各 9g，川芎、厚朴、枳殼、蘇木、紅花各 6g，生地黃 15g，烏梅 5g，官桂 3g，枳實 6g，生薑 3 片。水煎溫服。氣滯者加青皮、烏藥、砂仁、香附；有瘀血者，加蒲黃、牛膝、薑黃、血竭；有塊瘕，加三棱、莪朮；寒甚，加艾葉；有熱加黃柏、山梔子、丹皮；寒熱往來，加柴胡、鱉甲；經閉衄血者，加白茅根、茜草、童便；疼痛者加乳香、沒藥、元胡。

五、風寒經閉

【主證】經閉數月，少腹冷痛，四肢不溫，或胸悶噁心，或大便不實，面色青白，苔白，脈沉緊。

【治法】宜溫經散寒。

【方藥】

溫經止痛湯：川芎、五靈脂、焦艾葉各 9g，白芷 6g，香附 9g（醋炒），元胡 6g（醋炒），生薑 3 片。水煎服。

六、氣鬱經閉

【主證】經停數月，面色青黃，精神抑鬱，煩躁易怒，胸脘兩脅或少腹脹痛，苔微黃，脈弦澀。

【治法】宜理氣疏鬱。

【方藥】

烏藥湯：烏藥、當歸各 15g，莪朮 9g（醋炒），桂心

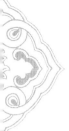

3g，桃仁 9g（炒），青皮 6g（炒），木香 6g。水煎服。如有熱去桂心，加丹皮。

開鬱二陳湯：陳皮、茯苓、半夏、蒼朮（米泔水炒）各 9g，香附、川芎、青皮、莪朮、檳榔、木香、甘草各 6g。水煎服。

艾附丸：艾葉 120g、香附 500g、當歸（半酒半醋炒）120g。醋糊丸。有氣鬱加枳殼、陳皮；肌瘦加人參 60g，白朮 120g，茯苓 90g；身熱加柴胡 120g。

香附理鬱湯：蒼朮 9g（炒）、香附 15g（醋炒）、川芎 9g、青皮 6g、莪朮 9g（醋炒）、檳榔 6g、木香 5g、生薑 3 片。水煎服。

七、血瘀經閉

【主證】月經數月不來，少腹疼痛拒按，如積瘀過久，久成乾血者，則四肢倦怠，時有潮熱，肌膚甲錯，大便乾燥，舌暗紅或有瘀點，脈沉弦而澀。

【治法】宜行血祛瘀。

【方藥】

通經湯：莪朮、紅花、三棱各 9g，乾薑、炙甘草各 5g，桃仁 9g（去皮尖炒）。水煎服。

活血通瘀湯：當歸 15g，川芎、紅花、桃仁、莪朮（炒）、元胡（醋炒）各 9g，川牛膝 12g。水煎服。

紅花湯：紅花 15g、䗪蟲 9g（炒）。水煎服。

生化通經湯：酒丹參、當歸尾各 15g，香附（醋炒）、牛膝、澤蘭、桃仁（炒）各 9g，紅花、乳香（去油）各 6g。水煎服。

大黃䗪蟲丸：大黃、黃芩、甘草、桃仁、芍藥、地黃、乾漆、蝱蟲、水蛭、蠐螬、䗪蟲各等份，共為細末，煉蜜為丸，小豆大，酒飲服 5 丸，每日 3 次。

下取通經丸：乳香、沒藥、兒茶、巴豆（去殼）、血竭各 5g，斑蝥 5 個。共為末，搗為丸，綿裹 3 層，送入陰戶三四寸許，俟一個時辰，經水即下。

八、痰濕經閉

【主證】月經數月不來，胸滿嘔惡，周身乏力，四肢沉重，白帶多，口淡無味，舌苔白膩，脈滑。

【治法】宜通經化痰。

【方藥】

蒼朮導痰丸：蒼朮、香附（童便炒）各 60g，陳皮、茯苓各 45g，枳殼、半夏、南星、炙甘草各 30g。共為細末，麵餅為丸，如梧桐子大，淡薑湯送下。

山甲坐藥：川椒、葶藶、牙皂、甘草、炮山甲各 10g，巴豆 3g（去油）。共為細末，蔥汁拌勻，團成棗核樣，約重 6g，用綢布包好，送入陰戶，放後大約 2 個小時，瘀血通，經水正常。未婚室女，用量減半，用藥後禁忌房事 1 月。

另附：蘇紅散治乾血癆。

蘇木、紅花、紅白雞冠花、神麴、紅掃帚子、黑豆、蜂房各等份。共為細末，皇酒送下 9g，出汗即癒。

❋ 第十七節　更年期經病證治

歌曰：更年經病較麻煩，自身感覺不安然。

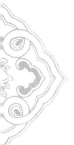

一會烘熱出虛汗，潮熱面紅心燥煩。

心悸失眠腰背酸，面浮肢腫亦常見。

月經錯後或趕前，總因心脾腎臟虛。

陰陽失調是根源，抓住矛盾細心研。

女性到 49 歲左右，月經應該終止，稱為「經斷」或「絕經」，這是正常的生理現象。但是有女性絕經前後，往往會出現一些病證，如身體逐漸肥胖，心慌氣短，失眠，心煩易怒，頭暈目眩，麻木，腰痛，頭痛，陣發性烘熱出汗，面紅潮熱，小便頻數等症，稱為「更年期經病」。

產生本病的原因，主要是心、脾、腎衰弱，衝任虛損所致。治法應以補腎氣，強心脾，調衝任為主。

【主證】頭暈頭痛，心煩易怒，情志失常，心慌氣短，身體肥胖，疲勞倦怠，月經紊亂，漏下淋瀝，舌淡紅，脈虛細。

【治法】養心健脾。

【方藥】

加減歸脾湯：當歸、白芍、熟地、棗仁、元肉各10g，木香 6g，遠志、人參、黃蓍各9g，桔梗 6g，炙甘草 5g，大棗 2 個，生薑 3g。如頭暈頭痛，加柴胡、黑梔子、白芍；五心煩熱，加黑梔子、麥冬、胡黃連；驚慌氣短，加柏子仁、牡蠣、菖蒲；漏下淋瀝，加阿膠、升麻、白芍；腰痛，加菟絲子、川斷、杜仲、故紙。

秘製十全丹：當歸頭 60g，山藥 90g，人參、黃芩（酒炒）各 60g，綿地榆、鹿角霜各 90g，黃柏 60g（酒浸

炒），白茯神 30g（去皮心），生地（酒浸烘乾）120g。共
為細末，用艾葉 90g，水 1kg。煎至 1kg，去渣。入浮小
麥粉 180g 攪勻，煮熟糊和藥為丸。每日空心服 1 丸，側
柏葉煎湯送下。

加味六味地黃湯：熟地 30g，丹皮、龜板、雲苓、澤
瀉、白芍各 9g，山藥、山萸各 12g，牡蠣 15g。水煎服。

健康贈言：注意精神調攝，保持樂觀，避免暴怒，過
度緊張，工作壓力不要過大，避免節食。經行之際，避免
冒雨涉水，忌食生冷，不要長期服用避孕藥。

第二章

崩漏證治

歌曰：崩漏本為衝任傷，不能固攝血遭殃。

突然失血名曰崩，漏為淋淋時間長。

血熱氣虛和勞傷，氣滯血瘀細思量。

最怕老年五色崩，大意失治命不長。

女性不在行經期間，陰道失血淋瀝，或大量失血，稱為「崩漏」。臨證常以淋瀝不斷為漏下，大量出血為崩中。證雖有別，病因則同，故崩漏歷來常是合併論述。崩漏如見於妊娠期間，常是墮胎小產的先兆，將在胎前病專門論述，不屬本病範圍。年老失血，臨證也多見，應該注意。另有年老崩漏，常反覆發作，下血雜見五色，常與子宮癌有關，此非善證，宜抓緊時機，及早治療，故將「年老崩潰」特附本篇後。

本病產生，是由於衝任損傷，不能固攝所致。導致衝任損傷的原因：

一是血熱妄行，多因久食辛辣之品，內生積熱而成；

二是氣虛，思慮過度，飢飽勞役，損傷脾氣，心脾虛損，中氣下陷，不能攝血；

三是勞傷衝任，因勞過度，臟腑耗損，衝任氣虛，帶脈不固，制約其能失職；

四是氣鬱，情志不暢，氣機紊亂，血隨氣而行，氣亂

血也隨之而下；

五是血瘀，多在經期產後，餘血未盡，或外感六淫，或內傷於七情，餘血殘留，血滯經脈，惡血不去，新血難安，血不歸經，形成崩漏。

本病治療應分別緩急。突然失血如崩，治宜固澀升提，益氣止血為主；如崩漏日久，宜養血益氣逐瘀為主。

✵ 第一節　血熱崩漏證治

【主證】突然陰道下血，量多或淋瀝不斷，日久不止，血色深紅，煩躁口渴，頭暈失眠，舌紅、苔黃，脈大而數。

【治法】宜清熱涼血。

【方藥】

涼血除風四物湯：當歸、白芍、黑芥穗、黑地榆各9g，川芎、黃芩各6g，生地15g，升麻5g，白朮6g（土炒），防風3g，香附6g（醋炒）。水煎服。

阿膠四物湯：阿膠珠、當歸（酒洗）、白芍（酒炒）各9g，川芎6g，熟地9g，升麻、蓮鬚、髮灰各3g。水煎服。

知柏四物湯：知母、黃柏、白芍（酒炒）各9g，當歸、熟地、黑地榆各9g，升麻3g，川芎6g。水煎服。

蜂房四物湯：當歸15g，川芎、白芍、熟地、椿白皮各9g，蜂房6g，黑地榆、黃芩各6g。水煎服。

簡易黃芩湯：黃芩末9g。霹靂酒下（用秤錘燒紅淬酒中，名霹靂酒）。

地榆苦酒湯：黑地榆 60g。醋水各半煎服。

河間地黃湯：生地、熟地各 15g，白芍、黃蓍、枸杞子、天冬、地骨皮各 9g，柴胡 6g。便血者加黑地榆，水煎服。

三七湯：漢三七（另研沖服）6g，當歸、白芍、白朮各 9g，生地 15g，蒲黃（炒）、黑地榆各 9g，丹皮、橘紅各 6g，香附 9g（醋炒），生薑 3 片。皇酒一盅煎服。

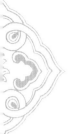

✳ 第二節　氣虛崩漏證治

【主證】暴崩不止或淋瀝不斷，色淡紅而清稀，精神倦怠，面色萎黃，四肢沉困，氣短懶言，甚則怔忡不寐，舌質淡紅，苔薄而潤，脈虛芤，或微細。如流血過多可成崩脫，兩目昏暗，眩暈不省人事者，是氣虛崩漏，氣隨血脫之危證。

【治法】宜補氣攝血。

【方藥】

補氣養血湯：黨參 15g，白朮、茯苓、當歸、白芍、熟地、阿膠（烊化）、生地各 9g，仙鶴草 20g，黃蓍 12g，甘草、川芎各 6g，木香 5g。水煎服。

固本止崩湯：人參、黃蓍各 15g，白朮、熟地各 30g，當歸 15g，炮薑 6g。水煎服。

獨參湯：人參 15~30g。水煎取濃汁，頓服。如四肢厥逆，大汗肢冷，又宜原方加附子，以回陽救逆。

復元養榮湯：當歸身 15g，遠志 6g（炒），棗仁、白芍、茯神各 9g，人參 5g，黃蓍 9g（蜜炙），地榆 9g（炒

黑），甘草 3g，製首烏 6g，血餘炭 3g。水煎服。

益氣涼血湯：當歸 15g，人參、五味子、阿膠珠各 6g，炒白朮 10g，川連 5g，白芍（酒炒）、黑地榆各 9g，黃芩（酒炒）、蓮肉（去心）各 5g，甘草、升麻各 3g。水煎服。

✸ 第三節　勞損衝任崩漏證治

【主證】驟然下血，血漏淋瀝不止，或多或少，血色鮮紅，精神睏倦，面色蒼白，怔忡不寐，腰酸腹痛綿綿，舌淡紅，苔薄，脈虛大而芤。

【治法】宜補氣養血，固本止血。

【方藥】

膠艾四物湯：熟地 15g，白芍 12g，當歸 15g，川芎、艾葉（醋炒）、甘草各 6g，阿膠珠 9g。水煎服。該方是治勞傷衝任失血淋瀝的主要方劑。

臨床加減：脈象浮大而芤，宜去川芎，加黨參；自汗加黃蓍；衝任虛損有熱加黃芩；心悸不寐加炒棗仁、炒柏子仁；腹脹加木香、烏藥、吳萸；腹痛拒按加香附、元胡、五靈脂；腰痛加山藥、山萸、川斷、杜仲。

龜鹿補衝湯：黨參 15g，黃蓍 12g，龜板、鹿角膠、烏賊骨各 9g。水煎服。

伏龍肝散：川芎 90g，伏龍肝、赤石脂各 30g，艾葉（炒）、熟地各 60g，麥冬 45g，當歸、乾薑各 22g，肉桂、甘草各 15g。以上諸藥共研為粗末，每次取粗末 12g，加大棗 1 個煎服。

✳ 第四節　氣鬱崩漏證治

【主證】突然下血甚多，或淋瀝不斷，血色正常，有時有血塊，少腹及胸脅脹痛，性情急躁多怒，時欲太息，口苦，便秘，舌紅，苔微黃，脈弦數。

【治法】宜理氣解鬱。

【方藥】

加減丹梔逍遙散：當歸、白芍、生地、柴胡、黃芩、白朮、丹皮、炒山梔各 10g，大棗 2 個，生薑 3g。水煎服。

如仍不止，血熱者加白茅根、黑地榆、米醋，血虛加阿膠，崩久不止加升麻。

鬱金散：鬱金不拘多少。燒炭存性，研為細末，童便好酒送下 1g，奇效。

五靈脂散：五靈脂炒令煙盡，不拘多少，為末，每服 3g，溫酒送下。

開鬱四物湯：香附（醋炒）、當歸（酒洗）、白芍（酒炒）、熟地、白朮各 9g，川芎 5g，黃耆 15g，地榆 9g（炒黑）、人參、蒲黃各 9g（炒黑）。水煎服。

✳ 第五節　血瘀崩漏證治

【主證】崩漏不止，血紫黑有塊，少腹疼痛拒按，腹痛一陣，血下一陣，血塊下後，疼痛稍減，舌正常或青紫斑點條帶，苔厚，脈澀。

【治法】宜活血行瘀，止血。

【方藥】

香歸五靈散：香附 120g（醋炒），當歸尾 36g，五靈脂 30g（炒）。共為細末，每服 15g，醋湯調下，空心服，立效。

桃紅四物湯：當歸、桃仁（炒）、赤芍、川芎、香附（醋炒）、生地各 9g，紅花、血餘炭、地骨皮、棕炭各 6g。水煎服。

歸靈湯：香附 15g（醋炒），五靈脂 9g（醋炒），青皮 6g（醋炒），當歸 9g，川芎、蒲黃（炒）各 6g，莪朮、三棱（炒）各 5g，升麻 3g。水煎服。

寬中實裡湯：黃蓍 7g，人參 5g，白朮 6g（土炒），當歸 15g（酒浸），遠志 6g，香附 15g（醋炒），熟地 9g，蒲黃 6g（炒），地榆 9g（炒黑），枳殼 6g（麩炒），川朴 6g，生薑 3 片，大棗 2 個。水煎服。

大黃四物湯：當歸 15g，川芎、熟地、白芍（酒炒）、棗仁（炒）各 9g，火麻仁、大黃（酒炒）、元胡（醋炒）各 6g。水煎服。

✳ 第六節　年老崩漏證治

年老女性，天癸已竭，本不當下血，往往因情慾不節，損傷臟氣，脾腎雙虛，致使衝任大虛，失血暴崩，或淋瀝不斷。臨證常見有氣虛、腎虛等類型。治以補脾益氣、固腎為主。

一、氣虛年老崩漏

【主證】突然崩漏，色淡黃紅，質清，精神疲倦，氣

短懶言，心悸怔忡，面色萎黃，微有浮腫，舌淡，苔薄，脈象虛大或細弱。

【治法】宜健脾固腎。

【方藥】

獻忠湯：黨參 15g，炙黃蓍 20g，白朮 15g（土炒），當歸、熟地、山藥、山萸、棗仁（炒）各 9g，附子 3g。水煎服。

心神不安加柏子仁、伏神；流產損傷子宮流血不止者，加川斷、杜仲（炒）、阿膠；腎虛腰痛加菟絲子、巴戟天；有瘀血者，加三七、丹皮、黑蒲黃；久崩須回陽加黑薑，去黨參加人參。

黃土湯：灶中黃土蛋大一塊，生地、黃芩、甘草、白朮（土炒）各 9g，阿膠珠 15g，附子 6g。水煎服。氣虛者加人參 9g。

加減當歸補血湯：當歸（酒洗）、生黃蓍各 30g，桑葉 14 片，三七根 9g（研末）。水煎服。此方用之頗效。傅青主認為四劑崩漏不止後，原方再加入白朮 15g、熟地 30g、山藥 12g、麥冬 9g、北五味子 3g，連服百劑，則崩漏之根，可盡除矣。

補氣止崩湯：白朮、黨參、生黃蓍各 15g，白芍 12g，當歸 9g，升麻 5g，香附 9g（醋炒），甘草 3g。水煎服。

加味六君子湯：黨參 30g，白朮 15g（土炒），茯苓、當歸、白芍、山藥、川斷、杜仲（炒）各 9g，甘草 3g，陳皮、半夏各 6g。水煎服。

二、腎虛年老血崩

【主證】崩漏不止，頭暈目眩，耳鳴心悸，腰膝痠痛乏氣，有時心煩，或者潮熱汗出，舌紅，脈細數。

【治法】宜固腎止崩。

【方藥】

加減地黃湯：熟地 24g，山藥、山萸、茯苓、澤瀉、當歸、生龜板各 9g，白芍 12g，生牡蠣 15g，五味子 6g。水煎服。

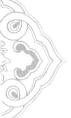

第三章

帶下病證治

歌曰：帶下之病最常見，臨床先把五色辨。

白帶脾腎虛肝鬱，風寒濕熱與濕痰。

赤帶心肝火熾盛，又有肝脾濕熱因。

黃帶脾經多濕熱，青帶腎虛肝經熱。

黑帶三焦火氣旺，五色帶下五臟傷。

醫者治精帶下病，杏林之中美名揚。

帶下有兩種含義：一種是指婦科的經、帶、胎、產等病，因為這些病都是發生在束帶以下的部位。

另一種是指女性陰道內流出來的白色或黃色的黏液，如涕如唾，綿綿不斷，稱為「帶下證」，也就是本章敘述的內容。

女性生理發育成熟之時期，或在月經前後，或在妊娠初期，陰道內分泌出透明、黏滑的的液體，常感濕潤，本非病也，這都是正常的生理現象。

如果帶下很多，經常浸濕褲子，所下顏色有白色的、黃色的、赤色的、青色、黑灰色的、赤白兩色的、五色雜見的，質稀如鼻涕，質濃的如膿如血，有的還有腥臭味，這就不是正常的現象，屬於「帶下」病了。

治療帶下病，總以健脾、升陽、除濕為主。臨床上用藥可掌握下列幾點加減原則：帶下如崩，酌加收斂藥，如

龍骨、牡蠣、芡實、山藥、山萸、桑螵蛸、金櫻子、烏賊骨；頭目眩暈，加蒺藜、菊花、天麻、防風、羌活；腰酸腿軟者，加續斷、杜仲、菟絲子、桑寄生、巴戟天、補骨脂；健忘怔忡者，加遠志、棗仁、柏子仁、茯神、龍眼肉；納穀不香者，加穀芽、麥芽、山楂、神麴、陳皮、蒼朮、雞內金；帶下腐臭者，加土茯苓、黃連、銀花、連翹、萆薢；腹痛者，加艾葉、香附、元胡等。

✳ 第一節　白帶證治

女性陰道流出白色液體，綿綿如帶，如涕如唾，不能禁止，甚則臭穢難聞，稱為「白帶」。

產生白帶的原因：

一是脾虛，多因飲食不節，勞倦過度，損傷脾氣，運化失常，則水穀之精微不能上輸以生血，反聚下為濕，傷及任脈，而為白帶；

二是腎虛，由素體腎陽不足，或房事不節，損傷腎氣，帶脈失約，任脈不固所致；

三是肝鬱，因七情所傷，肝鬱化火，濕熱下注所致；

四是風寒，多因女性經行，產後風邪入胞門傳入臟腑所致；

五是濕熱，多因經、產之期不注意衛生，或為房事所傷，濕毒之氣內侵，損傷衝任之脈，而為帶下；

六是痰濕，素體胃中濕熱有痰，影響帶脈，濕熱下注而濁液為帶。

本病治以健脾、升陽、除濕、解鬱、祛痰為主。

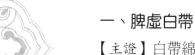

一、脾虛白帶

【主證】白帶綿綿不止，色白無臭，帶下量多，面色蒼白，四肢不溫，精神疲倦，大便溏薄，或兩足浮腫，舌質正常，苔白，脈象緩弱。

【治法】宜補脾健胃，升陽除濕。

【方藥】

健脾止帶湯：當歸、白芍、熟地、棗仁、元肉、遠志、白朮（炒）各 10g，茯苓、薏仁（炒）各 20g，木香6g，大棗 2 個，生薑 3g。治白帶不癒時，酌加補骨脂、煅牡蠣、芡實等。

加味補中益氣湯：黃耆、當歸、牡蠣各 15g，白朮、人參、白果各 9g，陳皮、柴胡、甘草、破故紙、梔子各6g，升麻 3g。水煎服。

白果丸：白果仁 250g，紅糖 120g。共搗為丸，每服9g，日服 3 次。

仙姑止帶湯：黨參 15g，白朮（土炒）、茯苓、山藥、白果、芡實、車前子各 9g，黃柏（鹽炒）6g，甘草6g。水煎服。

加味異功散：人參、白朮、茯苓、白扁豆各 9g，甘草、陳皮各 6g，苡仁、山藥各 15g。水煎服。

加味六君子湯：人參、甘草、陳皮、柴胡、梔子各6g，白朮 9g（土炒），半夏 9g，升麻 5g，蒼朮 15g(炒)，生薑 3 片。水煎服。

完帶湯：白朮（土炒）、山藥（炒）各 30g，人參6g，甘草 3g，白芍 15g（酒炒），車前子（酒炒）、蒼朮

（炒）各 9g，陳皮 4.5g，芥穗 3g（炒），柴胡 6g。水煎服。腰痛加杜仲、菟絲子；腹痛加艾葉、香附；病久白帶如崩加鹿角霜、海螵蛸、巴戟天、白果。

十六味保元湯：黃耆、巴戟天、炒芡實、貫仲、山藥、當歸各 9g，石斛、白茯苓、人參、獨活、蓮子心、杜仲（炒）各 6g，升麻 3g，元肉 6g，黃柏 3g，骨碎補 6g。水煎服。

二、腎虛白帶

【主證】白帶清稀，久下淋瀝，腰痠痛如折，小便清長，夜間尤甚，四肢不溫，腰腹有冷痛感，舌淡、苔白、脈沉遲。

【治法】宜固腎培元。

【方藥】

益腎止帶湯：知母、黃柏各 6g（鹽水炒），山藥、茯苓、巴戟天、淫羊藿、續斷、菟絲子（酒炒）、車前子（酒炒）各 9g，山萸、澤瀉、丹皮各 6g，甘草、竹葉各 3g，燈心草 15g，木通 5g。水煎服。

首烏枸杞湯：製首烏、枸杞子、菟絲子、桑螵蛸、狗脊、赤石脂、杜仲各 12g，熟地 24g，藿香、砂仁各 6g。水煎服。

內補丸：鹿茸、菟絲子、沙蒺藜、肉桂、車前子、枸杞子、女貞子、黃耆、桑螵蛸、肉蓯蓉、附子、茯神、白蒺藜各等份。

共為細末，煉蜜為丸如綠豆大，每服 20 丸，食遠酒服。有火者忌用。

金匱腎氣丸：熟地 24g，山藥、山萸各 12g，茯苓、澤瀉、丹皮各 9g，肉桂 4.5g，附子 6g。水煎服，或煉蜜為丸。

補腎湯：大熟地 12g，山茱萸、巴戟天、煅牡蠣各 6g，赤茯苓、鎖陽、萆薢、甘草、補骨脂、蓮鬚各 3g，益智仁、枸杞子各 5g，小茴香 9g，阿膠（烊化）5g。水煎服。

艾葉暖宮湯：黃蓍 9g（蜜炙），人參、川芎、艾葉（炒）、吳萸（酒炒）各 6g，當歸 15g，肉桂、附子各 3g，故紙 6g（炒）、白朮、熟地、白雞冠花各 9g，小茴香 6g（炒）。水煎服。

三、肝鬱白帶

【主證】白帶時多時少，色多而白而淺紅，精神抑鬱不舒，頭暈、心悸，胸悶脅痛，苔白，脈弦。

【治法】舒肝解鬱，清熱止帶。

【方藥】

調肝理帶湯：當歸、白芍、茯苓、花粉、山藥、山萸各 9g，柴胡、甘草各 6g，牡蠣（煅）15g。水煎服。

止帶四七湯：紫蘇葉 6g，厚朴、茯苓各 9g，白果、芡實（炒）各 10g、半夏 15g（薑炒），生薑 3 片，大棗 3 個。水煎服。

四、風冷所傷白帶

【主證】帶下量多、質清而稀，味腥難聞，面色蒼白，四肢寒冷，小便清長，舌質正常，苔薄白，脈沉遲。

【治法】宜溫散寒邪。

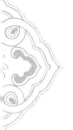

【方藥】

加味吳茱萸湯：當歸、清夏、麥冬、茯苓各 9g，吳萸、丹皮、防風各 10g，肉桂、細辛、乾薑、木香各 6g，炙草 5g。水煎服。

固真湯：柴胡、炙甘草各 10g，炮附子、乾薑末 9g，陳皮、人參各 6g，白葵花 5g（剪碎），肉桂 5g，鬱李仁 3g（去皮尖，另研如泥），生黃蓍 10g（另入）。上藥除黃芩外，以水二盞煎至一盞七分，再入黃芩同煎至一盞，空心熱服之，候少時，早膳壓之。

五、濕熱白帶

【主證】帶下稠黏臭穢，白色兼黃，小便不利，或陰癢不止，頭暈倦怠，胸悶納少，苔黃膩，脈弦數。

【治法】宜清熱化濕。

【方藥】

加味二陳湯：蒼朮 15g（炒），炮薑 9g，黃柏 9g（酒炒），車前子、法半夏、白茯苓、陳皮、大腹皮各 10g，炙甘草 6g。水煎服。熱重者去炮薑，加雞冠花 15g。

龍膽瀉肝湯：龍膽草 9g（酒炒），黃芩（炒）、栀子（酒炒）、澤瀉、木通各 6g，車前子 3g，當歸 1.5g（酒炒），柴胡 6g，甘草 1.5g，生地 6g（酒炒）。水煎服。

六、痰濕白帶

【主證】白帶量多，形如痰狀，身體肥胖，頭重眩暈，口中淡膩，胸悶腹脹，氣粗喘急，舌淡，苔白膩，脈弦滑。

【治法】宜燥濕化痰，佐以扶脾。

【方藥】

化痰胃苓湯：厚朴、陳皮、白朮、茯苓、澤瀉、膽南星、法半夏、海蛤殼、桂枝各 9g，蒼朮 15g（炒），砂仁 6g（後下），甘草 5g，豬苓 6g。水煎服。頭暈加天麻。

滲濕清痰飲：白朮、蒼朮、清夏、橘紅、茯苓、竹茹、黃芩、香附（醋炒）各 9g，白芷、甘草（炙）各 6g。水煎服。

✳ 第二節　赤帶證治

女性陰道內流出一種赤色黏液，似血非血，淋瀝不斷，稱為「赤帶」。致病原因一是心肝火熾，以致肝血虧損，滲與帶脈，帶脈失約而下；二是肝脾濕熱，多因婦人七情所傷，憂思傷脾，鬱怒傷肝，肝經鬱火內熾，乘襲脾土，脾不健運，以致濕熱下注，而為「赤帶」。

此病治宜清熱化濕為主。

一、心肝虛熱赤帶

【主證】赤帶淋瀝不斷，稠黏而臭穢，頭暈目眩，口渴心煩，心悸不寐，胸悶脅痛，或自覺心熱不止，舌質紅，苔薄黃，脈弦細而數。

【治法】宜滋陰清火。

【方藥】

四物芩連湯：生地、製首烏、當歸各 15g，白芍 12g，川芎、黃芩各 9g，黃連 6g（炒）。水煎服。

清肝止淋湯：當歸、白芍各 30g（酒洗），夏枯草、菊花、生地（酒炒）各 15g，阿膠（白麵炒）、丹皮各

9g，黃柏、牛膝、香附（酒炒）各 6g，紅棗 10 個，小黑豆 30g。水煎服。

止帶奇方飲：當歸、赤芍、柴胡、麥冬、梔子各 9g，巴戟天、焦楂、山萸、白果各 6g，牡蠣 15g（煅），甘草 5g。水煎服。加味一貫煎：北沙參、麥冬、甘杞子、川楝子、白芍、當歸各 9g，黃柏 6g，椿白皮、女貞子各 12g，旱蓮草 9g，生地 15g。水煎服。

二雞湯：紅雞冠花、白雞冠花各 15g。水酒各半煎服。空心服。治婦人赤白帶。

當歸定志湯：當歸 9g，生薑 5g，熟地、艾葉（炒）、黃柏各 6g，鹿角膠（烊化）、茅根、白芍、人參、丹皮、杜仲（炒）、地榆（炒黑）各 10g。水煎服。

二、肝脾濕熱赤帶

【**主證**】赤帶量多，黏膩而臭穢，嘴苦而口渴，便秘心煩，小便澀少而刺痛，或尿中帶血，舌質紅，苔黃膩，脈滑數。

【**治法**】宜清熱化濕。

【**方藥**】

加減逍遙散：當歸、白芍、柴胡、黃芩、白朮、車前子、澤瀉、麥冬各 9g，甘草、梔子、丹皮、黃連各 6g。水煎服。

加味四物湯：當歸、生地各 15g，川芎、白芍、黑地榆各 9g，黑梔子 6g，黃芩、黃連各 5g。水煎服。

如若赤帶日久，營血受傷，治宜膠艾四物湯補之；帶久中氣受損，氣不攝血，補中益氣湯提之。

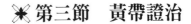

✳ 第三節　黃帶證治

女性陰道內流出一種黏液臭穢的液體，色如黃茶葉汁，稱為「黃帶」。

產生黃帶原因，主要因為憂思傷脾，脾不健運，使濕熱停聚，鬱而化黃，其氣臭穢，下注帶脈而致。

本病治宜清熱化濕，健脾和胃。

【主證】帶下黃色而臭穢，面色淡黃而浮腫，頭脹眩暈，陰癢心煩，飲食日減，大便溏薄，舌苔薄黃而膩，脈滑數。

【治法】宜清熱化濕。

【方藥】

止帶易黃湯：山藥、芡實（炒）各 30g，黃柏（鹽水炒）、炒白朮、炒薏仁、車前子、白果各 9g。水煎服。

加味六君子湯：人參、甘草、山梔各 6g，白朮（土炒）、茯苓、陳皮、半夏、柴胡各 9g。水煎服。如若黃帶日久，淋瀝不斷，兼有氣虛證者宜補中益氣湯加煅牡蠣、煅龍骨。

側柏椿白皮丸：椿白皮（炒）、魚腥草、敗醬草各 15g，側柏葉、黃柏（酒蒸）、川連各 10g，香附 15g，白朮 9g，白芷（燒存性）6g，白芍 9g。水煎服。小便赤澀者加萆薢、滑石、赤苓。

✳ 第四節　青帶證治

女性帶下色青，甚則如綠豆汁，其氣臭穢，黏膩而

下，稱為「青帶」。

產生青帶的主要原因是肝經濕熱下注；也有青帶日久，腎經虛損而成者。本病治宜解肝鬱，清肝火。腎虛者宜滋腎養肝。

一、肝經濕熱青帶

【主證】帶下色青或帶黃白，面色蒼黃帶青，精神抑鬱，善怒氣短，脅肋疼痛，舌質暗紅，苔黃膩，脈弦數。

【治法】宜解肝鬱，清肝火。

【方藥】

逍遙散加減：茯苓、白芍（酒洗）、生甘草各 15g，柴胡、黃芩、陳皮各 10g，茵陳 15g，酒大黃、山梔子各 9g（炒）。水煎服。

加味小柴胡湯：人參、甘草、防風、梔子各 6g，柴胡、黃芩、半夏各 9g。水煎服。

二、腎虛青帶

【主證】青帶久而不止，致使肝腎虛損，頭暈目眩，咽喉乾燥，眼睛視物不清，舌紅，少苔，脈虛細。

【治法】宜滋腎養肝。

【方藥】

加味六味地黃丸：生地、山藥、棗皮、茯苓各 15g，丹皮、澤瀉各 10g，椿白皮、薏米仁各 20g。水煎服。

濟陰地黃丸：五味子、麥冬、當歸、地黃、肉蓯蓉、山茱萸、山藥、菊花、枸杞子、巴戟各等份。研為末，煉蜜為丸如梧桐子大。

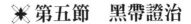

✳ 第五節　黑帶證治

女性帶下色黑如黑豆汁，或赤白帶中夾有黑色，或清稀如水，或濃黏臭穢，稱為「黑帶」。

產生黑帶，一因胃火旺盛，與命門膀胱三焦之火合而煎熬，熬乾而變為炭色，斷是火熱之極；二因腎虛，黑為腎之本色，帶下日久，腎虛不能攝關。治法宜洩火益腎為主。

一、火熱黑帶

【主證】帶下黃赤兼見黑色，黏膩臭穢，心煩口渴，面色黃赤，或陰中腫痛，小溲赤澀刺痛，舌質紅，苔黃，脈滑數。

【治法】宜洩火為主。

【方藥】

真武瀉火湯：黃連、栀子（炒）、劉寄奴、大黃、王不留行（炒）、茯苓、滑石、生地、竹葉、白朮（土炒）、車前子（酒炒）各 9g，石膏 15g，生甘草、知母各 6g。水煎服。

如若火熱之證較輕，伴有陰虛見證，咽喉乾燥，午後潮熱，掌心灼熱等症，可用加味固陰煎治之。

附方：生地 15g，白芍、龍骨、牡蠣、茯神、山藥各 9g，阿膠（烊化）、知母、黃柏各 6g，地骨皮 15g。水煎服。

二、腎虛黑帶

【主證】帶下黃赤而兼黑色，質稠而臭，面色蒼白，

顴部發赤，頭目眩暈，午後潮熱，咽乾口渴，甚則心悸不寐，大便乾結，小溲黃少，舌質紅絳苔剝，脈象虛細而數。

【治法】宜滋陰益腎。

【方藥】

加味地黃湯：熟地 24g，山藥、女貞子、枸杞子、車前子、菟絲子、山萸各 12g，茯苓、澤瀉、丹皮、知母、黃柏各 9g，酒大黃 6g（後下）。水煎服。

✸ 第六節　五色帶下證治

五色帶、白、赤、黃、青、黑五種顏色混雜而下，一般都有臭穢氣。造成五色帶下的主要原因：

一是五臟俱虛，故其色隨穢液而下，帶下五色；

二是濕熱內蘊，胞宮潰腐而色隨帶下。

治療五色帶下，應掌握虛補實瀉兩個方面，五臟俱虛者宜補虛固澀；濕熱內蘊者，宜清熱利濕，排膿解毒為主。「五色帶下」比較難治，近觀子宮頸癌多與此病有關，必須高度注意。必要時，請西醫作婦科全面檢查，以免誤診。

一、臟虛證，五色帶下

【主證】帶下五色，久而不止，面色蒼白，精神疲倦，有時怕冷，頭目眩暈，腰酸力乏，心悸不眠，大便溏薄，舌質暗淡，苔薄滑膩，脈沉遲。

【治法】宜溫補固澀。

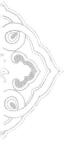

【方藥】

五帶散：人參、白朮（土炒）、白芍（酒炒）、當歸、川芎、茯苓、木香、陳皮、炙黃蓍、製首烏、紫靈芝、金櫻子、大芡實（炒）、薏米仁（炒）、肉桂各等份。研為粗散，每取粗散 15g。水煎，空腹稍熱服，每日服 3 次。

伏龍肝散：方見勞傷衝任崩漏。

參蓍固本丸：人參、茯苓、熟地、香附各 9g，炙黃蓍、當歸各 15g，川芎、陳皮、厚朴、枳殼、艾葉（醋炒）、補骨脂（醋炒）、小茴香（炒）各 6g，龜板（醋炙）9g，蒼朮 12g，白芍 9g（酒炒），焦楂、巴戟、丹皮、柴胡、川連（酒炒）、黃芩（酒炒）、川羌各 6g，地榆 9g（炒），龍骨 15g（煅）。共為細末，薑水為丸如梧桐子大，每服 9g，開水送下。每日服 3 次。

吳茱萸湯：吳朱萸、木香、丁香各 30g，杜仲、蛇床子各 60g，五味子 30g。水煎乘熱薰洗雙腳，每次浸泡 30分鐘，每天 1 次。

二、濕熱證，五色帶下

【主證】帶下五色，臭穢異常，有時起泡沫，胸悶納少，口苦且膩，少腹脹痛，寒熱往來，小溲黃濁，舌質暗紅，苔黃厚膩，脈弦數。

【治法】宜清化濕熱為主。

【方藥】

濕清飲：黃芩、黃連、黃柏、梔子、生乾地黃、當歸、白芍、川芎各 9g。水煎服。

止帶散：當歸 9g（酒炒），川芎 5g，香椿根皮 12g

（炙），牡蠣粉（煅）、蓮鬚、生地、熟地黃各 9g，甘草
5g（蜜炙）。水煎服。

帶下腥臭者，加樗根皮 9g；肝鬱帶青者，加醋炒柴
胡 9g，童便炒香附 9g，梔子 10g；脾虛濕痰下滲之黃帶
者，加茯苓、陳皮、白朮各 9g，半夏 6g，黃耆 9g；赤帶
心悸，盜汗發熱者，加茯神 7g，遠志 10g，麻黃根 9g，
地骨皮 9g，鱉甲 10g，桂枝尖 6g，麥冬、丹皮各 6g；白
帶肺虛咳嗽者，加陳皮 9g，蜜炙馬兜鈴 6g，杏仁 6g；黑
帶腰痛腎熱者，加黃芩 9g，鹽炒黃柏 6g，杜仲炭、川
斷、破故紙、苡仁各 9g；腎寒者，加小茴香 9g，乾薑
6g；帶下腹痛者，加香附、五靈脂各 9g，元胡（醋炒）
10g，吳茱萸 6g；

以上帶下如兼胎孕不安者，加艾葉、白朮、白芍各
9g，黃芩 6g，皇酒、童便為引，水煎服。

✳ 第七節　赤白帶下證治

帶下而見赤白相雜的，叫做「赤白帶」。產生赤白帶
的病因：一是濕熱留戀下焦，腐化成赤白帶，其氣味多臭
穢；二是血瘀，多因胞內瘀血停留所致；三是氣鬱，患者
平素多思善慮，損傷心脾，血不歸經而成赤白帶。此外，
還有虛型赤白帶等。

治療赤白帶的方法和治療白帶大致相同。不同點是治
療赤白帶比治白帶要多用清熱藥，要在方藥內適當加些止
血藥。

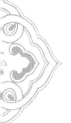

一、濕熱證赤白帶

【主證】帶下赤白，量多黏膩而臭穢，胸悶食少，陰戶濕癢，舌質紅，苔黃膩，脈弦澀而數。

【治法】宜清熱化濕。

【方藥】

勝濕丸：蒼朮30g（炒），白芍60g（酒炒），滑石60g（炒），椿白皮60g（醋炙），炮薑15g，地榆60g（炒黑），枳殼9g（麩炒），甘草15g。共研為末，糊丸，米飲送服9g。

四白二黃湯：酒側柏、黃連、黃柏各15g，醋香附、白石脂、白朮、白芍各30g，椿白皮60g。共為細末，煉蜜為丸，每服9g，日服2次，或用量減半，水煎服。

土苓散：土茯苓、陳皮、茯苓、木通、當歸、金銀花、大黃、川芎各等份。研細末，每用12g，水煎溫服。

二、血瘀證赤白帶

【主證】帶下赤白，少腹滿痛，行經困難，經期大多超前，舌質紫暗，脈遲澀。

【治法】宜化瘀為主。

【方藥】

益母丸：益母草3kg，煮水熬成浸膏約600g，白朮、茯苓、川芎、三棱、莪朮、當歸尾各30g。研為細麵，製成丸，每服6g，日3次。或改為白朮、白茯苓各15g，川芎、三棱、莪朮各6g，益母草60g，水煎服，也效。

如若產後，或者滑胎以後，帶下赤白，淋瀝不斷，少腹時而疼痛，脈象弦細而澀，宜用生化湯：當歸30g，川

芎 15g，甘草 6g（炙），炮薑 3g，桃仁 9g。水煎服。

三、氣鬱證赤白帶

【主證】帶下赤白，胸悶脅脹，噯氣頻繁，納穀不香，舌苔薄黃，脈弦。

【治法】宜理氣解鬱。

【方藥】

川楝丸：川楝子（碎、酒浸）、炒茴香、當歸各等份。酒糊丸如綠豆大，每服三五十丸，空心酒下。

烏香四仙丸：烏藥、四製香附子各 60g，炒神麴、炒山楂、炒麥芽、炒雞內金各 20g。研細麵，製成蜜丸，每服 6g，日 3 次。

四、虛寒證赤白帶

【主證】帶下赤白，久而不止，形寒肢冷，面色蒼白，脈緊細。

【治法】宜溫補固澀。

【方藥】

火龍止帶丸：當歸 60g，附子 30g（炮黑），龍骨 60g（煅），吳萸 30g（炒），牡蠣 60g（煅），艾葉 30g（炒黑），赤石脂 60g（醋煅），乾薑 30g（炮黑）。研為末，醋丸，烏梅湯下 9g。

當歸煎丸：當歸（酒浸）、赤芍藥、牡蠣（煅）、熟地（酒蒸）、阿膠（銼蛤粉炒成珠子）、白芍、續斷（酒浸）各 30g，地榆 15g。上為細末，醋糊丸，如梧桐子大，每服 50 丸，空心米飲下。

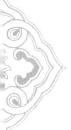

第四章

不孕證證治

歌曰：不孕之故衝任關，血虛血熱與虛寒。

痰濕肝鬱氣血虛，血瘀不孕亦常見。

排卵之期施妙方，喜得貴子全家歡。

女性結婚 2 年以上，男性無病而女性不能生育，或已經生過一二胎，沒有採用避孕措施，而後又多年沒有生育的均稱「不孕證」。不孕的原因：

一是血虛，女性體質素弱，陰血不足，衝任空虛，血少不能攝精成孕；

二是血熱，女性平素陰虛火旺，內熱骨蒸，血熱耗枯而致不能凝精成孕；

三是虛寒，女性經期不慎，坐臥濕地，感風受寒，傷及衝任，衝任子宮寒冷，猶如冰天雪地，萬物不生矣；

四是痰濕，女性肥胖，或恣食膏粱厚味，痰濕內生，氣機失調，或因軀脂豐滿，阻塞子宮，不能攝精成孕；

五是肝鬱，疏洩失常，氣血不和，衝任不能相資，以致不能受精成孕；

六是氣血雙虛，體弱胞宮虛損，不能攝精；

七是血瘀，血瘀阻滯子宮，致使子宮無以容物之處，不能受精著床。

另外有屬於先天性生理缺陷，古書曾云「五不女」，

即是螺、紋、鼓、角、脈五種。除脈的一種可以用中藥治療外，其他需要外科手術治療。

本病除藥物治療以外，必須心情愉快，房事有節，勞逸適當。效果才好。

❋ 第一節　血虛不孕證治

【主證】月經週期錯後，量少色淡，面黃形衰，精神不振，頭暈目眩，舌淡，苔薄，脈沉細。

【治法】宜養血補腎。

【方藥】

二山四物湯：熟地 30g，當歸 15g，川芎、白芍、山藥、山萸各 9g。水煎服。

滋腎種子湯：川斷 6g，杜仲 6g（炒），茯苓、熟地、當歸、白芍、山藥、山萸、鹿角膠（烊化）各 9g。水煎服。

坤定丹：當歸、生地、白朮各 180g，白芍、川芎、陳皮、阿膠各 90g，黃芩、香附各 120g，砂仁 60g。共為末，另將益母草 1250g 煎膏和前藥蜜丸，如桐子大，每服 15g，空心開水送下。

調經育子湯：香附、當歸各 15g，川芎、酒芍、陳皮、丹參、熟地各 9g，川朴、砂仁、阿膠（烊化）、黃芩各 6g，甘草 3g。水煎服。

調經種子丸：香附 120g，阿膠、歸身、首烏（酒炒）各 60g，白芍、熟地、天冬、麥冬、川朴、杜仲（炒）各 45g。共為細末，煉蜜為丸，每丸重 9g，日服 2 次。

✳ 第二節　血熱不孕證治

【主證】月經先期，量多色紅，經前常感頭暈咽乾，有時面赤唇紅，舌紅，苔黃，脈數。

【治法】宜清熱養血。

【方藥】

清血養陰湯：生地 15g，丹皮、元參、女貞子、旱蓮草各 9g，白芍 12g，黃柏 6g（鹽水炒）。水煎服。如兼潮熱者，加龜板、阿膠、青蒿、炙鱉甲等以滋陰而清虛熱。

清骨滋腎湯：地骨皮 30g（酒洗），丹皮、沙參、麥冬各 15g，元參 15g（酒洗），五味子 2g（炒研），白朮 9g（土炒），石斛 6g。水煎服。

✳ 第三節　虛寒不孕證治

【主證】月經過期，色淡量少，少腹冷痛，腰膝痠軟，四肢不溫，口淡無味，性慾減退，舌淡，苔薄，脈沉遲。

【治法】宜暖子宮，補心腎。

【方藥】

艾附暖宮丸：艾葉 90g，香附 180g（醋五升煮一日夜，打爛作餅，慢火焙乾），當歸 90g，續斷 45g，吳萸、川芎、白芍、黃蓍各 60g，生地 30g，官桂 15g。研為細末，醋煮米糊為丸，如梧桐子大，每服五七十丸，食遠淡醋湯送下。

溫胞種子湯：當歸 15g，川芎、白芍、熟地各 9g，吳

萸 5g（醋炒），香附 9g（醋炒），元胡 6g（醋炒），茯苓、白朮各 6g，陳皮 5g，砂仁、丹皮、肉桂、甘草、炮薑各 3g，艾葉 5g（炒絨），生薑 3 片。水煎服。

溫腎丸：熟地黃、萸肉各 90g，巴戟天 60g，當歸、菟絲子、鹿茸、生地、益智仁、杜仲（炒）、茯神、山藥、遠志、川斷、蛇床子各 30g。共研細末，煉蜜為丸，如梧桐子大，每服 12g，溫酒送下。如精不固倍鹿茸，加龍骨。

太乙安胎丸：沉香、檀香、草荳蔻、細辛、枳殼、川烏、大黃、白荳蔻各等份。共為細末，煉蜜為丸，每月男女同服，男用良薑引，女用蓽撥引。

益腎安胎丸：鹿茸、香附各 60g，熟地 45g，黃狗骨 30g（醋炙），茯苓 45g，山藥 60g，山萸、麥冬、枸杞、首烏各 60g，丹皮、五味子各 30g，補骨脂 30g（鹽水炒），生地 120g（酒炒），紫河車（河水洗淨）1 個（焙乾）。共為細末，煉蜜為丸，梧桐子大，每服 9g，溫酒送下，如不飲酒淡鹽水送下。

❈ 第四節　痰濕不孕證治

【主證】形體肥胖，面色蒼白，經無定期，量多色淡，頭暈心悸，氣短懶言，白帶量多稠黏，舌淡，苔白膩，脈滑。

【治法】宜補氣、燥濕、化痰。

【方藥】

化痰安胎湯：蒼朮 9g（炒），白朮 9g（土炒），神麴

6g（炒），陳皮 6g，香附 9g（醋炒），半夏、茯苓各 9g，川斷 6g，黃耆 10g，杜仲 5g（炒）。水煎服。

厚朴二陳湯：陳皮、薑半夏、茯苓各 9g，炙甘草、川朴各 6g，生薑 5 片。水煎服。

啟宮丸：半夏、茯苓各 9g，蒼朮 15g（炒），香附 15g（醋炒），神麴 9g（炒），陳皮、川芎各 6g。水煎服。

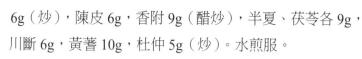
第五節　肝鬱不孕證治

【主證】月經量少，血色晦暗，面色蒼黃，精神抑鬱，頭脹目眩，胸悶不舒，四肢沉困，久鬱化火，夜熱骨蒸，舌淡紅，苔白微膩，脈弦數。

【治法】宜疏肝解鬱。

【方藥】

調經種子湯：當歸 12g（酒洗），川芎、茯苓、陳皮、元胡、丹皮各 9g，白芍 9g（酒炒），熟地 18g，香附 12g（炒），吳萸 12g（炒）。水煎服。

若月經先行三五日，色紫者，為血虛有熱，加黃芩 9g；若過期經水色淡者，為血虛有寒，加肉桂、炮薑、艾葉、附子等暖宮藥。

開鬱種子湯：當歸 9g（酒洗），白朮 9g（土炒），白芍 9g（酒洗），茯苓、丹皮、花粉各 9g，香附 15g（酒炒）。水煎服。如果患者胸滿，減去白朮，加蒼朮、青皮，夢多加炒棗仁。

抑氣散：香附（童便浸）120g，茯神 45g，陳皮 60g，炙甘草 30g。共為細末，每服 6g，空心開水送下。

✳ 第六節　氣血雙虛不孕證治

【主證】月經趕前錯後，經色淡紅，量多或少，自覺四肢無力，精神倦怠，少腹有下墜感，舌質淡紅，苔白，脈虛弱。

【治法】宜補氣養血。

【方藥】

加減八珍湯：當歸 15g，白芍、香附、熟地、菟絲子各 9g，肉蓯蓉 6g，白朮 9g（土炒），茯苓、黨參各 9g，川芎 6g。水煎服。

當歸養血湯：當歸 15g，甘草 6g，川芎、白芍、黨參、黃蓍、茯苓、阿膠（烊化）、香附各 9g。水煎服。

十全種子湯：香附 9g（童便炒），當歸、熟地、菟絲子各 9g，人參、陳皮、丹皮各 6g，吳萸 6g（醋炒），元胡 9g（醋炒），肉蓯蓉 15g。水煎服。

養血暖宮湯：香附 15g（醋炒），艾葉 6g（醋炒），當歸 15g（酒洗），川芎、人參各 6g，白芍、熟地各 9g，吳萸 5g（酒炒），川斷 5g，白朮 9g（土炒），小茴香 6g（酒炒）。水煎服。

雙補湯：當歸 15g，炙黃蓍、阿膠（烊化）、何首烏各 9g，人參 5g，川芎、川斷各 6g，白芍（酒炒）9g，艾葉 3g（醋炒），黃連 3g（酒炒），香附 9g（童便炒）。水煎服。

續嗣丹：鹿茸、川芎、阿膠、百合各 30g，當歸、生地各 60g，香附 120g（用酒、醋、童便、鹽分別各製

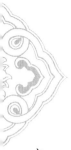

30g），鬱金 60g（酒炒），熟地 45g，杜仲 45g（炒斷絲），茯神 45g，五味子 24g，柏子仁 90g，人參 45g，枸杞、橘紅各 45g，首烏 60g（酒炒），麥冬 6g，紫河車 1個（洗淨焙乾）。共為細末，蜜丸 9g 重，每日早晚各 1丸，淡鹽水送下。

✹ 第七節　血瘀不孕證治

【主證】經行不利，腹脹疼痛，月經錯後，漸至經閉，皮膚乾燥，目眶暗黑，舌紫暗，脈澀。

【治法】宜蕩胞逐瘀。

【方藥】

蕩胞湯：朴硝、牡丹皮、當歸、大黃、桃仁（生用）各 20g，厚朴、桔梗、人參、赤芍、茯苓、桂心、甘草、牛膝、橘皮各 6g，附子 18g，虻蟲、水蛭各 15g。上 17味，共研為粗末，每次用皇酒 150ml，水 300ml，煎煮上藥末 50g，煎煮藥汁至 150ml 時，過濾出藥末，留藥汁分 3 次服用。

加減少腹逐瘀湯：小茴、乾薑、玄胡、沒藥、當歸、川芎、肉桂、赤芍、蒲黃、五靈脂各 10g。血瘀甚者，加土元、水蛭，水煎服。

第五章
胎前諸病證治

歌曰：胎前之病禁忌多，用藥禁忌要記牢。

　　　辨證施治特謹慎，母胎主次分辨好。

　　　能保母子平安渡，堪稱橘井一英豪。

　　胎前病證是指女性從妊娠到分娩前的總稱。妊娠期間由於生理上有其特殊變化，較平常容易發生疾病，在這個時期內出現的各種疾病，統稱胎前病。

　　妊娠常見的疾病有：惡阻、胎動不安、胎漏下血、墮胎小產、滑胎、子煩、子懸、子癇、子鳴、子瘖、子腫、子嗽、子淋等病證。同時也介紹一些常見內科疾病，比如痢疾、泄瀉、傷食、心胃疼痛等疾病的診治方法，著重體現了與內科疾病的治療同中有異的地方，同時也包括了筆者屢用屢效的驗方。

　　產生妊娠疾病的機理：多因女性受胎以後，血液蓄下而養胎，因而感到血常不足，氣多有餘。血虛氣滯，諸病發生。所以孕婦必須注意調攝，武當道教醫藥坤科常以「靜養神，常活動，善飲食，任其性，少房事，忌色情，胖衣服，常乾淨」的短言向孕婦進行宣傳說教。

　　如果孕期已經發生了疾病，必須及時治療，在治療原則上要以安胎、治病並舉。凡因母病而致胎動者，應治其母，母安則胎也安。凡因胎病引起母病者，宜先安胎，胎

安母自癒。治法以補腎健脾、清熱養血為主。安胎藥常以白朮、黃芩為基礎，火盛黃芩以清火，道醫有：「清得一份熱，安得一份胎」之說。痰甚倍白朮以消痰。

氣滯者酌加香附、砂仁、紫蘇、陳皮以理氣；氣虛加入人參、黃蓍；血虛可合四物湯；胎動不安加菟絲子、川續斷、西洋參、杜仲、山藥以安胎固本。總之，臨床上遵其法，辨其證，善化裁，常可收到較好的治療效果。

✳ 第一節　胎前忌用藥物

胎前忌用藥是指胎前有些藥物應用後對母子都有妨害。凡是峻下、滑利、破血、耗氣、散氣及一切有毒藥品，都要禁用或慎重使用。但在病情急需的情況下，亦可適當選用，但要嚴格掌握劑量，「衰其大半而止」，以免傷胎。《本草綱目》胎前藥忌歌，通俗易記，抄錄於下供參考：

元斑水蛭及虻蟲，烏頭附子配天雄。
野葛水銀並巴豆，牛膝薏苡與蜈蚣。
三棱芫花代赭麝，大戟蟬脫黃雌雄。
牙硝芒硝牡丹桂，槐花牽牛皂角同。
半夏南星與通草，瞿麥乾薑桃仁通。
硇砂乾漆蟹爪甲，地膽茅根都莫用。
牛黃巴豆牽牛子，元胡常山記心中。

✳ 第二節　惡阻證治

妊娠二三月時，噁心嘔吐，飲食不進，惡聞食氣，或

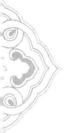

食入即吐，稱為「惡阻」，俗稱「妊娠反應」。

惡阻胎前常見疾病，主要病因：一是胃虛：受孕經停，衝脈逆上犯胃，飲食隨氣逆上所致；二是肝熱：孕後血液聚下養胎，陰虛陽盛，木火上炎，影響脾胃而致噁心嘔吐；三是痰滯：脾陽虛損，痰涎內滯，血壅遏而不行，故痰飲隨氣而上導致惡阻。

治宜調氣和中，降逆止嘔為主。病輕者宜擇飲食，調情志，心情愉快可無藥而癒。病重者，必須及時治療，不然可使孕婦迅速消瘦，或誘發其他疾病。

一、胃虛惡阻

【主證】孕後二三個月，脘腹脹悶，嘔吐不食或食入即吐，全身倦怠無力，大便溏瀉，舌淡，或胖嫩，苔薄白，脈緩滑無力。

【治法】宜補脾健胃，和中降逆。

【方藥】

李仙姑養胃湯：當歸、白芍、白朮（炒）、茯苓、半夏（香油炒黃）各 9g，陳皮 6g，藿香 5g，砂仁 3g，神麴 6g（炒），生薑 3 片。水煎服。

胡姑健胃湯：陳皮、竹茹、人參、川朴、香附（醋炒）、枳殼（麩炒）各 6g，白朮 9g（土炒），生薑 3g。水煎服。

人參丁香散：人參 15g，丁香、藿香各 9g。共為粗末，每用 15g。水煎服。

二香湯：香附 15g（醋炒），藿香 9g，甘草 6g。水煎服。

砂仁二陳湯：陳皮、半夏、砂仁各 10g，茯苓 12g，炙甘草、生薑各 3g，烏梅 1 個，大棗 1 個。水煎服。

調降湯：白朮 15g（土炒），當歸、焦楂、神麴（炒）、香附（醋炒）、黃芩（酒炒）各 9g，炙甘草 3g，枳殼 6g（麩炒），生薑 3 片。水煎服。

二、肝熱惡阻

【主證】妊娠初期，嘔吐苦水或酸水，脘悶脅痛，噯氣嘆息，精神抑鬱，舌質紅，苔薄黃，脈弦滑。

【治法】宜調肝和胃。

【方藥】

抑肝和胃飲：蘇葉、川連（炒）各 6g，半夏 9g（香油炒），竹茹 5g，陳皮 9g。水煎服。熱甚傷津，舌紅口乾，加麥冬，去半夏。頭暈甚，去蘇葉，加鉤藤、菊花、白芍。

竹茹湯：薑半夏、蘇梗、廣皮、黃芩、白芍（酒炒）、茯苓各 9g，藿香、枳殼（麩炒）、竹茹（薑炒）各 6g。水煎服。

加味左金丸：黃連、陳皮、半夏、竹茹各 10g，吳萸、紫蘇各 5g，柴胡、梔子（薑汁炒）各 6g。水煎服。

黃芩竹茹湯：青竹茹、陳皮、茯苓、半夏、黃芩各 9g，白朮 6g（土炒），生薑 3 片。水煎服。

調氣和胃湯：當歸、白芍、茯苓各 9g，柴胡、陳皮、藿香、枳殼（炒）各 6g，甘草 3g。水煎服。

三、痰滯惡阻

【主證】妊娠初期，噁心嘔吐，伴有痰涎，惡聞油

膩，頭暈心悸，胸滿不思飲食，面色浮白，口內淡膩，舌質淡紅，苔白滑而膩，脈浮滑。

【治法】宜化痰降逆。

【方藥】

小半夏加茯苓湯：半夏 9g（炒），生薑 3g，茯苓 9g。水煎服。

枳殼二陳湯：枳殼 6g（麩炒），廣皮 9g，半夏 9g（薑汁炒），茯苓 9g，甘草、生薑各 3g。水煎服。

青竹葉湯：竹葉、橘紅、茯苓、半夏各 9g，砂仁 5g，生薑 3 片。水煎服。

✳ 第三節　胎動不安證治

女性妊娠，胎動下墜，伴有輕微的腹脹、腹痛或陰道內有少量血液流出，稱為「胎動不安」。

產生胎動不安的主要病因：一是氣虛：孕婦體質素虛，中氣不足，衝任不固，不能載胎而致；二是血虛：常因惡阻日久，損傷脾胃不能化生精微上奉於心而生血，氣不充，血不足，子不夠食而胎動不安；三是血熱：擾亂血海，血不養胎，故而胎動；四是腎虛：多因妊娠時期不慎靜養，好色縱慾，損傷腎氣，腎虛衝任不固，胎失所養而致；五是外傷：跌打損傷，勞役過度，損傷衝任而致；六是誤服毒藥：多因孕期過服溫藥和妊娠忌用藥所導致。

本病治法，除對證用藥外，還必須注意：因母病而胎動者，但治母病，母病癒，其胎自安；有因胎不堅固，動及母病者，首當安胎，胎安其母病自癒。

一、氣虛胎動不安

【主證】妊娠初期，胎動不安，腰腹疼痛或不痛，精神不振，少語懶言，心悸氣短，舌淡，苔薄，脈沉弱而緩。

【治法】宜補氣安胎。

【方藥】

補中益氣湯：人參、黃蓍、當歸、白朮、陳皮各6g，柴胡、升麻各4g，炙甘草3g。可加阿膠、艾葉。

減味當歸寄生湯：黨參、熟地、當歸、川斷、桑寄生各9g，白朮12g，焦艾葉6g。水煎服。

補氣安胎藥：黃芩、白朮、當歸、山藥、菟絲子各9g，甘草、廣皮各6g，黨參、黃蓍各15g。水煎服。

二、血虛胎動不安

【主證】胎動不安，腰腹疼痛或不痛，面色萎黃，皮膚乾燥，頭暈心悸，舌淡紅，苔薄白，脈細滑。

【治法】宜養血健脾，佐以安胎。

【方藥】

保產無憂散：厚朴（薑汁炒）、蘄艾各10g，當歸、川芎各5g，生黃蓍、荊芥穗各6g，川貝母（去心）、菟絲子各10g，羌活、甘草各3g，枳殼9g，白芍6g（冬月只用3g），生薑3片。水煎服。

固胎飲：當歸9g，川芎、人參各6g，生地、熟地各15g，棗仁9g（炒）。水煎服。

胎元飲：人參、當歸、杜仲、白芍、熟地、白朮各10g，陳皮（無氣滯者不用）、炙甘草各6g。水煎服。如

若胎墜甚者，加菟絲子、桑寄生；已經下血者，加阿膠珠、艾葉（炒）；氣虛加黃蓍。

三、血熱胎動不安

【主證】胎動不安，有時腹痛，口乾咽燥，渴喜冷飲，小便短黃，舌質紅，苔薄黃而乾，脈弦數。

【治法】宜清熱養血。

【方藥】

安胎散：黃芩 15g，白朮、當歸各 9g，甘草 6g。共研粗末，水煎服。

黃芩白朮散：黃芩 30g，白朮 15g。水煎服。

當歸散：當歸 15g，川芎、白芍、黃芩、白朮各 9g。水煎服。

四、腎虛胎動不安

【主證】胎動不安，腰腿痠軟，頭暈耳鳴，小便頻數，甚至失禁，舌質淡，苔薄白，尺脈沉弱。

【治法】宜固腎安胎。

【方藥】

杜仲丸：杜仲（薑汁炒斷絲）、川續斷（酒洗）各等份。共為末。煮棗肉杵和為丸，梧桐子大，每服 30 丸，米飲下。

如預防墮胎，可與胡連丸每日早、晚分服更妙。早空心服杜仲丸，晚食前服胡連丸。

胡連丸：胡黃連、條芩各 120g（沉水者），白朮（土炒）、蓮肉（去心）各 60g，砂仁（微炒），炙甘草 30g。共為末，山藥 150g 作糊為丸，如綠豆大，米飲下 50 丸。

黑白安胎湯：熟地 30g，白朮 15g（土炒）。水煎服。

固腎安胎飲：黨參、白朮各 15g，杜仲 9g（炒），川斷 9g，益智仁、艾葉各 6g，阿膠 9g（烊化），菟絲子 15g，補骨脂 6g。水煎服。

五、外傷胎動不安

【主證】胎動不安，腰酸下墜，精神倦怠，四肢無力，脈滑無力。

【治法】宜安胎，調補氣血。

【方藥】

聖癒湯：人參、黃耆、熟地、白芍各 9g，川芎 6g，當歸 15g。水煎服。原方可加川斷、杜仲、菟絲子、桑寄生固腎安胎。

小膠艾湯：阿膠珠 9g，艾葉 6g（醋炒），當歸 9g（酒炒），川芎 6g，白芍 9g（酒炒），熟地 12g（酒洗），黃耆 9g，炙甘草 5g，生薑 3 片，大棗 1 個。水煎，空心服。

六、誤服毒藥胎動不安

【主證】胎動不安，有時下墜，陰道失血，心煩不安，舌質暗，脈滑數。

【治法】宜安胎解毒。

【方藥】

三物解毒湯：甘草、黑豆各 15g，淡竹葉 12g。水煎服。

白扁豆散：白扁豆子，多少不限，為細末，米飲調服，每次服 5g，神效，或濃煎服也可。

✳ 第四節　胎漏證治

女性妊娠以後，陰道少量下血，或時下時止，淋瀝不斷，稱為「胎漏下血」。有的女性平素體格健壯，受孕後，月經仍按週期而至，量少，飲食如常，而胎不動者，俗稱「貓懷」，醫書上稱為「激經」，一般到妊娠四五個月以後，下血自止。還有的女性血從尿道排出，不是從陰道而來，排尿時偶有漏血，無淋瀝不止現象。對胎漏下血，應臨床詳審，治各有別。

產生胎漏下血的主要原因：一是氣虛不能提攝所致；二是血熱，迫血妄行；三是腎虛，胎元不固。總之，胎漏下血是引起墮胎小產的早期症狀，必須及時治療。

一、氣虛胎漏下血

【主證】妊娠初期，陰道不時下血，色淡如黃豆汁，舌質淡白，苔薄白，脈象沉弱，或虛大。

【治法】宜補氣攝血，安胎。

【方藥】

補中安胎湯：人參、黃蓍、炒白朮各 10g，茯苓、陳皮各 9g，柴胡、升麻、當歸各 5g，山藥、山萸各 15g，炙甘草 3g。水煎服。

加味補中安胎飲：人參、紫蘇、陳皮、砂仁、炙草各 10g，白朮（土炒）、當歸（酒洗）各 9g，川芎、黃芩各 6g。水煎服。

芩連四物湯：當歸、熟地、人參、黃芩（酒炒）各 9g，川芎、砂仁、阿膠（烊化）各 6g，白芍 9g（酒炒），

艾葉（炒）、川連（酒炒）各 5g。水煎服。

二、血熱胎漏下血

【主證】妊娠初期，胎漏下血，色鮮紅，心煩不寐，口乾咽燥，小便黃赤，舌質紅，苔黃，脈細滑數。

【治法】宜清熱止血，安胎。

【方藥】

黃芩安胎湯：黃芩 12g，白朮、當歸、阿膠（烊化）、黑地榆各 9g，甘草 5g，升麻 3g，大生地、菟絲子（炒）各 15g，黑芥穗 6g。水煎服。

加減逍遙散：當歸、白芍、柴胡、茯苓、白朮、麥冬、黃芩、黑梔子各 9g，甘草 6g。水煎服。

加味膠艾湯：當歸、白芍、熟地、白朮（土炒）、阿膠（烊化）各 9g，香附 15g，黃芩 12g，川芎、艾葉（炒）各 6g，砂仁 3g。水煎服。玉門痛加川連，熱甚去艾葉、砂仁，加大生地。

枳殼湯：白朮、黃芩各 30g，枳殼 6g（麩炒）。水煎服。

加味四物湯：川芎、當歸、阿膠（烊化）、知母（酒炒）、白芍（酒炒）、生地、黑地榆各 9g，甘草 6g，水煎服。

胎漏驗方：地榆（醋炒）、當歸各 15g，川芎 6g，砂仁 9g，炙甘草、人參各 5g。水煎服。

三、腎虛胎漏下血

【主證】妊娠初期，陰道不時下血，頭暈耳鳴，腿困而沉，舌質紅光無苔，脈沉弱。

【治法】宜固腎止漏，安胎。

【方藥】

固腎健脾湯：人參、白朮各 15g，當歸、棗仁（炒）、山藥各 9g，山萸、巴戟天各 6g，桑寄生 15g。水煎服。

✳ 第五節　墮胎小產證治

女性妊娠三月以內而流產的稱為「墮胎」，三月以外，胎兒成形而流產，稱為「小產」或「半產」。

墮胎小產的發生，是「胎動不安」「胎漏下血」的繼續。病因、證治可參閱前兩節即可，不再重談。如已小產，當按產後病治療。但因臨床上墮胎小產以後，多有下血不止和血凝不出兩種病證較為突出，故列驗方備用。

一、氣虛失血證

【主證】墮胎小產下血下止，面色蒼白，四肢無力，精神倦怠，舌質淡，苔薄白，脈微弱。

【治法】宜補氣益血，止血固脫。

【方藥】

人參黃耆湯：人參、白朮（土炒）、黃耆（炙）、當歸、白芍各 9g，艾葉（醋炒）、阿膠（烊化）各 15g。水煎服。

寄生湯：桑寄生 30g，當歸 15g，升麻 6g，山藥、黨參、故紙、山萸各 9g。水煎服。

二、血瘀證

【主證】墮胎小產以後，惡露少，少腹疼痛拒按，脈象沉實而澀。

【治法】宜溫經活血，生新逐瘀。

【方藥】

芎歸澤蘭湯：當歸 30g，川芎 21g，澤蘭葉、桃仁（炒）、元胡（醋炒）、香附（醋炒）各 9g，紅花、五靈脂、蒲黃各 6g。水煎服。

✳ 第六節　滑胎證治

滑胎是指小產以後，下次受孕如期血墮者。西醫稱滑胎為「習慣性流產」。滑胎的治療方法大體與胎動不安、胎漏下血相同。本節介紹的內容主要是指屢經小產，想逐月吃藥進行保胎，而能達到足月正產者。把常用的逐月養胎方附後，以供參考。

固腎安胎湯：菟絲子 15~30g，白朮 15g（土炒），甘草 6g，黃芩、當歸各 15g。水煎服。上方是養胎主方，如果孕期沒有其他疾病，可以常服。服法可以每月服藥 3 劑。滑胎次數多者，可以服藥 5 劑，也可每隔 5 天服藥 1 劑，也可以 1 星期吃 1 劑，經常服。

妊娠期，各月病情多有不同，治療也就有別。下列各方可以按月選用，靈活對證化裁，不可拘泥。

陳皮半夏湯：妊娠 2 個月，血聚下而養胎，衝脈之氣上逆犯胃，多有噁心嘔吐，飲食少進之症狀，可以選用此方。

陳皮、茯苓、半夏、黃芩（酒炒）各 9g，枳殼 6g（麩炒），紫蘇 4.5g，炙甘草 3g，生薑 3 片。水煎服。

半夏反胎，古書已詳，我們治惡阻證多用此藥，未見

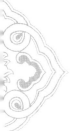

不良反應。曾見有妊娠 5 個月以上患者兩例，服半夏而小產，試想半夏對 5 個月以後妊娠患者用時要慎，香油或生薑汁炒半夏可以減少其反胎的副作用。

黃連固胎湯：妊娠 3 個月服。妊娠 3 個月，多數心經火盛，連服 3 劑，可以清心火而固胎。

白朮（土炒）、黃芩各 15g，甘草、黑梔子、川黃連（炒）各 6g，當歸、柴胡各 9g。水煎服。

安胎和氣湯：治妊娠 4 個月，自覺倦臥不安，或口苦頭痛，腳弱及喘急等症狀，只服安胎和氣湯 3 劑。

焦白朮 15g，鹽陳皮 6g，鹽香附、茯苓、白芍、酒黃芩各 9g，川芎 6g，炙甘草 5g，當歸 15g。水煎服。

養胎飲：妊娠 5 個月服。自覺胎長腹重，睡臥不安。

當歸 15g（酒洗），白芍 12g（酒洗），澤瀉 6g（鹽水炒），白朮 15g（土炒），黃芩 9g（酒炒），枳殼 6g（麩炒），川芎 6g，炙甘草 3g。水煎服。

紫朮安胎飲：治妊娠 6 個月，自覺胎上逼心，兩脅不舒，胎動不安等證。

當歸、白朮（土炒）各 15g，黃芩 12g，甘草 6g，砂仁 5g，紫蘇 9g，陳皮 6g，香附 9g（醋炒），枳殼 6g（麩炒）。水煎服。

清胎萬全飲：妊娠 7 個月服。治覺腹大重。

阿膠珠、白芍（酒炒）、黃芩（酒炒）、川芎、荊芥（炒）各 6g，續斷（酒炒）、當歸（酒洗）、茯苓各 9g，炙甘草 5g。水煎服。

和胎調氣飲：治妊娠 8 個月，自覺胎氣喘腫，不問有

無外感。

陳皮、黃芩（酒炒）、茯苓（土炒）、白朮（土炒）、香附各 9g，枳殼 6g（麩炒），炙甘草 3g，紫蘇 6g。水煎服。

順胎飲：治妊娠 9 個月，雖無他證，亦宜順氣和中安胃，便無難產之憂。

當歸 15g，白朮 9g（土炒），黃芩 6g（酒炒），滑石、紫蘇、白芍、大腹皮各 6g。水煎服。

保產芎歸湯：治臨產血虛，心悸不安，宜服此湯。

當歸 30g，川芎 21g，茯神、遠志各 9g。炒黑豆水煎服。

逐月養胎選方，多以清熱養血，理氣安胎為主。如患者氣血雙虛，可用泰山磐石散和師傳保胎驗方。

泰山磐石散：人參、黃蓍、當歸、續斷、黃芩、熟地、白芍、白朮、糯米各 9g，川芎、炙甘草、砂仁各 6g。有孕後，每隔三五日進一服，至四月後可保無虞。有熱者，倍黃芩，減砂仁；胃弱者，重用砂仁，少加黃芩。

師傳保胎驗方：生黃蓍 30g，大人參、香附（醋炒）、川斷、杜仲（炒）、黃芩、白芍、桑寄生、當歸各 9g，山藥、白朮（土炒）各 15g，甘草 6g，菟絲子 10g。水煎服。

✹ 第七節　子煩證治

女性妊娠期中，煩躁不安，心驚膽怯，鬱悶不樂，稱為「子煩」。

產生本病主要是火熱乘心，神志不寧，原因：一是熱

痰相搏，上擾心肺，痰滯而成；二是七情不暢，肝鬱氣滯，木火上逆，損心及肺而致；三是血熱，孕後血聚下養胎，陰血不足，心火偏亢，神志不安，煩躁胸悶。

治法以清熱養陰為主，如挾痰滯，以蠲飲除痰為先。

一、痰滯子煩

【主證】心驚膽怯，煩悶不安，胸脘痞悶，時嘔痰涎，頭重，眩暈，口中淡膩，舌質淡紅或鮮紅，苔白黃而膩，脈象滑。

【治法】宜蠲飲除痰。

【方藥】

溫膽湯：半夏、橘紅、茯苓各 9g，炙甘草、竹茹、枳實（炒）各 6g，生薑 3 片，大棗 2 個。水煎服。

加味六君子湯：人參、陳皮、甘草、紫蘇、山梔子各 6g，白朮、半夏（生薑汁炒）、茯苓各 9g。水煎服。

竹茹湯：青竹茹 30g，以水 500g，煮取 200g，徐徐服盡為度。

竹葉湯：白茯苓、麥冬、黃芩各 15g，防風、竹葉各 6g。水煎服。

二、氣鬱子煩

【主證】妊娠數月，心煩不安，精神抑鬱，脘腹脹悶，或兩脅脹痛，飲食減少，舌質紅，苔薄白，脈弦。

【治法】理氣解鬱，清熱除煩。

【方藥】

加減逍遙散：白芍、柴胡、茯苓、白朮、甘草、麥冬、淡豆豉、黃芩各 9g，焦梔子 6g。水煎服。

越菊丸：香附、蒼朮、川芎、山梔、神麴各等份。共為細末，滴水為丸，食前服。或加陳皮、砂仁，水煎服。

三、血熱子煩

【主證】心中懊惱煩躁，坐臥不安，五心煩熱，口苦咽乾，渴欲飲冷，小便黃少，舌質紅，苔薄黃而乾，脈象細數而滑。

【治法】宜養血清熱，安神除煩。

【方藥】

人參麥冬散：人參 6g，麥冬、黃芩、知母、生地各 9g，炙草 5g，竹茹 1 團。水煎服。

加味竹葉湯：人參、竹葉各 6g，黃芩、茯苓、麥冬、粳米各 9g。水煎服。

當歸飲：當歸 15g（酒洗），川芎、阿膠珠、豆豉、桑寄生各 9g，蔥白 2 根。水煎服。

犀角散：水牛角 20g，地骨皮、條芩、麥冬、雲苓各 6g，甘草 3g，竹瀝 15g。水煎服。

養血除煩湯：當歸 15g，茯神、棗仁（炒）各 9g，黃連 6g（酒炒）。水煎服。

四物除煩飲：當歸、生地、白芍、麥冬各 9g，川芎、遠志、川朴、蓮肉、葛根各 6g，黃芩 9g（酒炒），橘紅 5g。水煎服。

✳ 第八節　子懸證治

女性妊娠五六月間，胸腹脹滿，甚則喘急疼痛，煩躁不安，胎上逼心，稱為「子懸」。

產生子懸的病因：

一是胎熱氣逆，腎水虧損，水不濟火而致；

二是水不涵木，肝盛乘脾，虛受寒氣侵襲所致。

治法宜解鬱下氣治其標，滋陰養血固其本，並以寒、熱辨證為主。

一、寒證子懸

【主證】妊娠胸腹脹滿，脅痛不安，精神鬱悶，體倦畏寒，呼吸氣短，脈弦滑，尺脈沉微。

【治法】宜調理氣機，柔肝實脾。

【方藥】

紫蘇和氣飲：紫蘇、大腹皮、白芍各 9g，人參、甘草各 3g，川芎、陳皮各 6g，當歸 15g，生薑 5 片，大蔥白 5 吋。水煎服。

有熱者加黃芩、竹茹；心煩加羚羊角；食積加神麴、山楂；腹痛加香附、木香；咳嗽加枳殼、桑皮；嘔吐加砂仁、白蔻；泄瀉加白朮、茯苓；感冒加羌活、防風；氣惱加香附、烏藥；怔忡不寐加棗仁、柏子仁；心神不安加茯神、遠志。

當歸紫蘇湯：當歸、紫蘇各 15g，人參、烏藥各 6g，生薑 5 片，蔥白 7 根。水煎服。

降懸飲：當歸 15g，川芎 5g，紫蘇 9g，大腹皮、陳皮、川朴、枳殼（麩炒）各 6g，香附 9g，生薑 3 片，木香 3g，蔥白 7 吋。水煎服。

二、熱證子懸

【主證】妊娠胸悶腹脹，呼吸急促，兩脅疼痛，內熱

口乾，心煩寐少，顴赤潮熱，小便不利，苔黃，脈弦數。

【治法】宜清熱平肝，理氣和脾。

【方藥】

理肝開鬱湯：青皮 6g（醋炒），柴胡 9g，木香 6g（杵），黑梔子 6g，黃芩 9g，莪朮 5g（醋炒），白茯苓、滑石、當歸、白芍各 9g，枳殼 6g（麩炒），甘草 3g。水煎服。如若孕小便自利，素體虛弱，去莪朮、滑石。

枳殼湯：枳殼 90g（麩炒），黃芩 60g。共為粗末，每用藥末 15g，水煎服。如腹滿身體沉重加白朮 30g。

加味小柴胡湯：柴胡、黃芩、人參、半夏（薑汁炒）、茯苓各 9g，甘草、山梔、枳殼（麩炒）各 6g，生薑 3 片，大棗 2 個。水煎服。

加味四君子湯：人參、白朮、茯苓、柴胡各 9g，甘草、山梔子、枳殼（麩炒）各 6g。水煎服。

✳ 第九節　子癇證治

女性妊娠六七月以後，或正值分娩之時，出現全身痙攣，角弓反張，手足抽搐，目睛直視，牙關緊閉，神識錯迷，口吐白沫，呶呶不語，稱為「子癇」。子癇一證是胎前大病，病輕者，出現以後一會自醒，如同常人一般。病重者，次數頻繁，甚至死亡。

本病發生原因：

一是血虛：孕婦素體血虛，妊娠血聚營養胎元，陰血愈虧，虛火愈熾，陰虛陽亢，血不養筋所致；

二是肝熱：肝主藏血，血虛生熱，熱極生風，正如

《素問》所說「諸風掉眩，皆屬於肝」；

三是痰滯：多因孕婦體內熱，挾痰上擾所致。

子癇一證，腦力勞動者、少活動者得之較多，體力勞動得之較少。疾病未發生之前，常常出現頭暈目眩，下肢浮腫等症狀，此時即應注意防治。如孕足月，分娩時出現子癇證，當用平時催生之劑，產下即癒。偶有產後癇證者，應大補氣血為先。

一、血虛子癇

【主證】發作前頭暈目眩，常有視黑為白，或視白為黑的錯覺，有時頭痛，心悸氣短，面色蒼白無華，大便秘結，下肢浮腫，病時卒然倒仆，口吐白沫，不省人事，手足抽搐，舌質紅或絳，脈細弦。

【治法】宜養血息風，潛陽鎮逆。

【方藥】

定癇如意湯：當歸 15g，白芍 12g，柴胡、茯苓、白朮、鉤藤各 9g，甘草、薄荷各 5g，羌活 6g，棗仁 15g，羚羊角 3g，黑梔子 6g。水煎服。

鉤藤湯：鉤藤、當歸各 15g，茯神、桔梗各 9g，人參、桑寄生各 6g。水煎服。血虛證，去人參、桔梗，加沙參、麥冬、阿膠珠、乾地黃、牡蠣、龍齒；如痰重，加貝母、竹茹；肝風甚者，加白芍、羚羊角、菊花。

羌活酒：羌活 15g（去蘆），防風 30g（去蘆），黑豆 50g（去皮）。前二味，咀，好酒 2500g，浸一宿，每服用黑豆 50g，炒令熱投入藥酒一大盞，候沸即止，去滓分溫服灌之。

養血定癇湯：當歸 15g，川芎 9g，酒芍 12g，茯神 9g，膽星 6g，天麻、陳皮、川朴、殭蠶各 6g，全蟲 5g，甘草 3g，生薑 5 片。水煎服。

二、肝熱子癇

【主證】發作前頭痛面赤，眼目昏花，情急善怒，發病突然，昏迷不省人事不知，四肢抽搐，口吐白沫，目赤唇紅，舌紅，苔黃，脈弦數有力。

【治法】宜清肝瀉熱，鎮痙祛風。

【方藥】

羚羊鉤藤湯：羚羊角 3g，霜桑葉、川貝、菊花、生甘草、淡竹茹各 6g，茯神木 9g，生白芍 15g，鉤藤 12g，鮮生地 15g。水煎服。

羚羊角散：羚羊角 2g，獨活、防風、木香、川芎各 6g，杏仁 9g（炒），薏苡仁 9g，棗仁（炒）、茯苓各 15g，甘草 5g，當歸 9g，生薑 3 片。水煎服。羚羊角散治療子癇證是用之有效的方劑，臨證可以靈活加減：風熱重，加鉤藤、天麻、殭蠶、黃芩、梔子等藥；風痰重者，酌加南星、半夏、天竺黃、竹瀝等藥。

三、痰滯子癇

【主證】孕婦素體肥胖，頭痛昏悶，嘔吐痰涎，喉間痰喘而鳴，舌質淡白，苔薄白滑膩，有熱者多黃膩，脈浮滑。

【治法】宜滌痰祛風。

【方藥】

加味二陳湯：橘皮 6g，法半夏 9g，茯苓 12g，甘草

6g，竹瀝 15g，生薑汁 1 盅。水煎服。

清熱祛痰湯：當歸 9g，川芎、川羌、黃芩、天竺黃
（炒）、羚羊角各 6g，石菖蒲、膽星各 5g，生薑 5 片。水
煎服。

✳ 第十節　子鳴證治

女性妊娠七八個月，胎兒在母腹內鳴鳴似語，或啼啼
似哭，稱為「子鳴」。

臨床雖不多見，但偶然有之。本病多因妊母氣血大
虛，子不夠食所致。

【主證】妊娠腹內忽然兒啼似腸鳴，並自覺腰間有隱
隱作痛的現象，舌質淡白，苔薄黃，脈虛弱。

【治法】宜安胎，補養氣血為先。

【方藥】

養胎止鳴飲：人參、白朮（土炒）、黃蓍、當歸、白
芍、熟地各 9g，菟絲子 15g（炒），黃芩 6g（酒炒）。水
煎服。如煩躁有熱加黑梔子、胡黃連。

✳ 第十一節　子瘖證治

女性妊娠八九個月，出現的聲音嘶啞，語言低微，甚
則語不出聲的症狀，稱為「子瘖」。

本病原因主要是腎虛，妊娠九月，腎經養胎，因胎兒
增大，食需增多，故腎越虛，腎虛胎大，胞脈受阻，腎脈
不通，不能上榮舌本。其他也有氣實、火盛證。

總之，此證比較少見，如無其他兼證，也可不藥而順

其自然，產後則胞絡通而音聲自復。

一、腎虛子瘖

【主證】妊娠八九個月，言語低微，聲音嘶啞，甚則語不出聲，咽喉乾燥，有時顴紅，頭暈耳鳴，掌心灼熱，心悸而煩，大便乾燥，小便頻數或淋瀝，舌質紅有裂紋，苔花剝，脈細數。

【治法】宜滋腎益陰。

【方藥】

加味地黃湯：熟地 15g，山藥、山萸、茯苓、澤瀉、丹皮、麥冬、沙參各 9g。水煎服。

加味補腎煎：甘杞子、當歸、熟地、沙參各 15g，山萸肉、茯苓、杜仲（炒）、六神麴（炒）各 9g，菟絲子（炒）、白芍（酒炒）各 12g，陳皮 5g。水煎服。

二、氣實子瘖

【主證】妊娠九月，聲音重濁低微，或不能出聲，面色如常，素體壯實，舌苔薄膩，脈弦滑。

【治法】宜理氣開竅。

【方藥】

安胎撻氣散：杏仁、菖蒲、桔梗、甘草各 6g，枳實（麩炒）、元參各 9g。水煎服。

四、火盛子瘖

【主證】妊娠九月，聲音嘶啞，面紅耳赤，口乾燥渴，心煩內熱，夜寐不安，大便秘結，小便紅赤，舌質紅，苔黃膩，脈滑數。

【治法】宜養陰清火。

【方藥】

玉燭散：生地 15g，當歸 9g，川芎、大黃、元明粉、枳實、川朴各 6g，白芍 9g。水煎服。

✳ 第十二節　子腫證治

女性妊娠三至七月之間，身體出現的腫脹，稱為「子腫」。古代婦科有「子腫」「子氣」「子滿」「脆腳」「皺腳」等名稱。

《醫宗金鑑》指出：「自膝至足腫，小水長者，名曰子氣。頭目遍身浮腫，小水短少者，名曰子腫。遍身俱腫，腹脹而喘，在六七月者，名曰子滿。但兩腳腫而膚厚者屬濕，名曰皺腳。皮薄者屬水，名曰脆腳。」

古代前賢分門詳盡，但究其病因，則屬同類病證，故統稱為子腫。

產生本病的主要病因：

一是脾虛：不能制水，因而水濕停聚，流於四末則肢腫，陰遏氣化則腹脹；

二是氣虛：中氣下陷，不能升清降濁，而蒸化失常，水邪流注全身而腫脹；

三是腎虛：如《沈氏女科輯要證》說：「妊娠發腫，良由真陰凝聚以養胎元，腎家陽氣不有敷布，則水道泛溢莫制」；

四是氣滯：七情鬱結，氣機不暢，氣滯妨礙氣機之升降，使水瀦留而腫脹。

治法以健脾滲濕、順氣安胎為主。水腫證，皮薄色白

而光亮，按之凹陷，即時不易復原。氣腫證，皮厚而色不
變，隨按隨起。

一、脾虛子腫

【主證】妊娠數月，面目四肢或全身腫脹，面色萎
黃，精神倦怠，四肢不溫，氣短懶言，減食便溏，舌質淡
嫩，苔薄白，脈緩滑無力。

【治法】宜健脾行水。

【方藥】

白朮散：白朮 15g（蜜炙），茯苓皮、陳皮、大腹皮
各 9g，生薑皮 3g。水煎服。本方去白朮，加桑皮，名叫
五皮散。

香砂胃苓湯：蒼朮（炒）、澤瀉、車前子、茯苓、香
附（醋炒）各 9g，厚朴、陳皮、桂枝、豬苓各 6g，白朮
15g，砂仁 5g，炙甘草 3g。水煎服。

防己湯：防己、赤茯苓、桑皮、紫蘇各 9g，木香
5g。水煎服。

茯苓導水湯：茯苓 9g，檳榔、豬苓、砂仁、陳皮、
澤瀉、木瓜、大腹皮、桑皮、蘇梗各 6g，木香 5g，白朮
15g。水煎服。

脹甚加枳殼以破結，腿腳腫者加防己以利下濕，喘加
苦葶藶以瀉上水，加減平正有法，臨床有驗。

如胎中挾水，水與血相搏而成胎水證，宜用千金鯉魚
湯或烏雞鯉魚湯。

千金鯉魚湯：鯉魚 1 尾，白朮 15g，當歸、茯苓各
9g，生薑 3g。先以鯉魚 1 尾，去鱗腸，加水煮熟，去渣

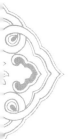
武當道醫婦科臨症靈方妙法

取汁，用汁煎藥，食前空肚服。

烏雞鯉魚湯：鯉魚 1 尾，公烏雞一隻。先把鯉魚去鱗腸，再把烏雞去腸毛，砂鍋內同煮，煮熟時淡吃，忌鹽，特效。

二、氣虛子腫

【主證】妊娠數月，下肢浮腫，或全身腫脹，中氣虛弱，不思飲食，口淡無味，倦怠懶言，舌質淡白，苔薄白潤，脈虛弱。

【治法】宜益氣健中。

【方藥】

加減補中益氣湯：人參 15g，黃耆 9g，柴胡、甘草各 3g，當歸 9g（酒洗），白朮 15g（土炒），茯苓 30g，升麻、陳皮各 6g。水煎服。

三、腎虛子腫

【主證】妊娠數月，面浮肢腫，心悸氣短，下肢逆冷，腰痛酸困，舌質淡白胖嫩，多有齒印，苔白滑，脈象沉遲。

【治法】溫陽化水。

【方藥】

金匱腎氣丸：生地、山萸、山藥、丹皮、茯苓各 60g，澤瀉 30g，肉桂、附子各 15g。製蜜丸，每次服 6g，每日 3 次。

真武湯：茯苓、白芍、白朮、生薑各 9g，附子 3g。水煎服。方內附子辛溫大毒，有礙胎氣，如非肢冷厥逆者，不宜用，也可以桂枝代之。

四、氣滯子腫

【主證】妊娠三四月後，從足到腿，自下而上腫脹，膚色不變，腫後行步艱難，甚則腳趾流黃水，精神抑鬱，頭暈脹痛，胸悶脅肋，舌質暗紅，舌苔白厚膩，脈弦滑。

【治法】宜理氣行滯。

【方藥】

天仙藤散：天仙藤 9g（洗，略炒），香附（醋炒）、陳皮各 6g，甘草 5g，烏藥、木瓜各 9g，紫蘇 6g，生薑 3 片。水煎服。

理氣消腫湯：防風、甘草各 3g，當歸 9g，黃芩 6g，桑皮 9g，大腹皮 5g，白茯苓 9g，陳皮 9g，枳殼 6g。水煎服。

茯苓湯：當歸、白芍（酒炒）、熟地、白朮（土炒）各 9g，川芎、澤瀉、麥冬各 6g，茯苓 15g，條芩 5g，甘草 3g，梔子（炒）、厚朴（薑汁炒）各 5g。水煎服。

❊ 第十三節　子嗽證治

子嗽是指女性妊娠期中，咳嗽頻數，甚則五心煩熱，胎動不安的症狀。

本病原因：

一是肺虛：妊婦蓄血聚下養胎，不能上承，水虧火盛，虛火上炎，肺燥而咳；

二是外感風寒，多因孕婦起居不慎而致。

咳嗽傷氣，必須及時治療，如子嗽久治不癒，可以發展成為「抱兒癆」，對大人身體健康很有妨害。

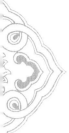

在治療上，肺虛證宜潤肺止嗽為主，外感風寒證宜安胎止嗽，發散風寒為主。滑利、降氣之藥，必須慎用，以防滑利動胎導致小產。

一、肺虛咳嗽

【主證】妊娠咳嗽，乾咳無痰，不治難以及時自癒，咳嗽日久，有時帶血，咽乾口燥，兩顴發紅，午後發熱，甚則頭暈，舌質紅，苔薄黃而乾，脈虛細而數。

【治法】宜養陰潤肺，止咳安胎。

【方藥】

百合固金湯：生地、麥冬、貝母、當歸各 9g，熟地、百合各 15g，白芍（酒炒）、生甘草、元參、桔梗各 6g。水煎食遠服。

冬花冰糖飲：紫菀（炒）、天冬、杏仁（炒）、桑皮（炙）、川貝各 9g，甘草 5g，防風、竹茹各 3g，冰糖 30g，冬花 15g，水煎服。

當歸涼血湯：當歸 9g，生地、熟地、麥冬、知母、天冬各 6g，阿膠、丹皮、側柏葉、黃連、紫菀各 5g，白茅根 10g。水煎服。

加減四物湯：當歸 9g，川芎、白芍（酒炒）、麥冬、百草霜各 6g，黃芩、枇杷葉（炙）、知母（酒炒）、杏仁各 5g，甘草 3g，生薑 3 片，大棗 1 個。水煎服。

二、外感風寒咳嗽

【主證】咳嗽吐痰，頭痛，憎寒發熱，無汗，大便燥結，小便發黃，舌質紅，苔薄白，脈象浮緊而滑。

【治法】宜安胎止嗽，宣肺理氣。

【方藥】

寧肺止嗽散：麥冬、荊芥、前胡、杏仁（炒）、知母各 9g，桔梗、紫蘇、橘紅、桑皮（炙）各 6g，甘草 9g。水煎服。

有痰加竹瀝、薑汁；火嗽加黃芩；虛嗽加紫菀、款冬花；寒甚加麻黃；虛損加黨參、熟地；嗽而心胸不舒，加貝母、百合、紫菀；若嗽不止，胎動不安加白朮、黃芩。

桔梗散：天冬、赤伏苓各 9g，桑白皮、桔梗、紫蘇各 15g，麻黃（去節）、貝母、人參、甘草（炙）各 3g，生薑 3 片。水煎服。

✴ 第十四節　子淋證治

女性妊娠數月，小便頻數而少，點滴而下，兼有疼痛的症狀，稱為「子淋」。

本病產生主要是腎和膀胱有熱。其病因：

一是虛熱：孕母素體陰虛，陰虧腎水不足，命門火旺，胎移熱於膀胱所致；

二是實熱：多因孕母陰血下聚養胎，陰不上承，心火偏亢，移熱於小腸，小腸為火臟，二火交熾，傳膀胱，燥傷津傷，故因小便淋瀝而痛；

三是氣虛：不能上載其胎，下壓膀胱，氣虛又不能制約其水，則小便淋瀝不盡。

本病治以清潤為主，不同於一般淋證治法，如通利太過，可導致傷胎小產。

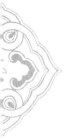
武當道醫婦科臨症靈方妙法

一、虛熱子淋

【主證】小便頻數不利，或有澀痛，尿色淡黃，頭重眩暈，兩顴發紅，氣短心煩，睡眠不安，舌質紅，苔薄黃而乾，脈細數而滑。

【治法】宜養陰潤燥，通淋安胎。

【方藥】

加減地黃湯：熟地 24g，山藥、茯苓、澤瀉、麥冬、車前草各 9g，丹皮 6g，五味子 5g。水煎服。

加味四物湯：當歸、生地、白芍、知母、麥冬、元參各 9g，川芎、黃柏、五味子各 6g。水煎服。

子淋湯：生地、黃芩、山梔仁各 9g，阿膠（烊化）、木通各 6g，甘草梢 5g。水煎服。

當歸通淋湯：當歸、赤苓、麥冬各 9g，木通、川芎、赤芍、川連（酒炒）各 6g，甘草 5g，燈心草 4g，竹葉 6g。水煎服。

二、實熱子淋

【主證】小便黃赤，艱澀不利，解時淋瀝刺痛，面色潮紅，心煩躁急，口苦而乾，或口瘡口糜，大便秘結，舌質紅，苔黃厚而燥，脈滑數有力。

【治法】宜清熱瀉火，通淋安胎。

【方藥】

導赤散：生地黃、木通、生甘草梢各等份（一方不用甘草，用黃芩；一方多燈芯）。為末，每服 9g，水一盞，入竹葉同煎至一半，食後溫服。近代用法，作湯劑，水煎服。熱甚者，加黃芩、黑梔子以瀉火；渴甚者，加麥冬、

花粉以生津液。

加味五淋散：當歸、黑山梔、赤茯苓、車前子各 9g，白芍、黃芩、澤瀉、滑石、木通各 6g，甘草梢 5g，生地 15g。水煎服。

赤苓葵子湯：赤茯苓 9g，黃柏 6g（酒炒），滑石粉、黑梔子、當歸各 6g，冬葵子 6g（腫脹忌用），川芎 5g，燈心草、竹葉各 1.5g。水煎服。

三、氣虛子淋

【主證】妊娠數月，小便頻數，淋瀝澀痛，尿色淡黃，欲解不能制約，尿量不減，面色蒼白，心悸氣短，舌質淡，苔薄白，脈虛緩。

【治法】宜補氣通淋。

【方藥】

加減安榮散：人參 6g，當歸 9g（酒洗），麥冬 15g，白朮 6g（土炒），通草 5g，甘草 3g，燈芯 10 條。水煎服。

益氣止淋湯：人參 6g，黃耆 15g，白朮、茯苓、麥冬各 9g。水煎服。不應時加益智仁、升麻、甘草梢。

✳ 第十五節　胞阻證治

胞阻是指女性妊娠期間，胸腹或小腹部發生疼痛的症狀。前人認為腹痛之因是胞脈阻滯，故而名為「胞阻」。

本病產生多因氣血運行不暢。導致氣血運行不暢的原因：一是虛寒：孕婦陽氣素虛，孕後胎繫於腎，腎陽越虛，腎陰越盛，導致子臟虛寒，實則凝滯，故使小腹冷

痛；二是血虛：血少而氣不行，胞脈阻滯，產生腹痛；三是氣鬱：孕婦善怒，怒則傷肝，肝鬱氣滯，血不暢行，以致胞脈受阻而腹痛；四是損傷，多因抬高舉重損動胎元，腹痛不安。

一、虛寒胞阻

【主證】妊娠數月，少腹冷痛，或腹脹大，背微惡寒，時有發熱，食少，小便清，大便溏，舌質淡，苔薄白潤，脈沉遲無力。

【治法】宜溫經散寒，理氣安胎。

【方藥】

紫蘇飲：紫蘇、大腹皮、白芍各 9g，人參、甘草各 3g，川芎、陳皮各 6g，當歸 15g，生薑 4 片，蔥白 5 吋。水煎服，每日 1 劑。可加香附、砂仁、枳殼。

艾附暖宮湯：艾葉、香附（醋炒）、當歸各 9g，續斷、川芎、吳萸（醋炒）、白芍（酒炒）各 6g，黃蓍、熟地各 9g，官桂 15g。水煎，兌米醋一盅服之。

古今錄驗方：薤白 30g，當歸 12g，水 2 碗，煎成碗半，分 3 服。

二、血虛胞阻

【主證】妊娠小腹綿綿作痛，得按痛減，面色萎黃或浮腫，頭暈眼花，心跳氣短，口乾不欲多飲，舌質淡紅，苔薄黃或花剝，脈象虛細而滑。

【治法】宜養血理氣，止痛安胎。

【方藥】

千金方：生地黃 60g，取汁，酒 250g，合煎減半，頓

服癒。

膠艾四物湯：當歸、白芍、熟地、白朮各 9g，香附 9g（醋炒），黃芩 6g，砂仁 3g，川芎 6g，阿膠 6g（炒珠），粳米一撮，艾葉 6g（有熱者去之）。水煎服。

加味四物湯：當歸 15g，川芎 9g，白芍 10 g，熟地 12g，香附 9g（醋炒），枳殼 6g（麩炒），紫蘇、陳皮各 6g。水煎服。

養血安痛飲：當歸 15g，白芍、白朮、熟地、砂仁、香附各 9g，黃芩 6g。水煎服。

加味八珍湯：人參、川芎、紫蘇各 6g，白朮、茯苓、當歸、黃蓍、熟地、白芍、砂仁各 9g，炙甘草 3g。水煎服。

當歸芍藥湯：當歸、茯苓各 12g，杭白芍 21g，川芎、澤瀉各 6g，白朮 12g。水煎服。

三、氣鬱胞阻

【主證】胸腹脹痛，兩脅尤甚，煩躁易怒，頭痛寒熱，口苦頭暈，噯氣腸鳴，不思飲食，舌紅，苔白膩或微黃，脈弦。

【治法】宜調氣疏肝。

【方藥】

加味逍遙散：當歸 15g，白芍、柴胡、茯苓、紫蘇、陳皮、白朮（土炒）各 9g，甘草 6g，薄荷 5g，香附 9g（醋炒），枳殼 6g（麩炒）。水煎服。

舒肝止痛湯：柴胡、山梔子、黃芩各 6g，白芍、香附、當歸、白朮各 9g，枳殼 6g（麩炒），炙甘草 3g，生

薑 3 片。水煎服。

小柴胡湯：柴胡、半夏各 9g，人參、炙甘草各 3g，黃芩 6g，生薑 9g，大棗 4 個。水煎服。原方可以加青皮、山梔子各 6g。

縮砂飲：砂仁（炒）不拘多少。為末，酒服 6g，覺腹中熱，痛止胎安。

四、損傷胞阻

首先辨別病人體質強弱，參考胎漏下血和胎動不安的損傷治法。如病人氣虛損，突受外傷而腹痛不止者，當以八珍湯調補氣血；若因損傷而致胎傷，胎死腹痛者，可用佛手散行而逐之。

八珍湯：人參、白朮、茯苓、當歸、川芎、白芍、熟地各 9g，甘草 6g，生薑 3 片，大棗 2 個。水煎服。

佛手散：川芎 30g，當歸 90g。以上為細末，每服 3g，水一盞，酒少許，煎取半碗溫服。

✳ 第十六節　轉胞證治

女性妊娠七八月間，飲食如常，小便不通，少腹滿痛，心煩不寐，稱為「轉胞」。

本病多因胎氣下墜，壓迫膀胱所致。導致轉胞病因：

一是氣虛，氣不足不能上載其胎，以致胎重下墜，壓迫膀胱；

二是腎虛，腎陽虛損不能溫化膀胱之水，故溺不得出；

三是濕熱，久居濕地為外濕所侵，或喜食厚味，濕濁

內停，積久生熱，下注膀胱，濕熱鬱結，水道不通；

四是氣滯，七情所傷，氣滯鬱結，膀胱津液不利，故溺頻數點滴，甚則不通。

綜上所述，轉胞之證，可分為虛弱和濕熱兩大類型。一般治法是虛弱者宜補氣益血，升舉為主；濕熱氣滯者，宜清熱利濕，調氣行滯為主，也可配合外治法，取效更好。

一、氣虛轉胞

【主證】妊娠七八個月，小便不通，或頻而少，小腹脹急疼痛，心煩不寐，精神疲倦，頭重眩暈，大便不暢，舌質淡，苔薄白，脈沉滑而無力。

【治法】宜補中益氣，升陷舉胎。

【方藥】

舉胎四物湯：熟地、人參、當歸、白朮、白芍各9g，川芎、陳皮各6g，升麻5g。水煎服。

益氣導溺湯：黨參5g，白朮（土炒）9g，扁豆、烏藥各9g，茯苓15g，桂枝、通草、甜桔梗各6g，炙升麻3g。水煎服。

二、腎虛轉胞

【主證】小便頻數不暢，繼則不通，小腹脹滿，痛不能臥，四肢微有浮腫，腰腿痠軟，大便溏洩，舌淡苔薄，或無苔，脈覺滑無力。

【治法】宜溫腎化氣。

【方藥】

如有飲：阿膠（烊化）、白朮各15g，豬苓、澤瀉各9g，茯苓12g，桂枝3g。水煎服。

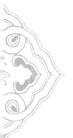

全生茯苓散：赤茯苓、血餘炭、冬葵子各等份。共為散，每次服 5g，日 3 服。小便利則癒，極效。

三、濕熱轉胞

【主證】妊娠小便短黃，甚則閉塞不通，小便脹痛，坐臥不安，心煩內熱，口苦便秘，或溏而不爽，舌質紅，苔黃膩，脈滑數。

【治法】宜清熱利濕。

【方藥】

三補丸：黃連 6g，黃芩、黃柏、滑石粉各 9g。水煎服。

安胎通溲湯：白朮、黃芩各 15g，豬苓、澤瀉各 6g，車前子 9g，甘草 3g。水煎服。

冬葵子散：冬葵子、山梔子（炒）、滑石（包）各 15g，木通 6g。水煎，空心服。

當歸貝母苦參丸：當歸、貝母、苦參各 120g。上 3 味為末，煉蜜丸，如小豆大，初次飲服 3 丸，加至 10 丸，每日 3 次。

四、氣滯轉胞

【主證】妊娠七八個月，突然小便不通，小腹脹急疼痛，心煩不寐，飲食正常，脈象沉弦。

【治法】宜調氣行滯。

【方藥】

分氣飲：陳皮、桔梗、蘇梗、半夏各 6g，茯苓、白朮、山梔子（炒）各 9g，甘草 5g，大腹皮 9g（黑豆水炒）。水煎服。

附單方：

（1）杏仁 7 個，去皮尖，麩子炒黃研末，白開水送下即癒。

（2）獨聖散：蔓荊子不拘多少，為末，每服 6g，食前濃煎，蔥白湯調下。

附：外治法

（1）外以冬葵子、滑石、梔子為末，田螺肉搗膏，或蔥汁調膏，貼臍中，立通。

（2）甘遂，選上好品 24g，研為細末，用飯糊捏和，敷貼臍下，又用甘草節 18g，煎湯頻服，小便立通，善能救人。

第十七節　妊娠大便秘結證治

女性妊娠，大便乾結，甚則四五日不大便，稱為「妊娠大便秘結」或「妊娠大便不通」。

產生此證，多因大腸燥熱，血虛津損，不能潤腸之故，應及早調治，否則容易小產。

治宜養血安胎，清燥通便為主。

【主證】妊娠大便乾結或不通，口渴煩躁，舌紅，苔黃，脈沉細而數。

【治法】宜養血清燥。

【方藥】

當歸潤腸湯：當歸、生地各 15g，熟地 12g，升麻3g，大黃 5g（酒炒），火麻仁 9g（炒研）。水煎服。

當歸麻仁湯：當歸 15g（酒洗），肉蓯蓉 10g，火麻

仁 9g（炒），枳殼 6g，生白朮、白芍各 6g（酒炒）。水煎服。

加味四物湯：熟地 15g，當歸 20g（蜜炙），白芍 9g（酒炒），肉蓯蓉 15g，川芎、黑梔子、黃芩各 6g，防風 5g，枳殼 9g（麩炒）。水煎服。

調導湯：當歸 30g（蜜炙），川芎 15g，防風 6g，菟絲子 15g，枳殼 9g（炒），炙甘草 9g，生薑 5 片，大棗 2 個。水煎服。

✳ 第十八節　妊娠痢疾證治

妊娠痢疾以腹痛、裏急後重、下痢赤白膿血為特徵，夏秋季節多見。本病產生多因孕婦不慎調攝，外受時邪之氣，內傷飲食生冷，損及脾胃與腸道所致，臨床以濕熱、寒濕兩種類型為多見。

治法必以安胎為先。《胎產心法》治妊娠痢疾有三禁三善五審之法，比較切合適用，摘錄如下：

三禁：

一禁滌盪腸胃，恐陽氣下陷，胎氣愈墜；二禁滲利膀胱，恐陰津脫亡，胎失榮養；三禁兜澀滯氣，恐濁氣愈滯，後重轉加。

三善：

一使胃氣有常，水穀輸運；二使腹滿腹痛後重漸除；三使濁氣開發，不致侵犯胎元。

五審：

一審：飲食之進與不進。夫痢乃腸胃受病，或痢勢雖

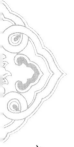

甚，飲食無妨者易治。故痢以噤口為最劇。在初起濁邪全盛之時，不足為慮，但要清理積滯，飲食自進矣。若七日以後尚不能食，脈反數盛，此必初時失於清之故，急需調氣理中，則積沫漸下，飲食漸進矣。或初時能食，至一旬一月後，反不能食，脈息不振，此必滌盪太過，胃氣受傷所致。亦有過用芩連檳朴苦寒破氣而致呃逆嘔逆者，胃氣大敗，最危之兆，惟峻與溫補，庶可挽回。若脈見數疾無倫，或翕翕虛人，或歇止不前，或弦細摶指者，皆胃氣告匱，百不一生矣。

二審：溲之通與不通。下痢清濁不分，若痢雖頻而水道順利者，胎必無虞。若月數將滿，胎壓尿胞。每多溲便頻數、轉胞脹悶之患，切禁利水傷津，急與開提自通，但須察其脈無過壯過硬之形，便宜補中益氣，稍加澤瀉、車前，以升清降濁，投之無不輒應。非特妊娠為然，即平人久痢，津液大傷，而溲不通者，亦宜此法治之。

三審：腹之痛與不痛。下痢腹痛，必然之理。然間有濁濕下趨而無鬱沸之火者，則不痛也。但此多見於肥白人之白痢，若血痢與瘦人多火者罕見也，治宜調氣運積，不用清火矣。原其腹痛有寒熱之分，痛有止歇，痛則奔迫下墜，至圊不及者，火也；痛自下而攻擊於上者火也；痛而脹滿不勝摩按，熱飲愈甚者火也、實也；痛無止歇，常時痛而無絞痛者寒也；痛自上而奔注於下者寒也；痛而不滿，時喜溫手摩按，飲熱漸緩，欲至圊而可忍須臾者虛也，寒也。大約初痢脹痛為熱為實，久痢痛為虛為寒。即初因火注切痛，痢久傷氣，亦必變為虛寒也。故久痢腹痛

之脈，無論大小遲數，但以按之漸漸小者，並屬虛寒，急需溫補，慎勿利氣。惟急痛脈實，久按不衰者，可稍用炮黑薑、黃連和之。

四審：後之重與不重。下痢後重濁氣壅滯也。夫開通壅滯，必以調氣為本，在妊娠尤為切要，調氣則後重自除，而胎息自安。便初痢後重首宜開發之滯，若久痢後重，又當升舉其陽，陽氣升則胃氣運，胃氣運則周身中外之氣皆調達，而無壅滯之患矣。故治孕婦之後重，無問胎之大小，但脈見有餘則宜調氣，脈見不足便與升提，雖血痢也宜陽藥，一切滋膩而藥總無干預，以氣有統血之功，則血無妄行之慮也。

五審：身之熱與不熱。下痢為裏氣受病，若見身熱表裏俱困，元神將何所恃而得祛邪之力哉？惟人迎之脈浮數，可先用和營透表之法分解其勢，然後徐徐清裏。若初痢不發熱，數日半月後發熱，脈來漸小或虛大少力者，此真陰內亡，虛陽發露於外，在乎人或可用辛溫峻補斂之，以歸其源，若妊娠則桂附又難輕用，惟借參、尤、薑、萸、膠、艾之屬，非大劑濃煎峻投，難望其轉日回天之績也。或有痢久衛虛，起居不慎，而感冒虛風發熱者，但當察其左手三部，必顯浮數之象，又需理中湯加桂枝合表裏而治之。以內氣久虛之邪，不得參尤助其中氣，則客邪不得解散也。又有病後瘧後，或本質虛羸之人，及秋冬天氣寒冷時下痢，加以胎孕扼腕，豈可與平人痢同日而語哉！

一、濕熱妊娠痢疾

【主證】妊娠患痢，裏急後重，腹痛，滯下赤白而不

爽，肛門灼熱，小便短少，或赤色如濃，或外感寒熱，苔薄膩或微黃，脈滑數。

【治法】宜化濕導滯。

【方藥】

當歸芍藥湯：當歸 15g，白芍 21g，茯苓、白朮、澤瀉、黃芩、黃連各 9g，甘草、檳榔、廣木香各 6g。水煎服。如白痢腹痛者，恐有寒，可以去川連，加炒乾薑 3g，黨參 15g；如係赤痢，原方可加黑地榆 9g，焦楂 12g。

歸芍香連湯：當歸 15g（酒洗），白芍 21g（酒炒），廣木香、川黃連、黃芩（土炒）各 9g，澤瀉、川朴、滑石、甘草、枳殼（麩炒）各 6g。水煎服。

葛根湯：葛根、白芍、焦楂、木香、黃芩各 9g，枳殼 6g（麩炒），神麴 9g（麩炒），陳皮、川連、柴胡各 6g。水煎服。

乾薑當歸散：黃連 5g，厚朴（製）、阿膠、當歸、乾薑各 18g，黃柏 5g。共為細末，空心米湯調服 5g，日三服。

三黃熟艾湯：黃連、黃芩、黃柏、熟艾各等量。共為粗末，每服 15g，水煎服。嘔加橘皮、生薑。

白頭翁加甘草阿膠湯：白頭翁、黃連（炒黑）、黃柏（炒黑）、秦皮、炙甘草各 3g，阿膠 9g。上 6 味，先煮前 5 味去滓，阿膠烊化，兌入湯中，溫分三服。

二、寒濕妊娠痢疾

【主證】下痢白多赤少，或下白凍白沫，胃脘脹悶，食少神倦，腹痛綿綿，舌淡，苔白膩，脈沉濡而緩。

【治法】宜溫中化濕。

【方藥】

神仙正氣湯：蒼朮 9g（炒），陳皮、木香、乾薑、砂仁各 6g，藿香、甘草各 5g，半夏 6g（薑汁炒），川連 6g（炒）。水煎服。

大寧散：黑豆 20 粒，甘草 8g（生炙各半），粟殼 6g（去頂，半生半炒）。共為粗末，作一服，加生薑 3 片，水煎食前服。

當歸芩朮湯：當歸、白朮各 15g，條芩 9g。水煎兌米湯為引。

附單方：

（1）荷葉蒂 7 個，燒枯存性，研末，酒調下即可。

（2）阿膠不拘多少，酒化服，日數次，有效。

✳ 第十九節　妊娠泄瀉證治

女性妊娠瀉，瀉是指糞便次數增多，糞便或如水液，或如溏便，或完穀不化，或腸鳴腹痛的症狀。

本病應與痢疾鑑別，泄瀉一證，糞便中不挾膿血，也無裏急後重感覺。

產生本病原因：

一是脾虛，婦人妊娠血養胎元，脾虛而食不健運，水穀難化而作瀉；

二是腎虛，胎賴腎養，腎氣即弱，命門火衰，不能上蒸脾土而致；

三是食積，宿食停滯，消化失常，影響腸胃正常運行；

四是濕盛，脾喜燥而惡濕，妊娠濕甚土衰而致泄瀉。

本病治法，應以調理脾胃，去濕安胎為主。

一、脾虛妊娠泄瀉

【主證】妊娠期間，大便時瀉時溏，甚則完穀不化，面色萎黃，四肢倦怠，胸腹脹滿，不思飲食，舌淡苔白，脈象緩弱。

【治法】宜溫運脾陽，安胎止瀉。

【方藥】

養血健脾湯：當歸 9g（土炒），川芎、山萸、故紙各 6g，白芍、熟地、黨參、白朮（土炒）山藥（炒）各 9g。水煎服。

參朮肉蔻飲：人參、茯苓、白朮（土炒）各 9g，砂仁、木香各 5g，乾薑 6g，肉蔻、甘草各 3g，豬苓、川朴各 5g，澤瀉 6g，生薑 3 片，大棗 2 個。水煎服。

溫脾湯：當歸、白芍、茯苓各 9g，木香 5g，澤瀉、豬苓、山萸各 6g，肉桂 2g，杜仲 6g（炒），訶子皮 3g（火煨）。水煎服。如若腹痛，加神麴、山楂、薑厚朴。

二、腎虛妊娠泄瀉

【主證】妊娠泄瀉，多在黎明之時，當臍作痛，腸鳴即瀉，俗稱「雞鳴瀉」，瀉後即安，舌淡胖嫩，苔白，脈沉遲而細。

【治法】宜健脾補腎，安胎止瀉。

【方藥】

加味四君子湯：人參、炙甘草、五味子、雞內金、吳萸各 6g，白朮（土炒）、茯苓各 9g，補骨脂、肉荳蔻（煨）

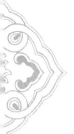

各 6g，生薑 5 片，大棗 2 個。水煎服。

三、傷食妊娠泄瀉

【主證】妊娠數月，腹痛即瀉，瀉後痛減，胸滿腹脹，噯氣不思飲食，所下臭穢黏膩，糞色多黃，便臭如敗卵，舌苔厚而腐濁，脈象滑數，或見沉弦。

【治法】宜消導止瀉。

【方藥】

大安丸：白朮 15g（土炒），山楂、茯苓、連翹、萊菔子各 9g，神麴（炒）、麥芽（炒）、陳皮、半夏各 6g。水煎服。

四、濕甚妊娠泄瀉

【主證】妊娠期間，泄下如水液，胸滿腸鳴，小便不利，胸悶氣逆，苔白膩，脈象濡滑。

【治法】宜芳香化濁，滲濕止瀉。

【方藥】

不換金正氣散：蒼朮（炒）、川厚朴、陳皮各 9g，藿香、大腹皮、半夏各 6g，炙甘草 5g，大棗 2 個，生薑 5 片。水煎服。

胃苓湯：蒼朮 9g（炒），厚朴 6g，白朮（土炒）、陳皮、茯苓、豬苓、澤瀉各 9g，官桂、炙甘草各 3g，生薑 5 片，大棗 2 個。水煎食遠服。

參苓飲：人參、陳皮各 6g，黃芩、茯苓、白朮各 15g，炙甘草 5g，生薑 3 片。水煎服。

神朮散：蒼朮 15g（炒），厚朴、陳皮、茯苓各 9g，炙甘草、藿香、砂仁、大腹皮各 6g，生薑 5 片。水煎服。

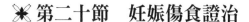

✳ 第二十節　妊娠傷食證治

女性妊娠，平素脾氣虛弱，不思飲食，或飲食自倍，停滯胃脘難以消化，稱為「妊娠傷食」。本病產生：

一是脾虛不能消化；

二是食滯損傷胃腑。治以健脾消食為主。

一、脾虛傷食

【主證】妊娠時期，不思飲食，倦怠懶言，口淡無味，偶而想吃，吃時頂口，甚則脹滿泄瀉，舌質淡，苔薄膩，中剝或裂紋，脈虛緩。

【治法】益氣健脾。

【方藥】

六君子湯：人參、甘草、陳皮各 6g，白朮（土炒）、茯苓、半夏各 9g，生薑 3 片，大棗 2 個。水煎服。傷米食加穀芽；傷麵食加麥芽；傷肉食加山楂、神麴；傷生冷之物加木香、砂仁；肝木侮土，寒熱作嘔，加柴胡、生薑；嘔吐腹痛，手足逆冷，乃寒水侮土，加乾薑、肉桂；若泄瀉黃色，乃脾土本色，加木香、煨肉蔻。

二、食滯傷食

【主證】妊娠數月，胸脅脹滿，氣逆懶言，或兼噁心嘔吐，舌苔厚膩，或腐濁，脈多實大或沉遲。

【治法】宜平胃消食。

【方藥】

平胃散：蒼朮 15g（炒），厚朴 9g，陳皮、炙甘草各 6g，生薑 3 片，大棗 2 個。水煎服。如嘔吐噁心，加砂

仁、枳殼、藿香、紫蘇；吞酸噯腐，加黃連、吳茱；氣逆加香附、木香；咳嗽加半夏（香油炒透）；傷風頭痛，加防風；傷寒減食，加炮薑、肉桂、附子；傷肉食，加山楂；傷麵食，加麥芽、神麴。

✳ 第二十一節　中惡證治

女性妊娠，忽然心腹刺痛，悶絕欲死者，謂之「中惡」。本病產生多因妊娠氣血不和，精神衰弱，邪惡之氣中胎致病，重則傷人損胎。

【主證】妊娠中惡，心腹絞痛，痰多吐涎，悶絕欲死，目多妄見，脈弦滑。

【治法】宜補氣消惡，和血化痰。

【方藥】

當歸散：當歸、丁香、川芎各 90g，青橘皮 60g，吳茱 15g（去梗，湯泡 3 次，炒黑）。共為細末，每服 3g，酒調下。

消惡安胎湯：當歸（酒洗）、白芍（酒炒）各 30g，白朮（土炒）、茯苓各 15g，人參、花粉各 9g，甘草、蘇葉、沉香（研末）、陳皮各 3g。水煎服。

【單方 1】熟艾如拳大，煮汁頻服。

【單方 2】灶心土為末，每服 6g，白開水沖服。

✳ 第二十二節　妊娠心痛證治

女性妊娠，心痛不可忍的症狀，稱為「妊娠心痛」，俗稱「心口痛」。注意與真心痛區別。

真心痛，手足清冷至節，旦發夕死，夕發旦亡。妊娠心痛，多因病邪傷損心經支絡及胃脘而致。臨床常見證型有虛寒、胃虛、氣滯等。

一、虛寒妊娠心痛

【主證】妊娠心痛，胸滿氣逆，食少嘈雜，嘔吐清水，畏寒喜暖，舌質淡，苔薄白，脈沉遲而緊。

【治法】宜和氣散寒。

【方藥】

加味紫蘇飲：紫蘇、大腹皮、當歸、白芍、香附各9g，人參、甘草各3g，川芎、陳皮、枳殼、元胡各6g，生薑3片。水煎服。

火龍散：川楝子、小茴香（炒）各9g，艾葉6g（鹽水炒）。水煎，不拘時服。

二、胃虛妊娠心痛

【主證】妊娠心痛，胸脘脹滿，不欲飲食，大便不暢，口淡，舌質淡白裂紋，苔厚膩或中剝，脈虛緩或弦滑。

【治法】宜養胃止痛。

【方藥】

六君子湯：人參、炒白朮、茯苓各10g，半夏、陳皮各5g，炙甘草3g，薑3片，大棗2個。水煎服。可酌加焦楂、神麴、砂仁。

白朮湯：白朮9g，赤芍6g，黃芩5g。水煎，日三服。忌桃李、雀肉等。

人參健胃湯：人參、甘草各9g，青皮、木香各6g，

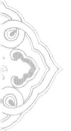

黑山梔、山楂各 9g。水煎服。

三、氣滯妊娠心痛

【主證】妊娠心痛，連及兩脅，胃脘脹滿，噯氣頻繁，苔多薄白，脈象弦滑而緊。

【治法】宜疏肝理氣。

【方藥】

沉香降氣湯：香附（醋炒）、靈脂、烏藥各 9g，木香、檳榔、砂仁、枳實（麩炒）各 6g，沉香 5g（研末），乾薑 3g。水煎服。

✸第二十三節　妊娠腰痛證治

女性妊娠，腰痛痠軟，或牽連胯痛、背痛的症狀，稱為「妊娠腰痛」。本病多因腎臟虛弱，或虛而痛，或虛受外邪，阻滯絡脈而痛，此病是妊娠大病，調治失宜往往導致小產。

在臨證中妊娠腰痛，腎虛內傷多於外感，而外感也多因內部失調所致。常見有腎虛妊娠腰痛和外感妊娠腰痛。

一、腎虛妊娠腰痛

【主證】妊娠腰膝痠軟，腿膝無力，痛時悠悠不止，遇勞加劇，甚則牽連胯痛，口燥，舌紅少苔，脈沉細而數。

【治法】宜補腎固胎。

【方藥】

天真湯：菟絲子 30g（炒），川斷、杜仲炭各 10g，黃芩 6g，白朮、桑寄生、當歸各 9g，熟地 15g，炙甘草 5g，補骨脂 6g（炒）。水煎服。

加味八珍湯：黨參、白朮、茯苓、當歸、白芍、阿膠（烊化）各 9g，甘草、川芎各 6g，熟地 15g，杜仲 9g（炒），砂仁 5g，艾葉 5g（醋炒）。水煎服。

通氣散：補骨脂（瓦上焙香）為末。先嚼胡桃肉一個。嚼爛後，以溫酒調下補骨脂末 9g，空心服。

五加皮散：杜仲 120g（炒），五加皮、阿膠（炒珠）各 240g，防風、狗脊、川芎、白芍、細辛、萆薢各 90g，杏仁 80 個（去皮尖、麩炒）。共研細麵，每取藥麵 15g，水煎服，日 3 次。

青娥丸：杜仲 120g（薑炒），補骨脂 30g（鹽炒），核桃肉 60g。共為末，蜜丸，酒下。

紫酒：大黑豆 50g，炒令香熟，皇酒 160ml，煮取一半，去豆，空心頓服。

單方：黑豆不拘多少，煮熟，淡吃。

二、外感妊娠腰痛

【主證】妊娠腰痛，麻木，牽連下肢，發熱惡風，自汗，身重，脈浮弦而緩滑。

【治法】宜祛風逐濕。

【方藥】

獨活寄生湯：獨活、當歸、白芍、乾地黃、茯苓各 9g，寄生、秦艽、防風、川芎、杜仲、人參各 6g，細辛 3g，牛膝、甘草各 5g，桂心 2g。水煎服。

※ 第二十四節　妊娠中風證治

女性妊娠，突然昏迷不省人事，口眼歪斜，半身不

遂，語言不利，稱為「妊娠中風」。本病產生多因孕婦平素生活不知調攝，或思慮過度，以致氣血虛損，陰陽失調，體虛偶感風寒所致。

【主證】前如概說。中腑者多著四肢，拘急不仁，半身不遂。中臟者多著九竅，口眼歪斜，唇緩失音，甚則昏迷不省人事。脈象浮大、浮滑、浮數、浮緊皆為中風，當審其脈，臨證靈活化裁。

【治法】中腑宜汗，中臟宜下，表裏調和，大藥補之，孕婦患此，佐以安胎。

【方藥】

當歸秦艽湯：黃耆、獨活、防風、天麻、秦艽、麥冬各 9g，當歸 18g，殭蠶 9g（炒），人參 6g。水煎服。

防風散：防風、葛根、桑寄生各 30g，羚羊角屑、細辛（去苗）、當歸、菊花、漢防己（去皮）、秦艽、桂心、茯神、炙甘草各 15g。共為末，每服 24g，水一碗半，生薑 5 片，煎至一大碗，去滓，入竹瀝 60g，攪勻，溫服，每日 3~4 次。

白朮酒：白朮 45g，獨活 30g，黑豆 50g（炒）。以皇酒 3 小碗，煎取一碗半，去滓溫服。分四服，口噤者撬開口灌之，得汗即癒。

單方：熟艾 180g，陳米醋炒令極熱，以布裹熨臍下，即癒。

✳ 第二十五節　妊娠瘈瘲證治

瘈是筋脈急縮，瘲是筋脈弛緩，瘈瘲即是手足一縮一

伸，相引搐搦不已，妊娠期間出現瘛瘲症狀，稱為「妊娠瘛瘲」。

本病產生多因體虛勞倦過度，傷其胎宮，心火肝風相熾所致。

【主證】妊娠忽然發生一伸一縮，手足相引，搐搦不止，脈象浮數。如無力抽搐，汗出如珠者，肝絕不治。

【治法】宜養血補氣，平肝舒筋。

【方藥】

加味鉤藤湯：鉤藤、茯神、桑寄生、白朮、黃芩、柴胡各 9g，人參、桔梗、黑梔子各 6g，當歸 15g。水煎服。如風痰上湧，加竹瀝、南星、半夏；風邪急抽，加全蠍、殭蠶。

加味八珍湯：人參、甘草、川芎、山梔子各 6g，黃蓍、白朮、茯苓、當歸、白芍、熟地、鉤藤各 9g。水煎服。

✳ 第二十六節　妊娠傷寒證治

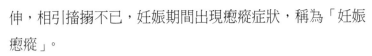

妊娠傷寒，首以保胎為要，《產科心法》說：「凡遇傷寒必保胎，莫與尋常一樣猜，最穩只宜香蘇飲，分經加味變通來。」

香蘇飲：香附、陳皮各 9g，紫蘇、甘草、砂仁各 6g。水煎服。太陽經加防風、荊芥、秦艽；陽明經加葛根、知母；少陽經加柴胡、黃芩、人參。

蔥白香豉湯：蔥白（連鬚）1 握，香豉 150g。水煎，入童便 50g，日 3 服。秋冬加生薑 6g。此方藥味雖輕，功

效最著。

去寒飲：當歸 9g，白芍 6g（酒炒），柴胡 5g，川芎 6g，細辛、紫蘇、藿香、陳皮、半夏、厚朴、甘草各 3g。水煎服。

護胎法：伏龍肝不拘多少。為末，用井底泥，調敷心下，令胎不傷。

✳ 第二十七節　妊娠瘧疾證治

瘧疾以寒熱發熱為主症，四時皆有，但多發於夏秋。孕婦患此，寒熱俱作。氣為陽，陽虛則惡寒；血為陰，陰虛則發熱。

其成因大多由於暑濕內伏，感受風寒而引起。該病寒熱交作，易動其胎，治法以安胎祛邪為主。後附常用驗方，以備選用。

七寶散：常山、厚朴（薑製）、青皮、陳皮、甘草（炒）、檳榔、草果各等份。上藥研末，每取藥末 15g，用水酒各一盞，煎至一大盞。去滓，露一宿。再用水酒煎滓，亦露一宿。來日瘧疾當發之前，燙溫而服。先服頭藥，少頃，再服二煎藥，大有神效。

當歸解瘧湯：當歸 9g，川芎、陳皮、半夏、檳榔、草果仁（煨）、白芍（酒炒）、青皮（醋炒）、良薑、紫蘇、厚朴、枳殼（麩炒）各 6g。水煎服。若內熱加黃芩、連翹、知母各 6g。

治瘧驗方：蒼朮（米泔水炒）、良薑、神麴、山楂、川朴、枳殼各 6g，當歸 9g。水煎服。

✳ 第二十八節　胎兒不長證治

女性月經不行，已經六七個月，從前月經正常，今又無病，腹不見大，取脈微滑，但不甚旺，此是胎不長也。

本病多因孕婦調理無方，脾胃虛損，飲食減少，不能行榮衛、化精微、養衝任、固胎元所致。

本病治宜助其氣血，補其脾胃。

導功散：人參、白朮、茯苓、陳皮各 9g，炙甘草3g。水煎服。

集驗方：鯉魚長 30cm 者，去腸及鱗，以水漬沒，納鹽及棗，煮熟取汁，稍稍飲之。腹部當胎位，必汗出如牛鼻狀，雖有所見，胎雖不安，十餘日輒一作，此令胎長大，甚平安。

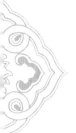

武當道醫婦科臨症靈方妙法

歌曰：產後諸病不一般，諸般攝生同佔先。

衣食住行順自然，空氣新鮮適熱寒。

飲食營養味清淡，忌多食肉並烤煎。

頭身清潔不污染，交合百日不算晚。

心情愉快莫生氣，勞累之事不能幹。

六淫之邪常防備，方保母子多平安。

產後護理不好，攝生不慎，容易得產後病，其病源一是氣血津傷，二是瘀血內阻，三是外感六淫，或飲食房勞所傷。在治療上必須參考古書之三審：即是先審少腹痛與不痛，以辨惡露之有無；次審大便通與不通，以驗津液之盛衰；三審乳汁行與不行，飲食之多少，以斷胃氣之強弱。

治宜虛者補之，瘀滯者，活血逐瘀，外感風寒者，宜養血解表而散之。也可概括為「攻實補虛，溫寒清熱，選方用藥，照顧氣血，開鬱養血，消導扶脾，氣血調和，諸證自癒。」產後病，按各節辨證施治治療，多能取得較好效果。

✳ 第一節　惡露不下證治

女性分娩後，胞宮裡的瘀血和濁液總稱惡露，不能自

然排出，或排出數量很少，並伴有腹脹痛的症狀，稱為「惡露不下」。此證治不適當，容易引起血暈、腹痛、發熱、癥痕等症。

平常產婦惡露，4 天內多呈紅色液體，以後逐漸變成淡紅色，延續 12 天以後，由淡紅色變成黃白色。一般情況惡露可持續 3 週左右。

人之氣血相互為用，氣血調和，諸病不生。產後惡露不下的病機多因氣血運行不暢，其體病因：

一是氣滯，多因臨產，產婦心情恐懼，七情不舒，以致氣血壅滯不暢，惡露不下；

二是血虛，胎前素體血虛，產後惡露不存，無血可下；

三是血瘀，臨產時當風受寒，或傷生冷，惡露為寒所凝，血結而不下也。

本病氣滯者多腹脹，血瘀者多腹痛。治宜照顧氣血，少加活血逐瘀之品。

一、氣滯惡露不下

【主證】惡露不下，或下量少，腹脹而痛，胸脅滿悶不舒，舌正常，苔薄白，脈弦。

【治法】宜理氣舒鬱，調肝和血。

【方藥】

香艾芎歸飲：香附 9g（醋炒），元胡、艾葉（醋炒）各 6g，當歸 15g，川芎 9g。水煎服。

理氣飲：當歸、茯苓、香附、白芍各 9g，川芎、花粉、元胡、枳殼、柴胡各 6g，甘草、薄荷各 3g，生薑 5

片。水煎服。

七氣散：半夏 150g（泡洗），厚朴（薑製）、桂心各
90g，茯苓、白芍藥各 120g，紫蘇葉、橘皮各 60g，人參
30g。上藥研為粗散，每次服用 12g，水 200ml，薑 3
片，棗 1 個，煎成 100ml，去渣，空腹服。

二、血虛惡露不下

【主證】產後惡露淡少，忽然停止不下，自覺少腹空
脹，不痛，體倦無力，心悸氣短，舌質淡紅，苔正常，脈
虛細。

【治法】宜補氣益血。

【方藥】

坤科聖癒湯：人參、熟地、白芍各 10g，黃蓍 20g，
當歸 15g，川芎 6g，炙甘草 5g。水煎服。

八珍湯：人參、炒白朮、茯苓各 10g，當歸、熟地、
白芍各 15g，川芎 6g，炙甘草 5g。水煎服。

三、血瘀惡露不不

【主證】女性產後惡露不下，或下甚少，少腹疼痛拒
按，舌紫、苔微黃，脈沉澀。

【治法】宜和血行瘀。

【方藥】

加減生化湯：當歸 15g，川芎 9g，桃仁 9g（去皮尖，
炒），紅花 6g，沒藥 5g（去油），黑芥穗、血竭、蘇木各
6g。水煎服。

炮薑歸芎湯：當歸 15g，川芎、三棱炭、莪朮炭各
9g，黑薑 6g，白芍 9g（酒炒）。水煎，兌童便服。

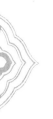

起枕散：當歸、白芍各 9g，川芎 6g，官桂、元胡、丹皮、蒲黃（炒）、五靈脂（炒）、沒藥、白芷各 3g。皇酒、童便煎服。

✳ 第二節　惡露不絕證治

女性產後，一般情況惡露 20 多天應當排盡，如果超過這段時間，惡露雖無崩漏之多，但仍然淋瀝不斷者，稱為「惡露不絕」。如不治療，拖延日久，常至血虛液竭，而發生其他病變。

產後惡露為血所化，雖出自胞中，但源於血海，實屬衝任二經所統攝。導致衝任不固，惡露不絕的病因；

一是氣虛，平素體質虛弱，正氣不足，臨產失血耗氣，或因產後操勞過早，勞倦傷脾，氣虛下陷，以致衝任不固，不能攝血；

二是血熱，新產婦失血陰虧，多在產時失血過多，血虛陰液更虧，陰虛則血熱，以致熱伏衝任，迫血下行，而惡露不止；

三是血瘀，新產胞脈正虛，寒邪乘隙而入，與血相搏，蓄瘀在內，行而不暢，時而淋瀝。

惡露不絕，辨證要點是：色淡紅，量多，質清稀，無臭氣，多為氣虛；色紫，質稠有臭味，多為血熱；色紫黑有塊，多為血瘀。

治宜「虛者補之，留者攻之，熱者清之」。

一、氣虛惡露不絕

【主證】產後惡露淋瀝不斷，過期不止，血色淡紅，

量多，質稀薄，兼有黏液，無臭味，精神疲倦，心悸氣短，腰腹脹痛，自覺小腹下墜，舌淡紅，苔正常，脈緩弱。

【治法】宜補氣攝血。

【方藥】

加減補中益氣湯：黨參、黃蓍（蜜炙）各 15g，白朮、當歸、神麴、白芍（酒炒）各 9g，陳皮 6g，炙甘草 5g，麥芽 6g（炒）。水煎服。或用補中益氣湯加山藥、山萸、鹿角膠、艾葉。

加味聖癒湯：阿膠珠、黃蓍、熟地各 9g，伏龍肝 15g，人參、川芎各 6g，當歸 15g，白芍 9g（酒炒）。水煎服。

參歸統血湯：當歸 15g，人參 9g，川芎 6g，白朮、棕炭各 9g，紅花 5g，香附 6g（醋炒），炮薑 5g。皇酒、童便各半煎服。

牡蠣散：牡蠣（煅）、川芎、熟地黃、白茯苓、龍骨各 30g，續斷、當歸、艾葉（酒炒）、人參、五味子、地榆炭各 15g，甘草 8g。上藥共研為粗末，每次用藥末 25g，水 200ml，生薑 3 片，棗 1 個，煎至 100ml，去渣，食前服。

二、血熱惡露不絕

【主證】產後惡露不絕，色紅或紫，質稠黏而臭，腹脹，面色潮紅，唇乾舌燥，舌尖紅，苔微黃，脈細數。

【治法】宜養陰清熱。

【方藥】

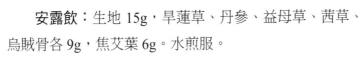

安露飲：生地 15g，旱蓮草、丹參、益母草、茜草、烏賊骨各 9g，焦艾葉 6g。水煎服。

清化飲：生地、麥冬、茯苓、黃芩各 9g，石斛 6g，白芍 6g。水煎服。

藏血飲：當歸、茯苓、麥冬、阿膠珠、黑地榆、白芍（酒炒）各 9g，柴胡、花粉、黑梔子、丹皮各 6g，甘草 5g，米醋 30g。水煎服。

加味四物湯：川芎 6g，當歸、白芍各 9g，生地 15g，蒲黃（炒黑）、阿膠珠、小薊根各 9g，白芷 6g。水煎服。

三、血瘀惡露不絕

【主證】產後惡露不絕，量少，色紫黑或夾血塊，少腹疼痛拒按，舌質略紫，苔白，脈沉弦，或沉實有力。

【治法】宜活血祛瘀。

【方藥】

益母草湯：益母草 15g，當歸 30g（酒洗），川芎 15g。水煎，兌童便服。

棕炭四物湯：當歸 15g，川芎 9g，紅花、棕炭、熟地各 6g，炮薑 5g，白芍 6g（酒炒），皇酒、童便各半煎服。

敗醬逐瘀湯：敗醬草、白芍、續斷各 9g，當歸 15g，川芎 6g，竹茹 3g，生地 30g。水煎服。

加味四物湯：當歸、白芍、熟地各 9g，川芎 6g，白芷、升麻各 5g，血餘炭 6g（後下）。水煎服。

薑黃散：薑黃研細為末，皇酒、水各半，每次服藥末 6g，日三四服。

✳ 第三節　產後血崩證治

女性分娩以後，陰道發生大量出血，稱為「產後血崩」。產生本病原因：

一是氣虛，多因產後，操勞過度，損傷衝任，不能固攝；

二是氣鬱，產婦情鬱不暢，大怒傷肝，肝不藏血；

三是血熱，迫血妄行；

四是血瘀，多因難產，或胎兒遲遲不下等原因，造成瘀滯，引起血崩。

產後血崩，必須及時治療，不然會造成血脫氣陷，甚至死亡。

一、氣虛產後血崩

【主證】產後陰道失血量多，血色淡黃，面色蒼白，甚至氣喘自汗，手足厥冷，欲成柔痙，舌質淡，苔薄白，脈象浮大虛數。

【治法】宜峻補氣血，固攝衝任。

【方藥】

參附湯：人參 9g，熟附子 3g。水煎服。體虛之甚者，加熟地 30g，茯神 6g，阿膠珠 9g，黑艾葉 2g，大劑補之，方能成功，遲則可脫。

歸參湯：當歸、人參各 15g。水煎服。

救敗求生湯：人參、當歸（酒洗）、白朮（土炒）、熟地（九蒸）各 20g，山藥、棗仁（生用）各 15g，附子 3g。水煎服，1 劑神定，3 劑血止，可調八珍湯補養之。

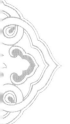

增損四物湯：當歸、人參各 9g，川芎 6g，白芍 9g
（酒炒），炮薑、炙甘草各 2g。水煎，兌童便服。

二、氣鬱產後血崩

【主證】產後失血，心煩易怒，或精神抑鬱，頭脹眩
暈，胸悶腹脹，噯氣太息，飲食減少，腹脹疼痛，大便不
調，或溏薄不暢，舌質暗紅，苔薄白，脈象弦細。

【治法】宜疏肝理氣，清熱止血。

【方藥】

加味逍遙湯：當歸、白芍、柴胡、茯苓、白朮、生
地、白茅根各 9g，甘草、薄荷各 3g，黑山梔 6g。水煎
服。

加味歸脾湯：白朮、黃蓍、當歸、茯神、棗仁、桂圓
肉、阿膠（烊化）各 9g，人參、甘草、遠志、黑山梔、
柴胡、艾葉（炒）各 6g，木香 3g。水煎服。

三、血熱產後崩漏

【主證】初產陰道大量出血，血色深紅，煩躁不寐，
頭暈咽乾，舌紅，苔黃，脈數。

【治法】宜養陰清熱。

【方藥】

瑞連散：蓮子 100 粒，棕櫚炭、當歸各 30g，川芎
15g，鯉魚鱗 21g（燒灰），炮薑 15g。共為末，酒調 6g，
2 服自止。

一方有檳榔。

黃連四物湯：生地 15g，川芎 6g，白芍（酒炒）、當
歸各 9g，川黃連 5g（炒）。水煎服。

四、血瘀產後血崩

【主證】血崩而有瘀塊，少腹疼痛拒按，舌質紫暗，脈弦澀。

【治法】宜祛瘀止崩。

【方藥】

加味生化湯：當歸 30g，川芎 15g，桃仁 6g（炒），紅花 5g，炮薑 3g，五靈脂（炒）、蒲黃（炒）各 9g，炙草 3g。水煎，兌童便服。

✳ 第四節　產後大便難證治

女性產後，飲食如常，而大便秘結不暢，甚則數日不通，有時大便乾燥，排便時肛門疼痛，稱為「產後大便難」。

產生本病原因：

一是血虛，產後失血傷津，血虛津少不能潤暢，以致大腸傳導不暢而便難；

二是氣血虛損，臟腑功能減弱，不能排便外出；

三是胃實，多因女性素體強健，胃有實火，消耗津液所致。

本病治法不同於內科熱結，用寒藥攻下，而應注意產後體虛，如血虛者，可用養血滑腸藥，氣血虛損者，宜用補氣益血潤腸之劑，胃實便難，也不宜攻下，也應在養血劑中稍加清熱。

一、血虛產後大便難

【主證】產後大便艱澀難下，或數日不解，面色萎

黃，皮膚乾燥，腹不脹，飲食如常，舌淡紅，脈細澀。

【治法】宜養血潤燥。

【方藥】

調導湯：當歸 30g（蜜炙），菟絲子、肉蓯蓉各 20g，川芎 15g，防風 6g，炒枳殼、炙甘草各 9g，生薑 6 片，大棗 2 個。水煎服。兒枕痛加桃仁；便血加阿膠、黑地榆；氣喘加杏仁；氣逆嘔惡加香附；心悸加棗仁、柏子仁；有熱加黑梔子；口渴津傷加麥冬。

加減生化湯：當歸 30g（炙），川芎 21g，桃仁 9g（炒），炙甘草 6g，肉蓯蓉 9g。水煎服。

芝麻潤腸飲：黑芝麻 30g（研如泥），粳米 9g，當歸 30g（蜜炙），桃仁 9g（去皮尖、麩炒），杏仁 9g（去皮尖、炒）。水煎服。

加味四物湯：生地、川芎、白芍、肉蓯蓉、松子仁、枸杞子各 9g，當歸 15g（炙），柏子仁 9g（炒）。水煎服。

阿膠枳殼丸：阿膠、枳殼各等份。共為末，煉蜜為丸，如桐子大，滑石粉為衣，溫水下 20 丸，未通再服。

二、氣血虛損，產後大便難

【主證】產後大便不通或難下，發熱煩躁，小腹硬痛，近晚熱甚，甚則譫語，舌苔黃，脈象沉實有力。

【治法】宜清熱養血。

【方藥】

保津湯：知母、生石膏、生地、麥冬、當歸、西洋參、黃耆、肉蓯蓉、天冬、花粉各 9g，大黃、五味子各 3g。水煎服。

加味黃龍湯：大黃 9g，芒硝 12g，枳實、生地、當歸、人參各 6g，川厚朴、甘草各 3g。水二盅，薑 3 片，棗 2 個，煎之後再入桔梗 1 撮，熱沸為度。身體虛弱者去芒硝。

✳ 第五節　產後發痙證治

女性產褥期中發生項背強直，四肢抽搐，口噤神昏，甚至角弓反張的症狀，稱為「產後發痙」。本證與內科痙病的症狀大體相同，但病因治法上則不同，必須注意產後失血過多，陰氣暴虛的特點。

產生本病的原因：一是血虛，產後失血過多，血虛不能養肝，肝風內動；二是風寒，初產腠理不密，多汗出，偶遇風寒侵襲則變痙。

治宜養血息風為主，佐以祛風、豁痰宣絡之品。

一、血虛產後發痙

【主證】產後失血過多，驟然發痙，頭項強直，牙關緊閉，四肢抽搐，兩眼微開，皮膚乾燥，面色萎黃，或蒼白無華，舌淡紅無苔，脈虛細。

【治法】宜補氣益血，柔肝息風。

【方藥】

三甲復脈湯：生白芍、牡蠣各 15g，阿膠、麥冬各 9g，龜板、乾地黃、鱉甲各 15g，炙甘草 6g。水煎服。也可對症酌加人參、鉤藤、天麻、菖蒲等藥。

防風當歸飲：防風、川芎各 9g，當歸、熟地各 15g。水煎服。

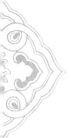

加味十全大補湯：人參、川芎各 6g，白朮、茯苓、熟地各 9g，甘草 5g，白芍 9g（酒炒），當歸、黃蓍各 15g，肉桂、附子各 3g，防風 6g。水煎服。

小定風珠：雞子黃 1 個（生用），阿膠 6g，生龜板 18g，童便 1 杯，淡菜 9g。水 5 杯，先煮龜板、淡菜得 2 杯，去滓，入阿膠上烊化，內雞子黃，攪令相得，再沖童便頓服之。

大豆柴酒：獨活 45g，大豆 100g，皇酒 200ml。先用酒浸獨活，煎一二沸。另炒大豆，令極熱，焦煙出，以皇酒淬之。去渣，每服 100ml，得少汗即癒。

日夜數服，一以祛風，一以消血結。如女性折傷，胎死在腹中，服此即瘥。

二、風寒產後發痙

【主證】女性產後，頭項強痛，發熱惡寒，牙關緊閉，眼目直視，四肢厥冷，頭痛目眩，遍身疼痛，甚則角弓反張，舌正常，苔薄，脈浮弦。

【治法】宜祛風鎮痙。

【方藥】

解痙祛風湯：當歸 15g，川芎、茯苓、天花粉、黑芥穗、白芍（酒炒）各 9g，柴胡、獨活、川羌活、防風、薄荷各 6g，炙甘草 5g，生薑 3 片。水煎服。

華佗癒風散：荊芥穗 30g（輕焙），研為細末，每服 6g，溫酒調下（用豆淋酒，即以炒黑豆淬酒，取酒沖服）。

溫經湯：炮薑、川芎各 9g，當歸 15g，紫蘇、紅花各

6g，官桂 3g，皇酒、童便為引。水煎服。

當歸香蘇湯：當歸 15g，川芎、藿香各 6g，紫蘇 9g，附子、桃仁各 5g，官桂 3g。皇酒、童便各半煎服。

✳ 第六節　產後中風證治

女性產後，忽然發冷發燒，頭疼心悸，角弓反張，牙關緊閉，兩目上視，手足抽搐，神昏恍惚，狂妄怒罵，有的口眼歪斜，半身不遂，甚至死亡，這些症狀稱為「產後中風」。慢性的時發時止，忽輕忽重，有的延長到 10 天以上。

產生本病的原因：一是氣血虛損，產後失血過多，血虛氣無所主，虛極生風；

二是外感風邪，初產腠理開張，操勞過早，不慎房事，或三日未出，乘風二便，或者梳頭過早，風寒入腦而作中風頭痛等證。

治以補養氣血為先，佐以祛風、祛痰、和絡之法。治療得法，很快就會痊癒，治不及時，或藥用不當，就會導致不良後果。

一、氣血虛損，產後中風

【主證】產後發冷發燒，頭痛心悸，突然角弓反張，手足抽搐，牙關緊閉，兩目上視，甚則昏迷不省人事，舌質淡，苔薄白，脈浮細。

【治法】宜補氣養血，平肝息風。

【方藥】

仙姑立應湯：川芎、秦艽、殭蠶、防風、鉤藤、黑芥

穗各 6g，甘草、肉桂各 3g，天麻 5g，生薑 3 片。水煎
服。

觀音血風湯：羌活、防風、白芷、川芎各 6g，白芍
9g（酒炒），當歸 15g，熟地、白朮、茯苓、秦艽各 9g。
水煎服。

滋榮活絡湯：人參、麥冬、生地各 9g，川芎、茯
神、天麻各 6g，當歸 15g，黃蓍 12g，陳皮、黃連各 3g，
荊芥、防風、羌活、炙甘草各 5g。水煎服。

有痰，加半夏、竹瀝、薑汁；傷肉食，加焦楂、砂
仁；傷麵食，加神麴、麥芽；大便秘，加肉蓯蓉；渴，加
麥冬、葛根；汗多，加麻黃根；驚悸，加酸棗仁。

防風湯：防風、獨活、葛根、白芍各 9g，當歸 15g，
人參 6g，甘草 5g，大棗 2 個。水煎服。

獨歸飲：獨活 9g，當歸 30g（酒洗），黑芥穗 15g，
黑豆 9g（炒），童便 1 杯。水煎服。

獨活酒：獨活 500g，桂心 60g，秦艽 120g。3 味搗碎
為粗末，以皇酒 100ml，每取藥末 60g，漬 3 日曬乾，加
水 200ml，煎取藥汁 100ml，每次服 50ml，不能多飲，隨
性服。

雞矢酒：烏雞糞 30g（炒黃），大豆 30g（炒令聲絕，
勿焦）。以皇酒 200ml，乘熱先淋雞糞，次淋大豆取汁。
每服 60ml，溫服取汗，即癒。

二、外感風邪，產後中風

【主證】產後中風，身體拘急，惡寒發熱，不出汗，
突然角弓反張，牙關緊閉，口眼歪斜，舌苔薄白，脈浮

緊。

【治法】解表和營，祛痰通絡。

【方藥】

小續命湯：防風 3g，麻黃、黃芩、芍藥、人參、川芎、防己、肉桂、附子（炮）、杏仁（炒）、炙甘草各 2g，生薑 6g。水煎溫服。

有熱去附子，減桂一半；有汗去麻黃，加乾葛；骨節煩痛去附子，加芍藥；精神恍惚加茯神、遠志；心煩多驚加水牛角；嘔逆腹脹加人參、半夏；骨間疼痛加附子、官桂；臟寒下痢去防風、黃芩，加附子、白朮；煩悶大便澀去附子，加白芍藥、竹瀝；盛冬初春去黃芩。

活血搜風湯：當歸 15g，全蠍、南星、陳皮、天麻各 6g，鉤藤 9g，天竺黃 6g（煅），桃仁 6g（去皮尖）。水煎服。

通絡祛風湯：紫蘇 9g，當歸 15g，全蠍、血竭、陳皮、紅花、半夏、殭蠶（炒）各 6g，細辛 3g，川朴 6g（炒）。水、酒、童便各一盅煎服。

活血無憂湯：室女初次月經帶或墊紙，火燒研麵，開水送服。如無初次月經，年幼女性無病者，也可用。

神仙解痙湯：當歸 15g，川芎、茯苓、天花粉、黑芥糖、白芍各 9g，柴胡、獨活、羌活、全蠍、防風、薄荷各 6g，炙甘草 5g。水煎服。

單方：牛蹄子，煎湯，飲之出汗即癒。胎前中風用前蹄子，產後中風用後蹄子。

產後中風治而不癒，出現口眼歪斜或半身不遂時，可

以用下方：

加減牽正湯：白附子、白殭蠶、全蠍、白芷、川芎各10g，丹參、赤芍、當歸各5g。水煎服。

鉤藤牽正湯：鉤藤30g，天麻9g，防風、白附子、白芷、全蠍各6g，殭蠶12g。水煎服。

補陽還五湯：黃耆（生）120g，歸尾6g，赤芍5g，地龍（去土）、川芎、桃仁、紅花各3g。水煎服。

健身十全湯：黃耆60g，人參、秦艽、桂枝、白芍、半夏、菊花、鉤藤各9g，甘草6g，茯苓18g，生薑3片。水煎服。

✸ 第七節　產後發熱證治

女性產後一兩日，常有輕微發熱現象，多由初產傷血所致，不屬病象。如果發熱持續不減，或有其他兼證，統稱為「產後發熱」。

本病產生的原因不一，可以分為外感發熱、傷食發熱、瘀血發熱、血虛發熱、勞力發熱、蒸乳發熱、實熱發熱等七種。《醫宗金鑑》說：「產後發熱不一端，內傷飲食外風寒，瘀血血虛與勞力，三朝蒸乳亦當然，陰虛血脫陽外散，攻補溫涼細細參。」

產後發熱雖然虛多實少，但在治療上不能偏重於補法，仍須審因辨證，合理用藥。如外感發熱，用藥宜補養氣血之中，佐以解表藥；傷食發熱，宜扶脾健胃，酌加消導之品；血虛發熱，當以補祛血為主，若誤投涼藥，禍如反掌；瘀血發熱，必須行血去瘀；勞力發熱，必須雙補氣

血，其熱才退；蒸乳發熱，能使乳汁通暢，寒熱即退。

對於大便秘結的實熱證，也應在養血保液的基礎上，適當通之。

一、產後外感發熱

【主證】產後發熱惡寒，頭痛、身痛，腰背酸楚，口乾不渴，無汗，苔白，脈浮。

【治法】宜養血祛風為主。

【方藥】

疏風四物湯：當歸 15g，川芎、白芍、熟地各 9g，防風、羌活、荊芥、蘇梗各 6g，生薑 3 片。水煎服。

紫蘇消脹飲：紫蘇 9g，當歸 15g，川芎、紅花、元胡、白芷、川朴、炮薑各 6g。皇酒、童便為引，水煎服。

逍遙如意湯：當歸 15g，白芍、柴胡、花粉各 9g，陳皮、川羌、防風各 6g，生薑 3 片，薄荷 5g。水煎服。

二、產後傷食發熱

【主證】產後胸膈飽悶，噯腐吞酸，不思飲食，或吐或瀉，中夾食物，有時發熱，舌正常，苔厚膩，脈滑。

【治法】宜健脾消食。

【方藥】

退熱健胃湯：蒼朮 9g（炒），厚朴、半夏、焦楂、當歸各 9g，陳皮 6g，炙甘草、黑薑各 3g，神麴 6g（炒），防風 5g，香附 9g（醋炒），枳殼 6g（麩炒），生薑 3 片，大棗 2 個。水煎服。

加味六君子湯：黨參 15g，白朮 9g（土炒），茯苓 9g，炙甘草 3g，陳皮、半夏、香附、山楂、神麴（炒）

各 9g，生薑 3 片，大棗 1 個。水煎服。

三、產後瘀血發熱

【主證】產後持續發熱，惡露不下，或下之甚少，血色紫暗，挾有血塊，少腹脹痛拒按，口乾不欲飲，舌正常或略紫，脈弦澀。

【治法】宜活血散瘀。

【方藥】

加味生化湯：當歸 30g，川芎 21g，桃仁 9g（去皮尖、炒），紅花 6g，炮薑 2g，炙甘草 5g，丹參、益母草各 9g。水煎兌童便服。

生新逐瘀湯：當歸 15g，川芎、桃仁（炒）各 9g，紅花、血竭、沒藥、蘇木各 6g，黑芥穗 9g。皇酒、童便為引，水煎服。

四、產後血虛發熱

【主證】產時下血過多，身有微熱，自汗出，不惡寒，頭昏眼花，耳鳴心悸，面色蒼白略黃，手足有時發麻，舌淡紅，苔薄，脈大而芤。

【治法】宜補氣益血為主。

【方藥】

加減八珍湯：人參 6g，黃蓍、白芍、川芎各 9g，麥冬、當歸、地骨皮各 15g，甘草 5g。水煎服。

丹溪方：人參 6g，白朮、茯苓、當歸、川芎、黃蓍各 9g，甘草 5g(炙)。水煎服。寒甚加乾薑（炮）。

加味四物湯：當歸、白芍、熟地、茯苓各 9g，川芎 6g。水煎服。寒甚加炒乾薑；虛煩加茯神、遠志。

抽薪散：當歸、熟地各 12g，黑乾薑（炒）3g。水煎服。

加味逍遙散：當歸、白芍、乾葛各 6g，生地、川芎、黃芩各 5g，柴胡、人參、麥冬各 3g，烏梅 6g，甘草 2g。水煎服。

如血虛陰虧，症見午後發熱，頭痛不惡寒，手心發燒，兩顴紅赤，盜汗，口渴喜冷，大便燥結，小便黃赤，舌紅有裂紋，脈象細數者，在養血的基礎上，應兼與清熱滋陰，方用加減一陰煎：生地、白芍、麥冬、地骨皮各 9g，熟地 15g，知母 6g，甘草 5g。水煎服。

如潮熱盜汗，可加青蒿、鱉甲。

地骨皮飲：生地 15g，當歸、白芍、地骨皮各 9g，丹皮、川芎各 6g。水煎服。

加減青蒿鱉甲湯：青蒿、鱉甲各 15g，丹皮、地骨皮、白芍、麥冬、茯神各 9g。水煎服。

六味地黃湯：生地 30g，山萸肉 15g，山藥 10g，丹皮、澤瀉，茯苓各 6g。水煎服。

五、產後勞力發熱

【主證】產後發熱，畏冷惡寒，精神疲倦，呼吸短促，舌淡，苔薄，脈象微細。

【治法】宜補氣養血。

【方藥】

三合散：川芎、當歸、白芍、熟地、白朮、茯苓、黃蓍各 3g，柴胡、人參各 5g，黃芩、半夏、甘草各 2g。上作 1 服，水二盅，生薑 3 片，紅棗 2 個，水煎飯前服。

六、產後蒸乳發熱

【主證】產後發熱，乳房膨脹，按之有塊，乳汁不通，舌質淡紅，脈弦數。

【治法】宜行血通乳。

【方藥】

通草湯：白通草 6g，王不留 12g（炒），皂刺 9g，穿山甲 6g（炮）。水煎服。

芎歸鹿角湯：當歸 15g，川芎、鹿角（煅）各 6g，川羌 9g，通草 3g，沒藥 5g。水煎服。

活血通乳湯：當歸 15g，川芎 9g，掃帚把 1 個（燒存性）。皇酒、童便為引，水煎服。

七、產後實熱發熱

【主證】產後發熱，口渴心煩，神昏譫語，不能安寐，大便秘結，小便短赤，舌苔黃，脈滑不而數。

【治法】宜清熱通便。

【方藥】

黃龍湯：酒大黃 9g，芒硝（沖化）10g，枳實、厚朴、人參各 6g，甘草 5g，生薑 4 片，大棗 2 個。水煎服。

加味承氣湯：川軍、厚朴、檳榔、羌活各 6g，元明粉（沖化）、當歸各 9g，枳實 10g（麩炒），薄荷 5g，番瀉葉 3g。水煎服。

✳ 第八節　產後小便頻數與失禁證治

產後小便次數增多，甚至日夜次數十次，稱為產後小便頻數。如小便淋瀝不斷，不能自止或睡中自遺，不能約

束，稱為小便失禁。

產生本病的原因：

一是氣虛，產後耗損氣血，肺氣不足，不能攝納；

二是腎虛，產後傷氣失血，以致腎氣不固，不能約制膀胱；

三是外傷，產時接生不慎，手術損傷膀胱。

治法以補氣固澀為主，不宜過用通利之品。在辨證上要注意觀察小便，如小便頻數或失禁，其量晝夜相等，多屬氣虛；如黑夜尿多，多為腎虛；外傷者小便中常挾有血液，並有外傷史。

一、氣虛產後小便頻數失禁

【主證】產後小便頻數或淋瀝不禁，顏色清白，胸悶不暢，氣短神疲，四肢無力，舌淡苔薄，脈虛緩或細弱。

【治法】宜補氣固攝。

【方藥】

補中益氣湯：人參、黃蓍、白朮各 10g，當歸、陳皮各 9g，柴胡、升麻、炙甘草各 5g，生薑 4 片，大棗 2 個。水煎服。可加山藥、山萸、益智仁、五味子等藥。

千金方加味：白薇、白芍、桑蛸各 9g，龍骨 9g（煅），益智仁 6g。水煎服。

二、腎虛產後小便頻數失禁

【主證】產後小便頻數，量多，色清，或小便自遺，夜間更甚，面色晦暗，手足不溫，腰酸腿軟，舌淡，苔潤，脈沉遲。

【治法】宜補腎固澀。

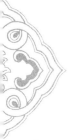

【方藥】

新改金匱腎氣丸：生地、熟地各 20g，山萸肉、山藥各 15g，茯苓、桑螵蛸、金櫻子、澤瀉各 10g，肉桂、炮附子各 5g。水煎服。

加減五子湯：枸杞、覆盆子、金櫻子各 9g，砂仁、黃柏、甘草各 6g，車前子、續斷各 15g，五味子 18g。水煎服。

三、外傷產後小便頻數失禁

【主證】由創傷所致，小便淋瀝不斷，或混有血液。

【治法】宜補氣固澀為主。

【方藥】

黃蓍當歸散：黃蓍、當歸各 15g，人參、白朮、白芍各 9g，甘草 3g，豬膀胱（洗淨）1 個。將上藥裝入豬膀胱，加清水煮至爛，去渣，服湯及豬膀胱，日 3 次。如兼有小腹疼痛者，可用補膀胱飲：生絲絹（黃色者）30cm，白牡丹根皮末、白及各 3g。上藥用水 1 碗，煎至絹爛，加飴糖溶化服之。

✳ 第九節　產後小便不通證治

產後尿閉，小腹脹急疼痛，甚則坐臥不安，稱為「產後小便不通」。產生本病的原因：

一是氣虛，多因女性素體虛弱，產時勞力過度，或因失血過多，氣隨血耗，脾肺氣虛，不能通調水道，下輸膀胱；二是腎虛，腎陽不足，不能化氣行水，形成小便不通；三是氣滯，產後情懷不暢，怒傷肝氣，肝氣鬱結，氣

機鬱滯，不能升清降濁。

治療本病，虛者宜補氣溫陽以化之，實者宜疏利決瀆以通之。

一、產後氣虛小便不通

【主證】產後小便不通，小腹脹急，言語無力，舌淡苔薄，脈緩弱。

【治法】宜補氣潤肺，佐以行氣。

【方藥】

補氣通尿飲：黃耆 15g，麥冬 6g，通草 3g。水煎服。

如產後出汗過多，損傷陽氣，症見煩渴咽乾，小便不利者，宜用下方：

生津止渴益水飲：人參、麥冬、當歸、生地各 9g，黃耆、葛根各 3g，升麻、炙甘草各 2g，茯苓 3g，五味子15 粒。水煎服。汗多加麻黃根 3g，浮小麥 15g，大便燥加肉蓯蓉 15g。

二、產後腎虛小便不通

【主證】產後小便不通，小腹脹滿而痛，腰部酸脹，坐臥不寧，舌淡苔白，脈沉遲。

【治法】宜溫腎化氣。

【方藥】

加味金匱腎氣丸：生地、山萸肉、山藥各 15g，茯苓、丹皮、澤瀉各 10g，肉桂、炮附子各 5g，車前子、滑石、白茅根各 10g。水煎服。

三、產後氣滯小便不通

【主證】產後小便不通，小腹脹痛，精神抑鬱，甚則

兩脅脹痛，煩悶不安，舌苔正常，脈弦。

【治法】宜理氣行滯。

【方藥】

葵子通尿散：冬葵子、烏藥、檳榔、車前子、二花、通草、石韋各 6g，滑石 9g，枳殼 5g，甘草 3g。水煎服。

加味逍遙散：當歸 15g，白芍、雲苓、花粉、車前子（另）各 9g，柴胡、甘草、薄荷各 6g。水煎服。

清熱利尿湯：龍膽草、當歸、生地各 9g，澤瀉、木通、黑梔子、黃芩各 6g，車前子 9g（炒、另）。水煎服。

✳ 第十節　產後心胃痛證治

產後心胃痛，以胃脘部近心窩處經常發生疼痛為主症。古書稱為產後心痛，其不同於真心痛，真心痛手足指甲見青黑色，心痛甚，且發夕死，夕發旦亡，藥也不濟。

本病原因：一是七情不暢，肝氣失調，肝木乘胃所致；二是脾氣素虛，胃失和降而導致。

臨床常見的心胃痛，多因平素就有是疾，產後更重。總之不外氣滯、火鬱、血瘀、虛寒、食滯等證型。

本病治法以調肝理脾為主。

一、產後氣滯心胃痛

【主證】產後胃脘脹滿，攻痛連脅，按之較舒，噯氣頻繁，苔薄白，脈沉弦。

【治法】宜舒肝理氣。

【方藥】

舒肝理氣湯：香附 9g（醋炒），陳皮、烏梅、砂仁各

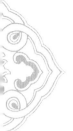

6g，烏藥 9g，官桂 3g，廣木香 5g，神麴 6g（炒），枳殼 6g（麩炒）。水煎服。

金鈴子散：金鈴子、延胡索各等份。為散，每次服 6g。或變湯劑，水煎服。

二、產後火鬱心胃病痛

【**主證**】產後心胃痛勢急迫，嘔酸嘈雜，心煩易怒，口乾口苦，舌紅苔黃，脈弦數。

【**治法**】洩熱舒肝為主。

【**方藥**】

加味逍遙湯：當歸 15g，白芍、茯苓、花粉各 9g，柴胡 6g，甘草 5g，薄荷 3g，香附 9g（醋炒），枳殼 6g（麩炒），木香、川連各 5g，吳萸 3g，生薑 3 片。水煎服。

三、產後血瘀心胃痛

【**主證**】產後心胃痛有定處，不喜手按，食後多發，或見吐血便血，舌質帶紫，脈弦。

【**治法**】宜行氣通瘀。

【**方藥**】

化瘀立效方：川芎 6g，當歸 12g，桃仁 10 粒（去皮尖），黑薑、炙甘草、吳茱萸、肉桂各 2g。水煎服。一方無桃仁。傷食加山楂、砂仁；傷麵食加神麴、炒麥芽；大便秘加酒洗肉蓯蓉。

川芎失笑散：老川芎、生蒲黃、五靈脂各等份。共為細末，每次 5g，皇酒調膏，溫開水沖服。

靈脂血竭湯：元胡 9g，五靈脂 9g（炒），血竭 6g。水煎服。

金黃散：元胡（醋炒）、蒲黃、桂心各等份。共為末，每次 6g，酒調服。

四、產後虛寒心胃痛

【主證】產後心胃疼痛，喜暖喜按，神疲乏力，四肢不溫，舌質淡白，脈沉細。

【治法】宜溫脾健胃。

【方藥】

坤上火龍湯：熟地、當歸（酒炙）、獨活、吳茱萸（炒）、白芍（炒）、乾薑、桂心、甘松各 6g，細辛、炙甘草各 3g。水煎服。

香砂理痛飲：白朮 9g（土炒），陳皮、木香、砂仁、良薑、枳殼（麩炒）各 6g，香附 9g（醋炒），吳萸 6g（炒），肉桂 3g，生薑 3 片，皇酒 1 盅。水煎服。

單方：桂心 90g，搗為細末，狗膽汁和丸，如櫻桃大，每服 2 丸，熱酒調下，不拘時服。

伏龍肝散：赤伏龍肝研細，每服 6g，溫酒調下，瀉出惡物，立止。

良桂湯：良薑、官桂各 6g，香附、鬱金各 9g，白朮 9g（土炒）、茯苓、半夏各 9g，廣木香 5g。水煎服。

五、產後食滯心胃痛

【主證】產後心胃疼痛，得食輒甚，噯腐食臭，脘腹脹滿，不欲飲食，大便不暢，舌苔厚膩，脈沉遲或弦滑。

【治法】宜消食理氣。

【方藥】

加味二陳湯：半夏、茯苓各 9g，陳皮、砂仁、木香

各 6g，甘草 3g，神麴、麥芽各 6g（炒）。水煎服。一方去麥芽、神麴，加白朮、良薑。

✳ 第十一節　產後脅痛證治

產後脅痛是指女性自覺一側或兩側脅肋疼痛而言。兩脅為肝膽之區，故脅痛多責之於肝膽氣鬱、血瘀和血虛。

治宜養肝、活血、養血為主。

一、產後氣鬱脅痛

【主證】產後脅痛，以脹為主，疼痛因情志波動而增減，胸悶太息，噯氣稍舒，苔薄，脈多弦。

【治法】宜疏肝理氣。

【方藥】

加減逍遙散：當歸 15g，白芍、柴胡、茯苓、花粉各 9g，甘草、薄荷各 3g，香附 9g（醋炒），枳殼 6g（麩炒），青皮（醋炒）6g，木香 5g。水煎服。

二、產後血瘀脅痛

【主證】產後脅痛如刺，固定不移，手不可按，入夜尤甚，舌質紫暗，脈沉澀。

【治法】宜祛瘀通絡，調氣養血。

【方藥】

元胡散：當歸、赤芍、生蒲黃、桂心、琥珀、紅花、元胡各等份。上以好醋浸一宿，焙乾為末，每服 9g，酒調服。

祛瘀通絡飲：歸尾 9g，川芎、紅花、香附（童便炒）各 6g，青皮、枳殼（麩炒）各 5g，桃仁 9g（去皮尖、

炒）。水煎，兌皇酒、童便服。

三、產後血虛脅痛

【主證】產後自覺脅痛，其痛悠悠不休，口乾心煩，舌淡紅少苔，脈象細弦。

【治法】宜調氣養血，柔肝止痛。

【方藥】

柴青四物湯：人參、甘草各 6g，青皮 6g（醋炒），熟地、當歸、白芍、川芎、柴胡各 9g。水煎服。

加減八珍湯：人參、川芎各 6g，白朮、茯苓、白芍、熟地各 9g，甘草 5g，當歸 15g，肉桂 3g。水煎服。

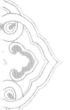

✳ 第十二節　產後腰痛證治

產後腰痛是指女性產後自覺腰痛不能轉側，四肢沉重，步履艱難。

本病產生，多因腎虛，因為胞胎繫於腎，腰是腎之府，產後勞傷腎氣，損傷胞絡。

主要原因：

一是氣滯血瘀，多因氣血運行不暢，絡脈受阻；

二是氣虛損，多因初產失血過多，自汗耗精損液，或因產後不慎調攝，房室傷腎等因，導致腎臟虛損，無能濡養經脈；

三是外感風寒，初產當風取涼，身勞汗多，風寒之邪趁虛入侵，影響氣血的正常運行。

治宜培補氣血固腎為先，如兼有外感風寒證，也宜在補養劑中稍加散風之品。

一、氣滯血瘀，產後腰痛

【主證】產後腰痛不可俯仰，痛如錐刺，痛處拒按，舌紫暗，脈沉澀。

【治法】宜活血逐瘀。

【方藥】

廣濟方：敗醬草 15g，當歸 21g，川芎、白芍各 9g，桂心 3g。水煎服。忌蔥。

活血飲：桃仁 9g（炒），紅花、廣地龍各 6g，當歸 15g，川芎 9g，肉桂 3g，沒藥 6g（去油）。水煎服。

如神散：延胡索、當歸、桂心各等份。為散，每次服 6g，日服 2 次。

二、氣血虛損，產後腰痛

【主證】產後腰痛，不能起立，痛時腰涼如坐水中，綿綿不斷，腰膝無力，舌淡紅，脈細弱。

【治法】宜補氣養血。

【方藥】

補氣養血湯：熟地、當歸、白芍各 15g，人參、白朮、茯苓、川芎各 10g，炙甘草、肉桂各 5g。水煎服。可加小茴香、破故紙。

坤科八珍湯：人參、炒白朮、茯苓、當歸、熟地、白芍各 16g，川芎、炙甘草各 6g。水煎服。加入川續斷、肉桂、杜仲、菟絲子補腎之品特效。

白朮煎：生白朮 30g。水煎服。

當歸黃蓍湯：當歸 90g，黃蓍、白芍各 60g。上為粗面，每服 12g，薑 3 片。水煎服。

青娥丸：胡桃仁 250g，破故紙 240g（酒浸，炒），杜仲 500g（薑汁炒去絲）。為細末，煉蜜為丸，淡醋湯送6g。

養血補腎湯：熟地、白芍、山藥、川斷、桑寄生各9g，當歸、菟絲子各 15g，川芎、故紙、茴香各 6g，杜仲 9g（炒），肉桂 3g。水煎服。

三、外感風寒，產後腰痛

【主證】產後腰背重痛，不能轉側，四肢沉重發麻，步履艱難，風甚痛時游走不定，甚則牽連兩腿，陰雨時加重，舌苔白膩，脈象沉緊。

【治法】宜活血散寒，溫經通絡。

【方藥】

桑寄生湯：獨活、川芎、酒芍、桂心、川斷、生薑、桑寄生各 2g，當歸、防風各 3g。以水 3 杯，煮取 1 杯半，空腹，分 2 次服。

養榮壯腎湯：當歸 6g，防風 2g，獨活、桂心、杜仲、續斷、桑寄生各 10g，生薑 3 片。水煎服。兩劑煎服後痛未止，屬腎虛，加熟地 9g。

❈ 第十三節　產後頭痛證治

產後頭痛是指病人一種自覺症狀，臨證多見，頭為諸陽之會，凡五臟精華之血，六腑清陽之氣，皆上會於此。

產生本病原因：

一是外感頭痛，多因初產失血，陰虛易下，陽虛易上升，產後起居不慎，坐臥當風，致使風邪外侵，上犯巔

頂，致令頭痛；

二是血虛頭痛，初產失血，血虛虛火上逆而致；

三是氣虛，清陽不升，濁陰不降，清竅不利而頭痛；

四是血瘀頭痛，素有宿疾，產後血滯，頭痛加劇。

【治法】外感頭痛，以疏風袪邪為主；內傷頭痛，血虛者養血袪風，氣虛者補氣袪風，血瘀者袪瘀止痛。

一、產後外感頭痛

【主證】產後頭痛不止，惡寒發熱，無汗，口不渴，苔薄白，脈浮緊。

【治法】宜袪風散寒。

【方藥】

歡喜散：黑芥穗 15g，防風、羌活各 45g，川烏頭、老川芎各 15g。共為細末，每服 2g，日服 2~3 次。

加味小柴胡湯：柴胡 15g，半夏、白芍、川芎各 9g，人參、甘草、防風、菊花各 6g，黃芩 9g（酒炒），細辛 3g，生薑 3 片，大棗 2 個。水煎服。

逍遙如意湯：當歸 15g，白芍、柴胡、花粉各 9g，陳皮、羌活、防風各 6g，生薑 4 片，薄荷 5g。水煎服。

二、產後血虛頭痛

【主證】產後頭痛，如細筋牽引，目澀，頭暈，心悸，下午夜間痛甚，舌淡，脈象虛芤。

【治法】宜養血散風。

【方藥】

加減四物湯：當歸 15g，川芎、熟地、黑芥穗各 9g，防風、川羌各 6g。水煎服。

加味芎歸湯：當歸 30g，川芎 21g，細辛 2g，辛夷 6g，蔓荊子 6g。水煎服。

歸芍養血湯：當歸 15g，白芍 12g，桂心 3g，黑芥穗 9g。水煎服。

一應煎：花粉、茯苓、川芎各 9g，獨活、防風、薄荷各 6g。水煎服。

藁本四物湯：當歸 15g，川芎、熟地、白芍（酒炒）各 9g，淫羊藿、藁本各 5g，細辛、炙甘草各 3g，呈酒 1 盅，童便 1 盅。水煎服。

芎歸蒼耳湯：當歸 15g，茯神 9g，棗仁 9g（炒），細辛、炙草各 3g，川芎、阿膠各 6g，蒼耳子 6g（炒）。水煎服。

三、產後氣虛頭痛

【主證】產後頭覺空痛，痛而畏寒，體倦，氣短，食慾不振，舌淡苔薄，脈虛細或虛大。

【治法】宜升陽補氣。

【方藥】

順氣和中湯：白朮、當歸、川芎各 9g，黃耆 15g，陳皮、柴胡、人參、蔓荊子各 6g，升麻、甘草、細辛各 3g。水煎服。

加味八珍湯：黨參、茯苓、黃耆、白芍、熟地各 9g，川芎、防風、羌活、獨活各 6g，當歸 9g，甘草 3g，生薑 3 片。水煎服。

四、產後血瘀頭痛

【主證】素有頭痛，產後痛劇，痛有定處，舌紫，脈

澀。

【治法】宜行血化瘀。

【方藥】

通竅活血湯：紅花、生薑、桃仁（炒）各 9g，赤芍 10g，川芎 6g，麝香 1g（沖服），大棗 7 個，蔥 6 根。用皇酒 250g，將前 7 味煎 1 盅去滓，入麝香，再煎 2 沸，臨臥服。

黑龍丹：當歸、五靈脂、川芎、良薑、熟地各 60g（銼碎入砂鍋內，紙筋鹽泥封鍋口，火煅過），百草霜 30g，硫黃、乳香各 6g，花蕊石、琥珀各 3g。共為細末，醋糊丸，如彈子大，每用一二丸，炭火煅紅，投入生薑自然汁浸粹，以童便合酒調服下。

第十四節　產後遍身疼痛證治

遍身疼痛是指女性產後的一種自覺症狀。產生本病的原因：一是血虛，多因產時失血過多，血脈空虛，不能榮養筋骨所致；二是外感風寒，多因初產之時，腠理開張，風寒侵襲中經入絡所導致。

治法總以養血為先，四物湯為首選方劑，如血不足以流通者，四物湯加黑薑、桃仁、紅花、澤蘭補兼運行。如痛而喜按，畏寒者，四物湯加入人參、白朮、黑薑補養自安。至於外感風寒，遍身疼痛如蟲行者，也宜在養血基礎上，稍加散風之品。

一、產後血虛遍身疼痛

【主證】產後惡露不絕而量多，遍身疼痛，拒按，腰

背不能轉側，手足不能動搖，身痛、頭痛，舌質紫，脈沉澀。

【治法】宜補血行滯。

【方藥】

加味四物湯：熟地、當歸各 15g，川芎、白芍、澤蘭各 9g，黑薑 3g，桃仁 9g（炒）。水煎服。

趕痛湯：當歸、官桂、白朮、黃蓍、獨活、牛膝、生薑各 15g，炙甘草、韭白各 10g。水煎服。加桑寄生 15g，尤佳。

二、產後外感風寒遍身疼痛

【主證】產後遍身疼痛，項強背沉，惡寒拘急，脈象浮緊。

【治法】宜養血祛風。

【方藥】

加味逍遙散：當歸 15g，白芍、柴胡、熟地、茯苓、白朮、川芎各 9g，甘草、薄荷各 3g，防風、獨活、羌活各 6g，生薑 3 片。水煎服。

養血止痛湯：川芎、桂枝、薑黃各 6g，當歸 15g，熟地、柴胡、黃蓍各 9g，炙甘草、木瓜各 3g，陳皮、羌活、靈仙、防風、秦艽各 5g，黨參 12g，生薑 3 片。水煎服。

✸ 第十五節　產後不語證治

產後不語是指女性分娩以後，忽然不能言語的症狀。本病原因：

一是氣血虛損，多因初產氣血運行不暢，血瘀上沖，

閉於心竅，神志不能明瞭，心通於舌，心氣虛，不能上通於舌，故舌強不語矣；

二是痰飲閉竅，產時熱痰上乘，閉塞心竅，痰盛脾虛不能運動舌本則不能語。

本病治法：氣血虛損者，以補氣養血，清心開竅為主；痰飲閉竅者，宜清痰開竅為主，切忌單獨行風攻痰。

一、產後氣血虛損不語

【主證】產後不能言語，體倦少食，面色無華，舌淡紅無苔，脈細小。

【治法】宜補養氣血，清心開竅。

【方藥】

七珍散：人參、石菖蒲、生地黃、川芎各 30g，細辛 10g，防風、硃砂（另研）各 6g。共為細末，每服 3g，薄荷煎湯調服。

臨床以散變為湯劑，原方加當歸、茯神、遠志、柏子仁等養血安神之品，效力更好。

補虛開語湯：人參、甘草、川芎、菖蒲、遠志各 6g，白朮、茯苓、白芍、生地、黃耆、鉤藤各 9g，當歸 15g。水煎服。

歸芍寄生湯：當歸、白芍、桑寄生、茯苓、花粉、麥冬、茯神各 9g，炙甘草 5g，菖蒲、遠志各 6g。水煎服。

開音煎：木通 6g，生地 12g，菖蒲 9g，訶子 15g。水煎服。

二、產後痰飲閉竅不語

【主證】初產頭身沉重，四肢睏倦麻木，素體肥胖，

痰涎壅甚，熱痰上乘，閉塞心竅，閉目不語，舌苔黃膩，脈滑。

【治法】宜清痰開竅。

【方藥】

加味二陳湯：陳皮、半夏、茯苓各 9g，甘草 5g，膽星 6g，黃連 5g，石菖蒲 6g，生薑 3 片。水煎服。

胡仙姑獨風散：生白礬不拘多少，為末，每服 3g，熱水調下。

產後不語，可按上述方法辨證施治。如思慮傷脾，倦怠少食，佐歸脾丸；氣血兩虛，內熱晡甚，佐八珍湯；脾虛生痰，食減嘔惡，佐六君子湯；腎虛酌合六味丸。如此對證治療，即可痊癒。

✳第十六節　產後譫語證治

產後語言顛倒，妄言譫語，如見鬼神者，稱為「產後譫語」。

本病原因：一是血瘀譫語，產後惡露瘀積於下，上沖攻心，引起神經錯亂，妄言譫語；二是血虛，多因產時失血過多，血不養心，神不守舍而致。

治宜養血逐瘀安神為主。

一、產後血瘀譫語

【主證】產時惡露不暢，瘀血於下，敗血沖心，語言顛倒，如見鬼神，有時腹痛拒按，舌質青紫或有斑點，脈實或虛大。

【治法】宜和血逐瘀。

【方藥】

奪命散：沒藥、血竭各 6g。共研細末，分為兩包。童便、皇酒煎沸沖藥末，先服 1 包，隔 4 小時再服 1 包，惡血即下。

小調經散：白芍、當歸、沒藥、琥珀、桂心各 6g，細辛、麝香各 2g。上為細末，每服 2g。薑汁溫酒各少許調服。

一靈三聖散：乾荷葉、生乾地黃、牡丹皮、生蒲黃（另研）各 6g。上前三味，煎濃湯調入蒲黃末，一服即定。

芎歸蜂房湯：當歸 9g，川芎、鬱金、元胡、香附（酒炒）各 6g，紅花、艾葉、血餘炭、殭蠶（炒）、蜂房（焙）各 5g。皇酒、童便為引，水煎服。

二、產後血虛譫語

妙香散：山藥、白茯苓、茯神、黃蓍、遠志各 30g，人參、桔梗、甘草各 15g，硃砂 9g，麝香 1g，木香 8g。共為細末，每服 6g，溫酒調服。或用當歸、熟地各 9g 煎湯沖服藥末。如用湯劑，去麝香，份量酌用。

柏子仁散：柏子仁（炒）、遠志、生地黃（焙）、人參、當歸、桑寄生、防風、琥珀（另研）、炙草各等份。共為細末，先用白羊心 1 個，切片，以水 3 盞，煮取清汁一半，入藥末 15g，煎至一半服。

烏金散：當歸、川芎、赤芍藥、熟地黃、白朮、遠志肉、茯神、羌活、酸棗仁各 10g，硃砂 2g（另研分 6 份）、防風、香附、半夏各 6g，白芷、陳皮各 5g，人

參、麥門冬各 3g，牛膝、天麻、全蠍、甘草各 3g。上藥共為粗末，作 2 服。薑 3 片，蔥 3 根，水煎取藥汁，沖硃砂六分之一，服用，每日 3 次。

✳ 第十七節　產後癲狂證治

產後精神錯亂，神志失常。癲則語無倫次，哭笑無時，不知穢潔，狂則罵人不避親疏，氣力異常，不畏水火，甚則登高逾垣，兩病常常相兼出現，故合併論述。

本病原因：一是氣滯血瘀，產時惡露不盡，或正在產時突受外驚，或七情所傷，氣亂瘀血上沖於心，昏悶發狂，如見鬼祟；二是氣血虛損，血虛神不守舍而致。

本病氣滯血滯者，宜理氣活血，化痰安神；氣血虛損者，則宜補養氣血，安神鎮驚。

一、產後氣滯血瘀癲狂

【主證】產時惡露不下或很少，神態失常，胡言亂語，自覺心煩，發狂之時，罵人不避親疏，失眠減食，大便不暢，舌質紫，脈象弦而有力。

【治法】宜舒肝養血，化痰安神。

【方藥】

定癲湯：當歸 15g，川芎 6g，白芍、柴胡、茯苓、花粉、清夏、大黃各 9g，炙甘草、薄荷各 3g，生薑 3 片。水煎服。

加味承氣湯：桃仁 24g，當歸、川軍、元明粉、朱茯神各 9g，五靈脂、枳殼、柴胡、鬱金各 6g，香附 9g（醋炒），川芎、川朴各 3g。水煎服。

如胸悶加代代花、佛手柑。

二、產後氣血虛損癲狂

【主證】惡露過多，語無倫次，喜笑不休，時而喃喃自語，面色無華，舌質淡紅，苔膩，脈虛數。

【治法】宜補氣養血，安神鎮驚。

【方藥】

加味八珍湯：人參、白朮、茯苓、白芍、熟地各9g，甘草、川芎、遠志各6g，當歸15g（炒），棗仁12g（炒），生薑5片。水煎服。

甘麥大棗湯：甘草30g，小麥40g，大棗10個。水煎服。

✳ 第十八節　產後驚悸怔忡證治

產後驚悸因驚恐而得，怔忡本無所驚，自覺心跳不安，兩種症狀常常並見，互相轉歸，故合併論之。

本病原因：

一是心血不足，產時失血過多，心中躁動不安，心主血脈，心血不足，則血失所養，不能藏神，故神不安而志不定，驚悸如人將捕，怔忡心跳不安；

二是陰虛火旺，女性產後思慮過度，或房事所傷，腎水虧損，水不濟火，陰虛火旺，虛火妄動上擾，則心神不安；

三是突受外驚，患者平素心虛膽怯，產時失血過多，或朦朧睡中突受外驚，心神不能自主。

本病心血不足者，宜養血安神；陰虛火旺者，宜滋陰

降火；突受外驚者，宜鎮驚安神。

一、產後心血不足驚悸怔忡

【主證】產後自覺心中空虛，驚悸怔忡不安，面色少華，夜寐不寧，舌紅，脈弱細或虛弦。

【治法】宜養血安神。

【方藥】

加味四物湯：當歸 15g，川芎、熟地、茯神各 9g，遠志 6g，棗仁、白芍、柏子仁各 9g（炒）。水煎服。

白茯苓散：白茯苓、人參、熟地黃各 45g，黃蓍、白芍、遠志（去心）、麥冬（去心）、桂心各 30g，石菖蒲、桑寄生各 22g。共為粗末，每服 24g，水一大杯半，生薑 5 片，大棗 3 個，竹葉 3~7 片，煎小一杯，去滓溫服，每日 2 次。

加味生脈散：人參、炙草、五味子各 6g，麥冬（去心）、歸身、生地、石菖蒲各 9g。豬心 1 個劈開。水 1.5kg，煎至 750g。去心入藥煎至 250g 食後服。病重者，再加阿膠、雞子黃尤效。

加減歸脾湯：人參 6g，茯苓、棗仁（炒）、麥冬、白朮、圓肉、黃蓍（炒）各 9g，當歸 15g，川芎、遠志、陳皮各 6g，炙甘草 5g，生薑 3 片。水煎服。如虛煩加竹茹 1 團；有痰加竹瀝、薑汁，或加柏子仁。一方茯苓易茯神，無川芎、陳皮、有木香。

遠志散：遠志（去心）、防風（去蘆）各 50g，當歸、茯神（去木）、酸棗仁（炒）、麥門冬（去心）、桑寄生、獨活（去蘆）各 30g，羚羊角屑 20g，桂心 10g，甘草 15g

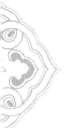

（炙）。上藥共研粗末，每次用藥末 15g，水煎服。

養心湯：人參、黃蓍（炙）、茯神、茯苓、半夏麴各
9g，當歸、川芎、遠志、柏子仁（去油）各 6g，肉桂、
炙甘草、五味子各 3g。水煎服。

二、產後陰虛火旺驚悸怔忡

【主證】產後心悸不安，心煩少寐，頭目不清，耳
鳴，舌紅、苔黃，脈數。

【治法】宜滋陰降火。

【方藥】

安心湯：當歸 15g，川芎、柴胡、花粉、黑梔子、遠
志各 6g，白芍、麥冬、茯苓、棗仁（炒）各 9g，甘草
3g。水煎服。

天王補心丸：人參（去蘆）、元參（炒）、丹參（微
炒）、白茯苓（去皮）各 60g，五味子 30g（炒）、遠志（去
心，炒）、桔梗各 15g，當歸身（酒洗）、天冬（去心）、
麥門冬（去心）、柏子仁（炒）、酸棗仁（炒）各 30g，生
地黃 120g（酒洗）。上藥共為細麵，煉蜜丸如梧桐子大，
硃砂 9g 為衣，空腹白滾湯下 9g，或龍眼肉湯下俱佳。忌
胡荽、大蒜、蘿蔔、魚腥、燒酒。

三、產後突受外驚驚悸怔忡

【主證】產後驚悸煩亂，坐臥不安，怔忡不寐，多夢
紛紜，或驚魘而醒，脈浮而弱。

【治法】宜鎮驚安神。

【方藥】

龍齒四物湯：牡蠣 30g（煆），龍齒、當歸各 15g，

川芎、白芍、熟地各 9g。水煎服。

鎮脈湯：龍骨、牡蠣各 12g，麥冬 15g，人參 6g，五味子 9g。水煎服。

✳ 第十九節　產後失眠證治

產後失眠主要就是不能睡覺，古書稱為「不寐」或「不得臥」。本病原因：

一是心脾血虧，素體陰血不足，產時惡露過多，消耗血液，血虛不能養脾，脾虛不能化生精微，致以心神不安，而成失眠；

二是心膽氣虛，產時失血過多，血虛不能養心，心膽虛怯，遇事易驚，神魂不安，導致失眠。

本病治法：補養心血，鎮靜安神為主。

一、產後心脾血虧失眠

【主證】產後多夢易醒，心悸不安，體倦神疲，飲食無味，面色少華，舌質淡，苔薄白，脈細弱或澀。

【治法】宜補養心脾。

【方藥】

陳茹歸脾湯：人參、茯苓、棗仁（炒）、麥冬、竹茹、白朮（炒）、圓肉各 9g，黃蓍、當歸各 15g，川芎、遠志、陳皮各 6g，炙甘草 5g，生薑 4 片。水煎服。

四物湯加味：當歸 15g，白芍 12g（酒炒），熟地 12g，川芎 9g，黃連 3g（炒），棗仁 15g（炒）。水煎服。

復脈湯：炙甘草、阿膠、生薑、麥冬、麻仁各 9g，大棗 6 個，生地 30g，桂枝、人參各 6g。白酒為引，水煎服。

二、產後心膽氣虛失眠

【主證】產後經常膽怯，害怕響動，失眠多夢，舌質淡，苔薄膩，脈弦細。

【治法】宜養心鎮驚。

【方藥】

酸棗仁湯：棗仁 15g（炒），甘草、川芎各 3g，知母 6g，茯苓 9g。水煎服。

安神定志丸：茯苓、茯神、遠志、人參、石菖蒲、龍齒、半夏、陳皮、竹茹、炒枳殼各 30g。共研細麵，煉蜜為丸，每丸 6g，每次服 1 丸，每日 3 次。

第二十節　產後虛煩證治

產後虛煩是指女性產後心煩短氣的症狀。本病原因：

一是血虛，多因產時失血過多，氣無所附，逆上化火而虛煩；

二是血瘀，惡露不盡，上奔心胸而致。

治療本病不同於尋常治諸虛煩熱，用竹葉石膏湯、溫膽湯之類，而必須在血分中求治，血虛者，宜養血滋液，血瘀者，宜行血逐瘀。

一、產後血虛虛煩

【主證】產後惡露過多，短氣心煩，頭痛自汗，面色蒼白，無華，舌淡紅，脈細數。

【治法】宜養血滋液。

【方藥】

加味四物湯：生地 15g，川芎、白芍、當歸、遠志

（炒）各 6g，茯神 9g。水煎服。

人參當歸湯：人參、當歸、熟地黃、麥門冬（去心）、肉桂各 6g，白芍 8g（炒）。上藥用水 500ml，粳米 10g，竹葉 10 片，煎至 100ml，食遠服。血熱甚者加生地黃 6g。

竹葉湯：竹葉（細切）、麥門冬（去心）、小麥、甘草各 30g，生薑 6g，大棗 12 個。以水 500ml 煮竹葉，煮至 300ml，去渣納餘藥，煮取 150ml，去渣溫服。虛悸加人參 6g，少氣力，加糯米 20g。

養血滋液湯：生地 15g，當歸、白芍、麥門冬、茯苓各 9g，川芎、五味子、黑梔子各 6g。水煎服。

二、產後血瘀虛煩

【**主證**】產後虛煩短氣，心腹脹滿，時發煩躁，舌紫暗，脈弦澀。

【**治法**】宜行血逐瘀。

【**方藥**】

金黃散：元胡、蒲黃各 15g，桂心 7g。共為細末，烏梅煎湯調下 6g。

荷葉散：荷葉、延胡索各 60g，鮮地黃汁 100ml。用水 200ml，煮二味取 150ml，下元胡粉 6g，分 3 服，空心服，忌肉食 1 日。

川芎散：川芎、白芍、枳殼、生乾地黃各等份。共為末，溫皇酒調服藥末 10g，日二服。

單方：治產後瘀血攻心或下血不止，胸悶，面青，冷氣欲絕。用山羊血 1 盞頓服。若不定，更服立效。

✳ 第二十一節　產後發渴證治

產後發渴是指女性產後舌燥咽乾而渴的症狀。本病原因：

一是氣虛，初產自汗，衛氣不固，氣虛不能化生津液，津液不足而發渴；

二是血虛，平素血虛，產時再度失血，致使血虛不能濡養周身，虛火上炎而口渴；

三是氣血虛損，津液短少，口乾而發渴。

治法宜益氣生津，養血助液，不可誤為口渴即火，而用芩、連、梔、柏苦寒降火之藥。

一、產後氣虛發渴

【主證】產後舌燥咽乾，心煩發渴，自汗，面色蒼白，舌淡，脈虛大。

【治法】宜益氣生津。

【方藥】

參麥飲：人參 6g，麥冬 15g。水煎服。

助氣生津湯：人參 6g，白朮、茯苓、麥冬、石斛、沙參各 9g，甘草 3g。水煎服。

千金竹葉湯：竹葉 10g，人參、茯苓、甘草各 6g，小麥 15g，麥冬 9g，大棗 4 個。水煎服。

竹葉歸耆湯：竹葉 6g，黃耆、人參、白朮、當歸各 9g，麥冬 6g，甘草 3g（炙）。水煎服。

二、產後血虛發渴

【主證】產後惡露過多，面色蒼白無華，心煩口渴，

有時發熱，甚則飲水不止，舌尖紅，脈細數或虛大。

【治法】宜補血養陰。

【方藥】

麥冬止渴湯：生地、當歸、茯苓各 9g，川芎、防風、薄荷各 3g，白芍 9g（酒炒），梔子 6g（炒黑），地骨皮、丹皮、甘草各 6g，花粉 9g，麥門冬 15g。水煎服。

麥味四物湯：當歸 9g（酒洗），川芎 6g，白芍、知母、五味子、茯苓各 9g，生地 15g，黃耆 9g（蜜水炒），甘草 5g，麥冬 12g。水煎服。

產寶方：蘆根 15g，麥門冬 10g，瓜蔞根、人參、茯苓、甘草各 9g，大棗 4 個。水煎服。

瓜蔞根湯：瓜蔞根 12g，麥門冬（去心）、人參各 9g，生地黃、甘草各 6g，土瓜根（即黃瓜根）10g，大棗 24g。水煎服。

三、產後氣血虛損發渴

【主證】產後發渴，四肢無力，飲食無味，頭眩腳弱，或朝寒暮熱，肚腹作痛，舌淡，無苔，脈細弱。

【治法】宜補氣養血。

【方藥】

加味八珍湯：黨參 15g，白朮、茯苓、當歸、川芎、白芍、熟地、麥冬、黃耆各 9g，五味子 6g，甘草 5g。水煎服。

熟地黃湯：熟地黃 15g（酒洗），人參、麥冬（去心）各 6g，瓜蔞根 12g，炙甘草 2g，生薑 3 片，大棗 2 個。水煎服。

✳ 第二十二節　產後自汗證治

女性產後，微微自汗，乃榮衛調和健康之象。所謂產後自汗是指不用發汗藥物或其他刺激因素自然汗出不止者。本病產生，多因產時失血陰虛，衛氣不固，津液外洩所致。自汗嚴重證候有兩種：

一是單獨面部出汗的浮陽上越；

二是自上而下全身大汗不止的陰虛亡陽證。

治療本病宜益氣固表，固脫回陽。

【主證】產後自汗不止，體倦懶言，氣短心悸，舌淡白，無苔，脈浮虛。

【治法】宜益氣固表。

【方藥】

參蓍湯：黃蓍 15g（炙），人參、白朮、茯苓、麥冬、當歸、熟地各 9g，牡蠣 12g（煅），防風 3g，浮小麥 1 把。水煎服。如心悸加棗仁。

歸薑湯：當歸 30g，黑薑 5g，棗仁 15g（炒）。水煎服。有瘀腹痛加川芎，失血量多加炒黑芥穗。

黃蓍湯：黃蓍 15g，白朮、熟地、白芍、茯苓、麥冬各 9g，防風 3g，炙草 5g，大棗 1 個。水煎服。

參蓍止汗湯：人參 6g，黃蓍 15g，棗仁（炒）、當歸、白芍、茯苓、白朮、麥冬各 9g，甘草、柴胡各 3g。水煎服。

麻黃根散：當歸、黃蓍（炒）、麻黃根、牡蠣粉、人參、甘草（炙）各等份。上藥共研末，每服 12g。水煎服。

參附湯：人參 30g，附子（炮）15g，生薑 3 片，大棗 2 個。水煎服。

✳ 第二十三節　產後盜汗證治

女性產後，睡時汗液竊出，醒後即收，收後不惡寒，反覺煩熱的症狀，稱為「產後盜汗」。本病多由陰虛熱憂，心液不能斂藏所致。

治宜養陰清熱。

【主證】產後盜汗不止，五心煩熱，口乾咽燥，或怔忡不寐，小便短少，舌紅，脈細數。

【治法】宜養陰斂汗。

【方藥】

歸蓍和中湯：黃蓍 9g（炙），當歸 15g，生地、麥冬、川芎、茯神、乾葛炭、黑芥穗各 6g，棗仁 9g（炒）。水煎，兌童便服。

盜汗八寶湯：黃蓍、白朮、茯苓、川芎、當歸、熟地各 9g，人參 6g，乾薑 3g。水煎服。

當歸二黃湯：當歸、黃蓍各 30g，麻黃根 15g。共研粗末，每次用藥末 9g，水煎服。

牡蠣湯：牡蠣（煅）、黃蓍、熟地各 15g。水煎服。

加味地黃湯：熟地 24g，山藥、山萸各 12g，丹皮、雲苓、澤瀉、白芍、浮小麥各 9g，牡蠣 12g（煅）。水煎服。

歸參湯：當歸 15g，人參、山萸、枸杞子、何首烏（酒炒）、阿膠珠各 6g，焦白朮 5g。水煎服。

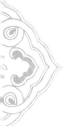

當歸六黃湯：當歸、生地黃、熟地黃各 9g，黃連、黃芩、黃柏各 5g（炒黑），黃蓍 15g。水煎服。

✳ 第二十四節　產後腹脹證治

女性產後腹脹滿，嘔吐不定的症狀，稱為「產後腹脹」。本病原因：

一是敗血乘脾，多因初產惡露不爽，敗血乘於脾胃，脾受之，則不能化生精微，胃受之則不能受納水穀，而成腹脹嘔吐；

二是脾胃虛弱，病人平素脾胃就不健運，初產飲食停滯，或傷食之病專治消導不知補脾，便秘之症專主攻下而不知養血等等原因，導致腹脹。

本病治法：因敗血乘脾而致的腹脹，用抵聖湯逐瘀行血，和胃益氣為主；如無敗血而致的腹脹，多與脾虛有關，即可益氣健脾，消食化滯。

一、產後敗血乘脾腹脹

【主證】產後惡露不爽，腹脹滿悶，嘔吐不定，舌正常或略紫，脈澀。

【治法】宜逐瘀行血，和胃益氣。

【方藥】

抵聖湯：赤芍、半夏、澤蘭葉、陳皮各 9g，人參 6g，炙甘草 5g，生薑 3 片。水煎溫服。惡露過多者，去澤蘭、赤芍，倍加陳皮、生薑。

理脹生化湯：當歸 30g，川芎 15g，黑薑 5g，桃仁 9g（炒），炙草 3g，陳皮 6g，半夏、澤蘭各 9g。水煎服。

二、產後脾胃虛弱腹脹

【主證】產後腹脹嘔吐，食減胸悶，舌正常，苔厚膩，脈虛緩而弱。

【治法】宜補脾健胃，消食止脹。

【方藥】

加味六君子湯：黨參 15g，白朮（土炒）、茯苓、陳皮、半夏各 9g，川朴 6g，薑 3 片，炙甘草 3g。水煎服。

調肝理脹湯：當歸、白芍、茯苓各 9g，柴胡、澤瀉、車前子各 6g，白朮 9g（土炒），吳茱萸 6g（炒），乾薑 3g（炮），生薑 3 片。水煎服。

如產後大便不通，誤服大黃等藥，致成膨脹，可用下方。

養生化滯湯：人參、茯苓、川芎、白芍（炒）各 3g，當歸 12g，桃仁 10 粒（去皮尖），陳皮 2g，香附、炙草各 1g。水煎服。

✳ 第二十五節　產後浮腫證治

產後頭面、目窠、四肢、腹部，甚至全身浮腫，或兼有氣喘咳嗽，胸膈不利等症狀稱為「產後浮腫」。本病原因：一是血腫，多因初產敗血乘虛停積，循經流入四肢，留淫日深，卻還不得，腐壞如水，故令面黃，四肢浮腫；

二是風腫，產後體虛，感受風邪，榮衛流通不暢，風邪直達頭巔，故頭面浮腫較甚；

三是氣腫，脾氣虛損，素有水飲，中焦氣滯，人身營衛之氣，通則平，氣不通暢，脾不健運，不能升清降濁，

而致浮腫；

四是水腫，因三焦氣化不暢所致。

本病治療：上身浮腫易發汗，下肢浮腫應利小便，也可適當選化瘀、健脾、補腎、溫陽以及攻補兼施等法。

一、產後血腫

【主證】產後惡露不淨，遍身青腫，皮如熟李，舌質略紫，脈沉澀。

【治法】宜行血和血，溫通化瘀。

【方藥】

和血消腫飲：茯苓、白朮、車前子（另包）各 9g，澤瀉 6g，木通、陳皮各 5g，桃仁 9g（炒），甘草 3g。水煎服。

二、產後外感浮腫

【主證】產後浮腫，面目四肢嚴重，或伴有寒熱頭痛，不出汗，舌淡，苔薄白，脈浮弦。

【治法】宜補氣養血，祛邪外達。

【方藥】

加減八珍湯：熟地、茯苓、白朮、黨參、黃蓍各 9g，當歸 15g，川芎、防風各 6g，甘草 3g，川羌活、獨活各 6g，生薑 3 片。水煎服。

逍遙去風湯：當歸 15g，川芎、柴胡、茯苓、花粉各 9g，甘草 3g，白芍 9g（酒炒），薄荷、獨活、防風、羌活各 6g，生薑 5 片。水煎服。

三、產後氣腫

【主證】產後浮腫初微，心胸脹滿，咳嗽氣喘，脈弦。

【治法】宜理氣健脾。

【方藥】枳朮湯：枳實 15g（麩炒），白朮 15g（土炒）。水煎服。

單方：陳皮不拘多少，為末，每服 6g，酒調下。

平胃消腫湯：蒼朮 15g（炒），川朴 9g，陳皮、砂仁各 6g，甘草 3g，香附 9g（醋炒），枳實 6g（麩炒），生薑 3 片。水煎服。

正脾散：莪朮、香附、尚杳、炙草、陳皮各等份。共為細末，每服 6g，燈心、木通湯下。

理氣六皮飲：五加皮、陳皮、桑皮、大腹皮各 9g，生薑皮、沉香各 5g，枳殼 6g（麩炒），赤苓皮 12g，澤瀉、豬苓各 6g，車前子 9g（炒，另包）。水煎服。

四、產後水腫

【主證】產後腿腳浮腫嚴重，多有咳嗽，小便不利，皮膚明亮，手按不起，脈沉濡。

【治法】宜理氣健脾，行水利尿。

【方藥】

加減茯苓導水湯：茯苓 9g，木香 5g，木瓜、檳榔、大腹皮、豬苓、澤瀉、枳殼、陳皮、防己、木通各 6g，白朮、香附、桃仁、桑皮各 9g，生薑皮 3g。水煎服。

仙姑腫脹方：澤蘭葉、防己各等份。共為細末，每服 6g，溫酒調下。不飲酒者，醋湯調下也可。

※ 第二十六節　產後咳嗽證治

女性產後，咳嗽吐痰，胸悶氣喘，發熱頭痛，甚則小

便次數頻繁，難以約束，稱為「產後咳嗽」。

本病原因：

一是瘀血上攻，流入肺經而致；

二是外感受邪，因肺主氣，又主皮毛，產後肺氣虛損，腠理不密，外邪侵入肺金所致；

三是初產失血傷陰，陰虛火旺，上灼肺金而致。

產後咳嗽，雖多氣分之病，初產之時也應治療其血，早有「痰瘀同源」之說，所以對瘀血上攻證，宜生新逐瘀，痰瘀同治，瘀去肺安而嗽止；外感之證，宜分別病因，疏風解表，宣肺止嗽；陰虛火旺者，宜潤肺滋陰，益腎降火。

一、產後瘀血上攻咳嗽

【主證】產後咳嗽，惡露見少，腹痛有塊，甚則疼痛，脈沉澀。

【治法】宜生新逐瘀。

【方藥】

加味生化湯：當歸 30g，川芎 18g，炮薑 3g，桃仁 9g（去皮尖，炒），炙甘草 6g，益母草 9g。水煎，兌童便服。

二陳生化湯：陳皮、半夏、當歸各 6g，女貞子 5g（炒），炙甘草、紅花、桑皮（炙）、桃仁（炒）各 3g，川芎 5g，紫菀 5g（炙）。皇酒、童便為引，水煎服。

二、產後外感受邪咳嗽

【主證】咳嗽多痰，小便頻數，胸滿喘促，痰涎壅盛，鼻塞聲重，無汗頭痛，苔白，脈浮緊。

【治法】宜疏風解表，宣肺止嗽。

【方藥】

止嗽湯：當歸、白芍、柴胡、茯苓、花粉、麥冬各9g，甘草3g，五味子6g，紫菀9g（炙），生薑3片。水煎服。痰多加半夏、貝母、薏仁。

加味甘橘湯：甘草、柴胡、麥冬、桔梗、貝母、茯苓各9g，枳殼6g（麩炒），款冬花9g（蜜炙），五味子5g，竹葉15片。水煎服。

桑貝芎歸清肺湯：前胡、紫菀、貝母（去心）、桑白皮（炙）、茯苓、當歸、川芎、乾葛、紫蘇各6g。水煎服。

橘紅半夏湯：當歸9g，橘紅、半夏、膽南星各6g，冬花、旋覆花、白芥子（炒、研）、蘇子（炒、研）各5g，桔梗、紅花各3g，香附6g（薑汁炒）。水煎服。

天冬飲：前胡、五味子、款冬花各9g，枳殼6g（炒），杏仁9g（炒），防風5g，天冬、橘紅各6g。水煎服。

三、產後陰虛咳嗽

【主證】產後咳嗽聲啞，吐痰帶血，咽喉乾痛，大便乾結，口苦，午後發熱，舌紅無苔，脈細弦。

【治法】宜補肺滋陰，益腎降火。

【方藥】

麥味地黃湯：熟地12g，山藥、山萸、茯苓、麥冬、五味子各9g，澤瀉、丹皮各6g。水煎服。

✳ 第二十七節　產後泄瀉證治

產後大便次數增多，糞便或如水液，或為溏便，或完穀不化，或兼有腹痛嘔吐，但糞便中不挾膿帶血的症狀，

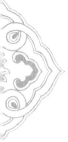

稱為「產後泄瀉」。

本病產生多因產後腸胃虛弱，外感時邪，或內傷生冷食物所致。臨床常見有血瀉、脾瀉、腎瀉、食瀉、寒瀉、濕瀉等證型。

一、產後血瀉

【主證】產後惡露不爽，腫塊未消，腹痛拒按，泄瀉，舌質正常或略紫，脈澀。

【治法】宜行血健脾。

【方藥】

蓮子生化湯：川芎、茯苓各 6g，當歸 12g（黃土炒），炮薑 2g，桃仁 10 粒（去皮尖），炙甘草 2g，蓮肉 10 個（去心）。水煎服。

驗方：豬肝 1 具，茯苓、白朮各 15g，桔梗、通草各 9g。將上藥和豬肝放鍋內加水煮熟，濾去藥渣，隨時吃豬肝，喝藥湯。

二、產後脾瀉

【主證】產後腹瀉，欲便不暢，便清水或完穀不化，面色萎黃，四肢倦怠，脘腹脹滿，不思飲食，有時嘔吐，舌質淡白胖嫩，苔薄白膩，脈緩弱。

【治法】宜溫運脾陽。

【方藥】

加味六君子湯：黨參 15g，白朮 9g（土炒），茯苓 9g，炙甘草 5g，陳皮、肉蔻（煨）各 6g，半夏 9g，補骨脂 6g（炒），生薑 3 片，大棗 2 個。水煎服。

香砂歸芍湯：當歸 9g（土炒），白芍 9g，茯苓 6g，

香附（炒）、川朴、砂仁、豬苓各 5g，訶子肉 3g，生薑 3片，大棗 1 個。水煎服。

歸朮湯：當歸、白朮各 9g（土炒），人參、澤瀉、橘紅、山楂（炒）各 6g，肉蔻 5g（煨），神麴 5g（炒）。水煎服。

益氣飲：黨參 15g，白朮 12g（土炒），茯苓、黃蓍各 9g，炙甘草、柴胡、升麻各 3g，陳皮、澤瀉各 6g，生薑 5 片，白芍 9g（酒炒），大棗 2 個。水煎服。

培土湯：黨參 15g，白朮 12g（土炒），茯苓、半夏、山藥各 9g，炙甘草、陳皮、砂仁各 6g，炮薑、藿香各 5g，生薑 3 片，大棗 1 個。水煎服。

三、產後腎瀉

【主證】產後泄瀉多發作於黎明，俗稱「雞鳴瀉」。當臍作痛，痛連腰背，舌質光紅，裂紋，或苔薄中剝，脈沉弱。

【治法】宜溫腎止瀉。

【方藥】

加味四神丸：補骨脂、肉荳蔻各 10g，吳茱萸 5g，五味子、炒白朮、茯苓、人參各 6g，炙甘草 3g。水煎服。

四、產後食瀉

【主證】產後泄瀉，噯氣腐臭，胸腹脹滿，腹痛即瀉，瀉後痛減，舌質正常，苔多厚腐，脈滑。

【治法】宜消導止瀉。

【方藥】

寧胃湯：蒼朮、山楂各 9g（炒），陳皮、砂仁、神麴

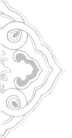
武當道醫 婦科臨症靈方妙法

（炒）各 6g，乾薑 5g，生薑 3 片，大棗 2 個。水煎服。冷熱不思飲食加白朮、茯苓；大便不利加川軍、桃仁；肚腹脹滿加木香、檳榔。

五、產後寒瀉

【主證】產後瀉如鴨糞，澄沏清冷，或完穀不化，怯寒，腹痛陣作，綿綿而喜熱手按，小便清利，舌質淡胖嫩，苔白潤，脈遲。

【治法】宜溫中健脾。

【方藥】

加味君子湯：人參、陳皮各 6g，白朮 9g（土炒）、茯苓、半夏各 9g，炙草、炮薑各 5g，附子、肉桂各 3g，生薑 3 片，大棗 2 個。水煎服。

理中湯：茯苓、白朮、白芍、乾薑各 10g。水煎服。如腸鳴血瀉，屬真陽不足，原方加附子。

六、產後濕瀉

【主證】產後瀉肚，多呈水樣，周身睏倦，腹滿脹痛，腸鳴，小便不利，苔白膩，脈濡數。

【治法】宜滲濕利水。

【方藥】

補氣除濕湯：人參、炙草、陳皮、澤瀉各 6g，白朮 9g（土炒）、茯苓、半夏、車前子（另包）各 9g，生薑 3 片，大棗 2 個。水煎服。

加味胃苓湯：蒼朮、炒白朮、厚朴各 10g，半夏、陳皮、薏米仁各 15g，豬茯苓、白茯苓各 9g。水煎服。

✳ 第二十八節　產後嘔吐證治

女性產後，胸滿氣逆，嘔吐不止的症狀，稱為產後嘔吐。本病原因：

一是血瘀，由於產後惡露不少，敗血乘虛散入脾胃，不能運化；二是胃寒，或生冷食物傷胃所致；三是氣鬱，情志失調，肝木橫逆，乘侵脾土，食隨氣逆，導致嘔吐；四是食滯，宿食停滯中州，脾不健運，上逆而為嘔吐。

治療本病，首先注意惡露之多少，照顧全面，才不會發生其他病變。

一、產後血瘀嘔吐

【主證】產後惡露下少，嘔吐，時有腹痛，舌質略暗紫，脈沉澀。

【治法】宜行血活血，健胃止嘔。

【方藥】

加味生化湯：當歸 21g，川芎、五靈脂各 9g，桃仁 6g（炒），炮薑、官桂各 3g，炙草 5g，香附 9g（醋炒），砂仁 6g。水煎服。一方用生化湯原方加陳皮、半夏、砂仁、肉桂。

加減生化湯：當歸 30g（酒炒），川芎、山楂炭各 6g，炮薑、桃仁各 3g，皇酒 1 盅。水煎服。

二、產後胃寒嘔吐

【主證】產後嘔吐清水，喜熱惡寒，胸脘飽悶，不思飲食，心中懊惱，嘈雜吐酸，四肢清冷，舌質淡，苔薄白，脈象沉遲。

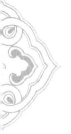

武當道醫婦科臨症靈方妙法

【治法】宜健脾消食，溫胃降逆。

【方藥】

養胃止吐湯：陳皮、半夏、茯苓、白朮（土炒）各9g，藿香5g，砂仁、人參、神麴（炒）各6g，當歸9g（酒洗），炙甘草5g，生薑5片。水煎服。

香砂六君子湯：人參、白朮、茯苓各10g，半夏、陳皮、砂仁、香附子各6g，炙甘草3g，水煎服。

三、產後氣鬱嘔吐

【主證】產後嘔吐酸水，或苦水，胸悶、脅脹，發冷發燒，頭痛，呃逆頻繁，苔白，脈沉弦。

【治法】宜疏肝理氣止嘔。

【方藥】

變通逍遙散：當歸、白芍、白朮各10g，柴胡、黃芩、薄荷各6g，山梔3g，炙草5g。水煎服。加沉香、枳殼、木香、砂仁等。

四、產後食滯嘔吐

【主證】產後嘔吐酸腐，或食入腹痛，胸滿不思飲食，舌質正常，苔根厚膩，脈沉伏或滑數。

【治法】宜消食導滯。

【方藥】

胃寧湯：蒼朮、山楂各9g，陳皮、厚朴、砂仁、神麴各6g，乾薑、炙甘草各3g，生薑4片，大棗2個。水煎服。

橘紅半夏湯：橘紅30g，半夏、炙草各15g，藿香90g。為末。每服15g，加生薑3片。水煎服。

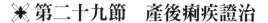

✳ 第二十九節　產後痢疾證治

產後下痢赤白，裏急後重，臍腹疼痛的症狀，稱為「產後痢疾」，俗為「產子痢」。本病產生，多因生產勞傷，臟腑不足，飲食不調，誤食生冷，或因行起太早，風冷乘虛客於腸胃，不能消化，輕者泄瀉，重則變痢。虛寒者，下痢色白，或多黏液，或如魚腦；濕熱者，下痢多赤黃，或為純血，名為血痢或亦痢；還有下痢赤白，寒熱相搏，挾膿帶血。辨證分型常見虛寒痢、濕熱痢、赤白痢。

一、產後虛寒痢疾

【主證】產後下痢稀薄，腹痛色白，或多黏液，或清稀澄沏如鴨糞，舌質淡，苔白膩，脈沉細而弱。

【治法】宜溫補下元，止痢固脫。

【方藥】

薑砂調中湯：炮薑、川芎、神麴各 6g，砂仁 3g，當歸、山楂（炒）各 9g，木香、車前各 5g。水煎服。

加味六君子湯：人參、陳皮、木香、肉蔻（煨）各 6g，白朮、茯苓、半夏各 9g，炙甘草 5g，炮薑 3g。水煎服。

真人養臟湯：人參 10g（去蘆），當歸、白朮各 18g，白芍藥 20g，肉荳蔻（面裹煨）15g，肉桂（去粗皮）10g，炙甘草 10g，木香 10g，訶子皮 10g，罌粟殼（去蒂萼，蜜炙）6g。水煎服，忌生冷、油膩食品。

二、產後濕熱痢疾

【主證】產後下痢赤黃，稠黏有臭氣，腹痛，裏急後重，小便少，舌紅，苔膩微黃，脈滑數。

【治法】宜清熱解毒。

【方藥】

香苓生化湯：川芎 6g，當歸 15g，炙甘草 2g，桃仁（去皮尖）10 粒，茯苓 3g，陳皮 2g，木香 3g。水煎服。如紅痢腹痛加砂仁 1g，7 日外可加白芍、黃連（炒）、蓮肉、製厚朴。

伏龍肝湯丸：山楂肉 30g（炮黑），黑糖 60g（熬枯）。二味一半為丸，一半為末，用伏龍肝 60g，煎湯代水，煎前藥末 6g，日三夜二服，一晝夜令盡。氣虛加人參 6g；虛寒加炮薑、肉桂、茯苓、炙甘草；兼感風寒加蔥白、香豉；膈氣不舒，加沉香 3g。

升麻止痢湯：當歸 15g，川芎 6g，紅花、澤瀉各 5g，升麻 9g，元胡 3g（醋炒），木香 3g。皇酒、童便為引，水煎，外用馬齒莧 1 撮搗爛取汁半酒盅，入藥調服。

槐連四物湯：當歸、川芎、赤芍（炒）、生地黃、槐花（炒）、黃連（炒）各 3g，粟殼（去蒂、蜜炙）2g。水煎服。

加味四物湯：當歸、白芍、熟地、阿膠、黑地榆各 9g，川芎、血餘炭、海螵蛸各 6g。水煎服。

三、產後赤白痢疾

【主證】產後痢下赤白，裏急後重，腹痛，身有寒熱，口渴而苦，舌苔黃膩，或白而厚，脈象滑數，或濡緩。

【治法】宜清熱止劑。

【方藥】

當歸芍藥湯：當歸、白芍、茯苓、白朮各 15g，澤

瀉、黃芩、黃連各 9g，甘草、檳榔、木香各 6g。水煎服。白痢加黨參，大便不暢加大黃；不思飲食，加焦楂、神麴；氣不舒，加枳殼；食積凝滯加萊菔子、厚朴。

單方：鮮車前子 120g，搗爛絞汁，溫服。

治痢奇效湯：川連、厚朴各 6g，黃芩、白芍、焦楂各 9g，枳殼 5g（麩炒），檳榔、當歸、桃仁、甘草各 3g，紅花 2g（酒洗），地榆 3g（炒），木香 6g。水煎服。單純白痢去桃仁、紅花、地榆，加橘紅 3g，澀滯太甚加大黃 6g。

急救湯：木香、檳榔、甘草各 6g，白芍 15g，阿膠（烊化）、熟地、當歸各 9g，艾葉 5g（炒）。水煎服。

歸芍止痢湯：當歸、白芍各 15g，木香、大黃各 6g，紅花、乾薑各 3g，萊菔子 5g，川厚朴 6g。水煎服。

✳ 第三十節　產後中暑證治

產後中暑，是指婦人產後神昏譫語，口乾舌燥，頭暈，頭痛，乍冷乍熱，身痛腹痛，重則四肢抽搐，或者局部浮腫，舌質紅，苔黃膩，脈象浮數，或洪數。

此病發生在夏令，農村患者較多，多因初產俗例怕風，門窗緊閉，頭紮布巾，身居產室太暖，不能適宜炎夏之氣溫，因之為暑邪所傷。

本病治宜清暑熱，保津液為主，病人宜在通風涼爽之地。

單方：好西瓜，讓病人儘量食之。

加減逍遙散：知母、白芍、茯苓、花粉、麥冬各 9g，柴胡、薄荷、甘草各 6g，生石膏 30g。水煎服。

大清瘟飲：生地、元參、麥冬、連翹、花粉各 9g，桔梗、黃芩、知母、薄荷、殭蠶、梔子、菊花、甘草各 6g。水煎服。

加味香薷飲：金銀花、白扁豆各 15g，連翹、川厚朴、香薷各 9g。水煎涼服。

✳ 第三十一節　產後大冷不止證治

產後忽然大冷不止，多因氣血雙虛，外感風寒所致，治宜養血理氣解表為主。

師傳香蘇飲：香附 15g（醋炒），當歸 15g，紫蘇、陳皮、川芎、柴胡各 9g，甘草 6g。水煎服。

✳ 第三十二節　產後痿證證治

產後痿證，是指女性產後肢體筋脈弛緩，手足痿軟無力，頭昏目眩，心悸失眠等症而言。患者肢體外觀大多瘦削枯痿，不能隨意行走為多見，臨床不難辨認。

本病產生，多因婦人產後失血過多，氣血虧損太甚，血少不能濡養筋骨所致。

治宜雙補氣血，養肝益腎為主。

鹿角膠丸：鹿角霜、熟地、人參、牛膝、茯苓、菟絲子、白朮、杜仲、龜板、當歸、虎骨各等份，為丸（中成藥）。

筆者方：成藥「仙靈骨寶」配「大活絡丸」治療 3 例，均痊癒。

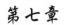

第七章

乳房病證治

歌曰：乳房疾病治不難，疾病名稱要記全。

乳汁不行名缺乳，乳汁自出乳泣然。

乳癰乳癤並乳懸，乳部濕瘍與奶癬。

乳頭破裂疼痛難，乳癆難癒病程長。

乳岩兇殘不一般，病因治法細細談。

乳房一名來由已久，早在《黃帝內經素問·刺禁論》篇中，記載有「……刺乳上、中乳房，為腫根蝕」的論述，可見我們祖先在二千多年前對乳房疾病防治就有一定經驗。

乳房病是女性們一種常見外科病，它包括：乳房使用功能障礙，如乳汁不行、乳汁自出；乳房瘡瘍性疾病，如乳癰、乳癤、乳漏；乳房部贅生腫塊，如乳癖、乳癆、乳癢；乳房皮膚病，如乳濕瘍、奶癬、乳頭破裂；乳房惡性病、乳岩；乳房畸形病，乳懸。

由於女性生理特點，乳房疾病發病率極高，如《婦科玉尺》一書中說：「婦人之疾，關係最巨者則莫如乳。」因此，武當道教醫藥歷代大師，對婦科的乳房病的治療積累了豐富的經驗，如中藥、針灸、膏藥、熱敷、按摩、氣功導引、藥膳、藥茶等有效治療方法。並提出以下預防乳房疾病注意事項。

1.乳房局部經常用溫水清洗，保持衛生，並在局部做自我按摩，保持乳腺通暢，減少乳病發生。

2.生活有規律，注意適當休息，保證營養要求。

3.保持愉快心情，不可發火、生氣、悲傷啼哭、引發乳房疾病。

✳ 第一節　乳汁不行證治

產後或哺乳期內，乳汁甚少或全無，稱為「乳汁不行」或「缺乳」。本病原因：一是氣血虛弱，多因女性身體素弱，生化氣血不足，或在產時失血過多，氣隨血耗；二是氣滯血瘀，年壯女性，氣血方剛，乳汁過多，但不注意衛生，引起乳管不通；三是肝鬱氣滯，多因七情鬱結，肝失條達，氣機不暢。

乳汁不行，有虛有實。如乳房柔軟而無脹痛感覺，多屬氣血雙虛，治宜補血益氣為主；如脹硬而痛，或伴有身熱者，多為實證，治宜疏肝解鬱。但在治療之時，均宜適當佐用通乳之品。

一、氣血虛弱，乳汁不行

【主證】乳汁不行，或行之很少，乳房無脹痛感，面色蒼白，皮膚乾燥，頭暈眼花，食少便溏，舌淡無苔，脈虛細。

【治法】宜補血益氣為主。

【方藥】

加減八珍湯：黃蓍、當歸各 15g，白朮、茯苓、川芎、赤芍、熟地、漏蘆各 9g，甘草 5g。水煎服。

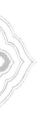

通乳丹：人參、生黃蓍各 30g，當歸 60g（酒洗），麥冬 15g（去心），木通 5g，桔梗 1g，豬蹄 2 個（去爪殼）。清水煮至豬蹄已爛，去滓，食豬蹄及湯。

加味四物湯：當歸 15g，川芎、木通各 6g，酒芍、生地、王不留（炒）、花粉各 9g，母豬蹄 2 個。水煎服。

當歸補血加蔥白湯：當歸 6g，黃蓍 30g，蔥白 10 根。水煎服。

通脈散：當歸 6g，黃蓍 30g，白芷 15g。水煎服。

下乳天降水：當歸 15g，川芎、赤芍、熟地、茯苓、花粉、漏蘆各 9g，山甲（炮）、通草、甘草各 5g，母豬蹄 2 個。用水先煮母豬蹄，去浮油（善食肉者不去浮油）入藥熬煎，至豬蹄鬆爛，吃肉喝湯，兩劑而乳覺脹，再兩劑乳即通。

二、氣滯血瘀，乳汁不行

【主證】乳汁不行，或者很少，乳房脹滿而疼痛，舌暗紅，苔薄黃，脈弦。

【治法】宜理氣通乳。

【方藥】

加味通乳湯：王不留行 12g，穿山甲 6g（研麵沖服），皂刺 9g，路路通 6g。水煎服。

湧泉散：黃蓍、花粉、王不留（炒）各 15g，當歸、漏蘆各 9g，山甲（炮）、通草、陳皮各 6g，川芎 5g，甘草 5g。水煎服。

千金下乳湯：千金子（炒）、穿山甲（炮）、木通、甘草各 6g，當歸、花粉各 9g，母豬蹄 2 個。水煎服。

三、肝鬱不舒，乳汁不行

【主證】乳汁不行，乳房脹滿而痛，惡寒發熱，情鬱不暢，胸脅不舒，舌正，苔薄黃，脈弦。

【治法】宜疏肝解鬱，佐以通乳。

【方藥】

下乳湧泉散：當歸、白芍、生地、柴胡、花粉、漏蘆、王不留（炒）各9g，川芎、青皮、桔梗各6g，通草、白芷、甘草、山甲（炮）各5g。水煎服。

開鬱下乳湯：當歸15g，川芎、赤芍、柴胡、茯苓、花粉、麥冬各9g，貝母12g。水煎服。

✳ 第二節　乳汁自流證治

女性產後，乳汁不經嬰兒吮吸而自然流出，甚則漏乳終日不絕，稱為乳汁自出。妊娠期間乳汁自出，稱為「乳泣」，產者多虛胖。如新產婦年壯，氣血旺盛，滿而溢出，不屬病證，但應時刻注意乳房衛生，注意充足睡眠時間，注意正確餵乳方法，以免引起乳癰。產生本病原因：一是氣血虛弱，固攝無權，乳汁因胃氣不固，隨化隨出；二是肝經鬱熱，肝主藏血，性喜條達，又主疏洩，乳頭屬肝經所司，因大怒傷肝，肝火上炎，故乳脹而自溢。

本病氣血虛弱者，乳房柔和而軟，乳汁清稀而少，治宜補氣養血；肝經鬱熱，乳房脹硬，乳汁較稠量多，治宜疏肝解鬱；也有肝脾氣鬱者，宜用加味歸脾湯方治之。

一、氣血虛弱，乳汁自出

【主證】產後乳汁自出，乳房不脹滿，面色蒼白，略

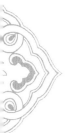

帶淡黃，皮膚乾燥，精力疲乏，身瘦怕冷，心悸氣短，舌質淡，無苔，或少苔，脈象細弱。

【治法】宜補氣益血。

【方藥】

斂乳湯：山藥、山萸、芡實、五味子、當歸、白芍、熟地、白朮、茯苓各 9g，黨參、黃蓍各 15g，甘草 6g。水煎服。

加減十全人補湯：人參、白朮、茯苓各 15g，當歸、熟地、白芍各 10g，桂枝、炙甘草各 5g。水煎服。

加味獨參湯：人參 30g，當歸 6g。水煎服。

二、肝經鬱熱，乳汁自出

【主證】產後乳汁自出，精神抑鬱，易躁易怒，乳脹心煩，便秘溲赤，舌質紅，苔薄黃，脈象弦數。

【治法】宜舒肝解鬱，清熱。

【方藥】

加味逍遙散：當歸、生地各 20g，白芍、柴胡、花粉、蒲公英各 9g，甘草、黑梔子、丹皮各 6g。水煎服。

加味四物湯：柴胡、山梔子、白朮、當歸、白芍、熟地各 9g，人參、川芎各 6g。水煎服。

若無兒食乳，想回乳者用麥芽煎，或服免懷湯。

麥芽煎：麥芽 90g（炒）。水煎作茶飲。

免懷湯：紅花（酒浸）、赤芍、歸尾、牛膝（酒浸）各 15g。水煎服。

原方也可加澤蘭、桃仁等活血通經之品。

✳ 第三節　乳癰證治

歌曰：乳癰俗稱奶花瘡，肝鬱胃熱惹禍殃。

　　　　頭痛全身伴寒熱，乳房腫脹痛難當。

　　　　內外合治要謹慎，稍有不慎留漏瘡。

女性產後或哺乳期間，乳房忽然紅腫疼痛，發熱惡寒頭痛，日久化膿、潰爛的乳房疾病，統稱為「乳癰」。又有外吹乳癰（產後），內吹乳癰（妊娠期），或非哺乳期乳癰之分。臨證以外吹乳癰為多見，外吹乳癰又以初產婦多見。諸種乳癰病因大多相同，證治也可互相參考，本節以論述外吹乳癰為主。

產生乳癰的主要病因：一是嬰兒吮乳時吹乳所致，如哺乳時，乳兒含乳而睡，或乳兒口中熱氣與乳頭接觸而發生；二是乳汁積滯不得外流而發生，多因新產婦乳頭破裂，疼痛不讓乳兒吃乳，蓄而為癰。三是七情所傷，暴怒憂鬱，氣滯而瘀，壅結而成。

乳癰的治療，一般分為初起、將潰和已潰等階段，分別以消散、托裏、排膿、消毒補益等法內服，外敷藥，針灸等。

一、初起期

（一）肝鬱

【主證】乳房局部皮色不變，乳房有腫塊，堅硬，表面較平坦，乳汁不通，或通而不暢，惡寒發熱，口苦咽干，頭暈，體倦，大便秘結，舌苔白厚，脈沉弦。

【治法】宜疏肝理氣，清熱化瘀。

【方藥】

三味飲：青皮、牛蒡子、蒲公英各 15g。水煎服。

加減通氣散：連翹、柴胡、當歸、陳皮、赤芍、銀花、漏蘆、公英各 9g，甘草、通草各 6g，橘葉 12g，青皮 9g（醋炒）。水煎服。

（二）胃熱

【主證】乳房表面凹凸不平，乳房紅腫熱痛，喜涼惡熱，口渴發燒，嘔惡頭暈，大便乾，小便黃赤，舌紅，苔白微黃，脈洪大而數。

【治法】宜清熱解毒，疏通乳絡。

【方藥】

牛蒡子湯：柴胡、花粉、黃芩、梔子、陳皮、銀花、蒲公英各 9g，青皮 6g（醋炒），瓜蔞 15g，甘草、防風各 6g，連翹 12g，牛蒡子 9g（炒）。水煎服。

哺乳期，宜通乳，可以酌加鹿角霜、漏蘆、王不留行、通草、路路通等藥；不哺乳小孩宜回乳，加焦山楂、焦麥芽；氣鬱者宜加橘葉、金鈴子、合歡皮、香附、枳殼；新產婦惡露未淨者，宜和營，加當歸、川芎；疼痛者加乳香、沒藥；表證重者加荊芥。

連翹金貝煎：金銀花、貝母（土者更佳）、蒲公英、夏枯草各 9g，紅藤 24g，連翹 54g。用好酒 2 碗，煎 1 碗服，服後暖臥片時。

消毒散：白芷、當歸、柴胡、浙貝、殭蠶、花粉、金銀花、甘草節各等份。水煎服，乳癰初起，憎寒壯熱，加荊芥、防風、羌活、獨活；膿成者，加皂刺、山甲；潰後

氣血虛者，宜八珍湯、養榮湯；潰久膿清不斂，又須參、
蓍、桂、附。

二、將潰期

【主證】乳房紅腫，灼熱燙手，痛如針刺，繼則膿毒
聚起而透邊，舌苔黃厚，脈弦數而滑。

【治法】宜清熱解毒，托裏透膿。

【方藥】

加味瓜蔞湯：黃瓜蔞（子多者不去皮、焙乾、研爛）
1個，當歸（酒洗）、生甘草各 15g，乳香（去油）、沒藥
（去油）各 6g，青皮、金銀花、夏枯草各 9g。水煎服。

地丁湯：澤蘭葉、蒲公英、金銀花、木瓜、白及、地
丁、生甘草各 9g。水煎，兌好酒一盅，熱服，三服見效。

加減托裏透膿湯：赤芍、白芍、忍冬藤、桔梗、山甲
（炮）、白芷、白朮、甘草各 9g，黃蓍 15g，浙貝母 6g。水
煎服。如屬實證，可去黃蓍，以免助火，酌加陳皮理氣。

三、已潰期

【主證】已潰期，膿出不盡，雖然疼痛減輕，新肌未
能生長，自然精神倦怠，面色蒼白，舌質淡白，苔薄白，
脈象沉細。

【治法】宜托裏生肌，健脾和胃。

【方藥】

托裏消毒散：人參、黃蓍、白朮、金銀花、茯苓、白
芍、當歸、川芎各 9g，白芷、甘草、皂角刺、桔梗各
5g。水煎，食遠服。若潰後膿汁清稀，宜減去銀花、皂
角刺，倍加黨參、黃蓍或附子。

加減八珍湯：黨參、白朮、茯苓各 9g，黃蓍 12g，川芎、青皮（醋炒）、陳皮各 6g，當歸、白芍、金銀花各 9g，甘草 5g。水煎服。

四、乳癰外治法

（一）塞鼻治法

取鮮半夏適量，搗碎，用紗布包裹，外用細線紮緊，線留長點，以便拉出。將搗碎半夏包裹好後，塞患者鼻孔，左側患癰塞右側鼻孔，右側患癰左側鼻孔。4 個小時取出，一般塞藥 30 分患者即感全身微熱出汗，乳房腫癰減輕。若 4 個小時無效者，改用其方法。

當時若無鮮半夏，可用乾半夏代替，效果稍差，對乳癰初起，全身發燒，乳房腫痛者有效。

（二）香附餅熱敷法

香附子 50g，麝香 1g。先將香附子研為細麵，與麝香合勻待用。以蒲公英 100g，皇酒 200ml，煎煮蒲公英至濃汁 50ml，濾去藥渣，調上述藥麵，敷於患處，外用熱水袋外敷加熱，每次 1 小時，對於乳癰初起，乳房腫痛，全身寒熱者，效果甚佳。對其他外癰同樣有效。

（三）蒲公英酒外洗法

蒲公英 150g，高度白酒 300ml。把蒲公英放入酒中，隔水煮沸，取酒洗患處，一日夜可洗數十次，大多患者一天即癒，適應乳癰尚未成膿，疼痛如刀割、針刺或跳痛。洗至乳通即癒。神效。

（四）蔥熨法

用連鬚蔥搗成餅，敷患處，外用白布蓋之，用熨衣熨

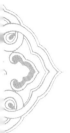

斗加熱，熱熨蔥餅，使患處有熱感，一會汗出，乳汁通，疼痛減，適用乳癰初期。

（五）神仙太乙膏

元參、白芍、當歸、肉桂、生地、赤芍、大黃各30g，黃丹 400～500g（炒），用麻油 1000ml，內諸藥煎枯、濾去渣，復將藥油倒入鍋內，熬至滴水成珠，再入黃丹再熬，看軟硬適度，膏即成。

此膏專貼乳癰成膿將潰期特效。

五、針灸療法

針灸對乳癰的治療有一定的效果。在哺乳期乳癰初起時，可取肩井穴、乳根穴、行間穴和少澤穴以疏肝清熱通絡，導胃熱下行。

若熱重可任選大椎穴、曲池穴以洩熱。

（一）肩井穴

【位置】在肩部凹窩處，向下直對乳頭。

【取穴法】正位。在大椎（第七頸椎下）到鎖骨肩峰端聯線的中點處。

【作用】祛風通絡，宜通經氣。

【主治】乳癰，乳房炎症性腫痛及乳滯等症。

【針法】直刺 0.5 吋深。此穴不可深刺，以防眩暈。

（二）乳根穴

【位置】在乳下頭，第 5~6 肋間。

【取穴法】仰臥。在乳頭直下 1 吋 6 分處。

【作用】疏通乳絡。

【主治】乳房腫痛，乳絡不暢，乳汁少。

【針法】直刺 0.2 吋深或斜刺 0.5 吋深。禁深刺。

（三）行間穴

【位置】在足趾背側的趾縫盡端。

【取穴法】正位或仰臥。足大趾與第二趾的趾縫後約 0.5 吋處。

【作用】舒肝清熱。

【主治】肝鬱氣滯所致的乳房腫痛等症。

【針法】直刺 0.3 吋深。

（四）少澤穴

【位置】在手小指外側（即尺側）的指甲根部。

【取穴法】正位。手心向下，手背向上，在手小指端外側，距指甲根角約 0.1 吋處。

【作用】清熱通乳。

【主治】乳癰，產後乳少。

【針法】用三棱針點刺出血。

（五）大椎穴

【位置】在第一胸椎上凹窩中。

【取穴法】正位傾首（低頭），令患者雙手托腮。在第一胸椎上凹窩中（即第七頸椎與第一胸椎棘突之間）。如第七頸椎棘突不明顯，可囑患者轉動頸部，最下一個能動的棘突即為第七頸椎棘突。

【作用】退熱。

【主治】發熱等證。

【針法】直刺或呈 40 度角微向左右斜刺 0.5 吋深。進針宜慢，勿刺過深。

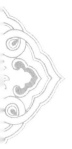

（六）曲池穴

【位置】在肘窩橫紋頭的外側盡端。

【取穴法】將肘屈曲成直角。在肘窩橫紋盡處上。

【作用】清熱瀉火，退熱解表。

【主治】外感發熱等證。

【針法】直刺 1~1.5 吋。

六、刮痧療法

取陳年梳子（一定是木製品），在火上烤熱由上至下，用梳背烤熱面刮乳房，刮至乳汁通暢，疼痛減輕為度。

七、點穴按摩法

術者與患者對面，雙手中指按住患者肩井穴稍用力，以患者脹感為度，持續 15~30 秒鐘，放鬆 5 秒鐘再按壓 30 秒，如此反覆 36 次，有效者，乳房當即痛減輕，無效者改用其他方法。

八、飲食療法

在乳癰發病期間，飲食宜清淡，應以蔬菜為主，少吃油膩，忌食生冷和辛辣的食物。

若產後少乳，可選食：

1. 活河蝦適量，洗淨後加皇酒，微炒加調料，每日服食一次，一般連食 3~5 天有效。

2. 鮮河鯽魚（150~200g 重）一條，與豬蹄一支同煮，加調料後連湯食服。

3. 鯽魚，煮湯後加調料食用，也有一定效果。

調養護理：

（1）產後應心情舒暢；飲食要注意營養，不宜吃辛

辣刺激和不容易消化的食物。

（2）應注意乳房和乳頭的清潔衛生。在哺乳期戴用乳罩有利於保護乳頭，並要養成定時餵乳的習慣，以防止乳汁積滯、乳絡不暢而引起急性乳癰。

（3）要注意嬰乳兒的口腔清潔，切不要讓嬰兒含著乳頭而睡。乳頭有破損、皸裂或有濕疹的就應及時治療，以預防感染而發生急性乳癰。

（4）當斷乳時，應在一週前開始逐日減少哺乳時間及次數，然後再斷乳停哺。亦可在斷乳前 3~5 天開始，應用炒麥芽 60g、焦山楂 12g，煎湯代茶飲。並可外用芒硝（適量），研末敷兩側乳房，以幫助回乳。

預防：

（1）在懷孕 6 個月前後開始經常用肥皂和溫水擦洗乳頭和乳暈部，亦可應用藥用甘油，在清洗乳頭部後塗搽。

（2）對有乳頭內陷的，應及早給以糾正。方法：用手掌按摩乳房，並堅持每日在按摩後用指牽拉乳頭數次，有利於生育後嬰兒的哺乳吮吸，防止因乳滯而發生乳癰。

（3）在哺乳期，一旦發生乳汁積滯或乳汁不下的情況，就應及時作乳房按摩、熱敷。亦可使用吸乳器吸淨積滯的乳汁，以疏通乳絡。

（4）乳房脹痛明顯，甚至伴有畏寒發熱等全身症狀時，應及時就醫治療。

✳ 第四節　乳癆證治

歌曰：乳癆病綿纏，病程不會短。

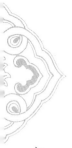

肺腎陰氣虛，氣滯凝頑痰。

體虛又外感，古書稱乳痰。

治病要除根，以免死灰燃。

乳癆又稱「乳痰」。發病特點：早期乳房出現無痛性
腫塊。中期患處皮膚色微紅或暗紅，形成寒性膿腫。晚期
自潰後，有豆渣樣物和稀薄膿液排出，瘡口長期不癒合，
形成慢性潰瘍或竇道。伴有午後低熱、消瘦等。現代稱此
病為「乳房結核」。

產生本病主要原因：一是素體肺腎陰虛，生熱耗傷陰
液，灼津成痰；二是七情內傷，肝失條達，脾失健運，氣
滯痰凝；三是氣血素虛，復因外感、內傷以致痰涎滯結於
乳絡。治療以行氣、活血、化痰軟堅、養陰清熱、托裏透
膿，再配合外治諸法。

一、陰虛痰熱證

【主證】乳內腫塊較大，皮色微紅稍腫，腫塊與皮膚
相連，觸及有波動感，或腫塊中軟，潰後膿液中挾有敗絮
狀物質，潮熱盜汗，顴紅消瘦，舌質紅，苔黃，脈細數。

【治法】滋陰清熱，益氣化痰。

【方藥】

地黃二陳湯：熟地、生地各 15g，山萸肉、茯苓、山
藥各 10g，生黃蓍 15g，半夏、陳皮各 10g，夏枯草 30g，
丹皮 10g。水煎服。

加味六味地黃湯：生地黃、熟地各 24g，山萸肉、山
藥各 12g，澤瀉、丹皮、茯苓各 10g，蒲公英 20g，貓爪
草 10g。水煎服。

二、氣滯痰凝證

【主證】乳內腫塊大小不等，質地硬韌，推之可動，膚色不紅不熱，腫塊觸之不痛，伴心情不暢，胸悶脅脹，舌質淡紅，苔薄，脈弦滑。

【治法】舒肝解鬱，化痰散結。

【方藥】

瓜蔞五物湯加減：瓜蔞 30g，貝母 15g，膽南星 10g，當歸 10g，夏枯草 20g，香附 20g，白芍 10g，王不留行 15g，陳皮 10g，甘草 3g。水煎服。

疏肝蔞貝湯：柴胡、連翹、膽南星各 10g，香附子 12g，瓜蔞殼 20g，浙貝母、乳香、沒藥各 6g，當歸 15g，甘草 3g。水煎服。

化堅丸：生地 120g，川芎（酒炒）、白芍（酒炒）、川楝子（連核打碎）、當歸（酒炒）、丹參（酒炒）、天花粉（炒）、香附（酒炒）、半夏（炒）、鬱金（炒）、青皮（炒）、茯苓、白蒺藜（炒）、土貝母（去心）、元胡（炒）各 60g，牡蠣（煅）、夏枯草、石決明、橘核、牡鼠糞各 90g，全蟲（炒）、沉香（搗碎）、柴胡（炒）各 20g，蘇梗 30g。上藥共研細麵，煉蜜為丸，每次服 15g，陳皇酒送服，每日 2 次。

三、氣血虛痰凝

【主證】乳內腫塊較小，個多，質地硬韌推之可動，膚色不紅，腫塊觸之不痛，伴時有低熱，頭痛身痛，惡風，舌質紅，苔薄白，脈浮。

【治法】補氣養血，抗癆疏肝。

• 274 •

【方藥】

黃蓍鱉甲湯：當歸、赤芍、瓜蔞殼各 15g，柴胡、香附各 10g，鬱金、夏枯草、鱉甲各 20g，生黃蓍 30g，全蟲（研麵沖服）、甘草各 3g。水煎服。

疏肝軟堅抗癆丸：夏枯草、連翹、白芍、黃柏、桔梗、香附、當歸、炒山甲各 15g，知母、木香、陳皮、柴胡、三棱、莪朮、升麻、龍膽草、紅花、防風、乳沒各 9g，黃芩、黃連、葛根各 6g，海藻、昆布、煅決明、天花粉、玄參各 12g，牡蠣 20g，麝香 3g。上藥共研細麵，水泛為丸，每次服 9g，每日 2 次。

四、乳癆外治法

1. **回陽玉龍膏**：草烏（炒）90g，南星（煨）30g，煨乾薑 60g，白芷 30g，赤芍 30g，肉桂 15g。上藥研細麵，用熱酒調膏外敷患處。本方出自《仙傳外科集驗方》一方，有溫經回陽、活血止痛之功，主治乳癆初期，尚未化膿潰破者。

2. **九黃丹**：製乳香、製沒藥、川貝各 6g，煅石膏 18g，紅升丹 9g，牛黃 6g，煅月石 6g，硃砂 3g，冰片 1g。上藥分別研為極細麵、和勻。將藥麵摻於患處，外用膏藥蓋之。本方為武當山師傳秘方，功能拔毒排膿，化瘀祛腐，止痛平胬，適用於乳癆潰破後，腐肉不去，新肉不生，疼痛難忍。可用於一切久不癒合的各種瘡面。

3. **守宮尾脫管法**：乳癆潰後，久不癒合，形成瘻管。將活守宮取下尾巴，瓦上焙乾，插入瘻管內，即可脫管去腐，生肌。

4. **蛇油治瘻管法**：將蛇油取下，煉成稀膏狀，滴瘻管，數次即可，管脫肌生。

✳ 第五節　乳岩證治

歌曰：乳岩乳病最惡瘡，早期腫塊不痛癢。

若遇乳病腫塊病，一定確診慎處方。

早期手術尚有效，晚期轉移命不長。

乳岩生在乳房，多在乳頭外上方，其次為中央部，也有在乳暈中。

初起乳中結核，大如棋子，高低不一，不癢不痛，不紅不腫，人多忽之，不與注意，幾個月或幾年之後，逐漸增大，才覺疼痛，甚則牽引胸腹，此時腫似堆栗，高凸如山中岩穴，頂透紫色光亮，內含血絲，先腐後潰，潰後有的如石榴翻花，出血淋瀝，臭氣難聞，疼痛劇烈，稱為「乳岩」。此病是危害婦女生命的一種主要疾病。

產生本病之原因，多數由於婦人抑鬱不舒或性急善怒，損傷肝脾所致；或因喜食厚味，生濕熱之痰，停蓄膈間，與滯乳相搏而成。

本病治法，貴在早治善養。患者在得病初期，就應該高度重視，立志與乳岩打持久戰，耐心吃藥，安心靜養，不發怒，不悲哀，不胡思亂想，懷有必勝之心，力爭痊癒。重病者或可帶病延年。一般治法，可分為三期。

初起之時，宜疏肝解鬱為主，以期消散；若不消散，鬱久化火，則宜解鬱清熱；久治不癒，鬱火熱毒，逐漸潰爛，致使病人氣血大虛，治則以大補氣血為先。治療本

病，患者有月經時好治，因其經通，肝氣能散。絕經後，血海乾枯，惡化雖慢，治較困難。中年守寡女性患此病，惡化更快，死亡率高。

一、初起期

【主證】乳岩初起，乳房有結核，不痛不癢，不變色，身體漸瘦，性情急躁，容易動怒，胸悶不暢，飲食不香，有時脅痛，有時腹脹，月經紊亂，多少不一，舌質暗淡或暗紅，脈象無甚變化，有時兩寸沉而無力，左關澀遲。

【治法】宜解鬱清熱。

【方藥】

神效瓜蔞散：瓜蔞 30g，生甘草、當歸各 15g，明乳香 3g，沒藥 6g。水煎去渣，加入陳酒 1 小杯，分 3 次，食後服。

清肝解鬱湯：當歸、地黃、白芍、川芎、陳皮、半夏各 3g，茯神、青皮、遠志、桔梗各 2g，生梔子、木通、生甘草各 2g，香附 3g。清水 2 盅，加生薑 1 片煎，食遠服。

十六味流氣飲：當歸、白芍、人參、黃耆各 6g，川芎、防風、蘇葉、白芷、枳殼、桔梗各 3g，甘草、檳榔各 2g，烏藥、厚朴、官桂、木通各 3g。水煎 2 次，每日早晚各服 1 次。或共為粗末，每服 15g，水煎服。

青皮散：青皮、甘草各等份。上為末，用人參煎湯入生薑汁調勻，細細呷之，一日夜五六次，至消乃已，年少婦人，只用白湯調下。

【單方 1】橘葉 30g，水煎服。

【單方 2】公英 30g，搗爛，入皇酒半杯，浸取汁，溫服。渣敷患處。

若見潮熱惡寒，可用加味逍遙散、歸脾湯之類。外用蟾酥錠，或季芝鯽魚膏。

蟾酥錠：蟾酥（酒化）、沒藥（去油）、乳香（去油）、明雄黃、巴豆霜各 6g，樟腦、硃砂各 3g，輕粉 2g，麝香 1g。共為細末，用蟾酥酒和丸，如綠豆大，每用 1 丸，口涎調貼，以膏蓋之。

季芝鯽魚膏：活鯽魚肉、鮮山藥各等份。以上共搗如泥，加麝香少許，塗核上，覺癢極，勿搔動，隔衣輕輕揉之，7 日 1 換，旋塗即消。

二、發展期

【主證】結核不散，日久漸大，皮膚變紅，內覺疼痛，逐漸劇烈，腫如覆碗，或如堆栗，邊緣不齊，凹凸不平，頂透紫色，網布血絲，先腐後潰，潰爛後根腫愈堅，時流污水，臭氣難聞，舌質暗紅或青紫，脈多弦數。

【治法】宜清熱解毒。將潰時宜內服地丁湯、乳癖乳岩方、犀黃丸等方，外用季芝鯽魚膏，或蟾酥錠。已潰可服乳岩散，外敷黃連膏。

【方藥】

三白湯：地丁、生甘草、白及、木瓜、金銀花、公英、澤蘭各 10g，白毛藤、白花蛇舌草各 30g。水煎取汁，兌好酒 20ml 服。

治乳癖乳岩方：蒲公英、金銀花、夏枯草、浙貝母、

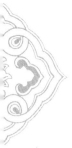
武當道醫婦科臨症靈方妙法

土貝母各 15g。水煎，空心熱服。

犀黃丸：乳香、沒藥各 30g，犀黃 9g，麝香 1g。先將乳沒各研秤準，再和犀角、麝香。共研，用煮爛黃米飯 30g，入末，搗和丸如粟米大，曬乾，每服 9g，熱陳酒送下。

乳岩散：露蜂房、土楝子、雄鼠糞各等份。炒研細末，每服 9g，開水和陳酒送服。間兩日一服，亦可水泛為丸服。

黃連膏：黃連、黃柏、薑黃各 9g，歸尾 15g，細生地 30g。香油 225g，同煎枯，去渣濾清，加黃蠟 120g 烊化，收成膏，外敷患外。

三、已潰期

【主證】乳岩潰爛日久，面色蒼白，身體瘦弱，皮膚枯燥，精力疲乏，舌質暗淡，或淡白微青，苔根薄膩，脈虛細。

【治法】宜大補氣血。

【方藥】

八珍湯：炙黃著、人參、白朮、茯苓各 15g，熟地、當歸、白芍各 10g，肉桂 3g，炙甘草 5g。水煎服。

香貝養榮湯：白朮 6g（土炒），人參、茯苓、陳皮、熟地、川芎、當歸、川貝（去心）、土貝母、香附（酒炒）、白芍（酒炒）各 3g，桔梗、甘草各 2g，薑 3 片，棗 2 個。水煎，取汁，食遠服。

若症見虛寒，形寒怯冷，大便溏薄，脈遲細，可用千金內托散。

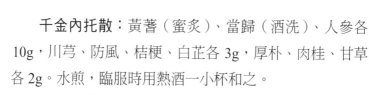

千金內托散：黃蓍（蜜炙）、當歸（酒洗）、人參各10g，川芎、防風、桔梗、白芷各3g，厚朴、肉桂、甘草各2g。水煎，臨服時用熱酒一小杯和之。

四、乳岩外治法

1. 五倍子研細麵，用食醋調敷患處，適用於乳岩的初期。

2. **神效象皮膏**：黃連、黃柏、薑黃各9g，當歸15g，生地30g，象皮30g，胎兒頭髮15g，香油250ml，同煎枯，去渣濾清，加黃蠟120g烊化，收成膏，外敷患外。此膏適用於乳岩發展期。

3. **海浮散**：製乳香、製沒藥各等量，研成極細麵，摻敷瘡面，外敷紅油膏。適用於乳岩潰後，外敷下膏。

4. **紅油膏**：九一丹60g，廣丹9g，凡士林60g。選將凡士林加熱溶化，待稍涼後將上述兩丹細麵徐徐加入，調勻成膏。外敷患處，適用於乳岩潰後不癒。

第六節　乳癖證治

歌曰：乳癖多責衝任肝，肝氣鬱結凝頑痰。
氣血失調損衝任，血瘀氣滯病當然。
審病求因追根源，要與乳癧細分辨。

「乳癖」相當於現代醫學的「乳腺囊性增生病」，多見於20~25歲女性。乳房內散發單個或多個腫塊，形態各異，可成片狀、結節、瀰漫、混合形等。其大小不一，質韌邊界不清，活動度好，時有觸痛。一般雙側併發多見，與月經關係密切，月經前3~4天疼痛加重，腫塊亦

隨之增大，月經過後疼痛減輕或消失。產生本病原因：多因情志內傷、肝鬱氣滯、脾失健運、氣鬱痰凝、留聚乳房成核；或由憂思傷脾、鬱怒傷肝以致氣血失調，衝脈、任脈功能失調，氣滯血瘀於乳房而致。現代醫學認為「乳癖」的發生多與卵巢功能失調有關。

治法：舒肝解鬱，化痰散結，調理衝任，溫經化痰。

一、內治法

（一）肝氣鬱滯乳癖

【主證】情志鬱悶，心煩急躁，胸脅脹滿，乳房脹痛，乳房腫塊形狀不一，質中硬，可活動，邊界不清，可隨喜怒消長，失眠多夢，口苦咽乾，舌質淡，苔薄白，脈弦或滑。

【治法】舒肝解鬱，化痰散結。

【方藥】

師傳消結湯：當歸、赤芍、青皮、皂刺、五靈脂、蒲公英、貓爪草各 15g，香附、鬱金、王不留行、全瓜蔞各 20g，夏枯草 30g，仙靈脾 10g。水煎服。

乳房有灼熱感加龍膽草，刺痛加乳香、沒藥；兩脅痛加元胡、川楝子；腫塊明顯加三棱、莪朮、橘核。可疑癌變者及早做病理檢查。

加減逍遙散：柴胡、當歸、白芍、南星、半夏、橘葉、川楝子各 10g，瓜蔞、夏枯草、蒲公英各 30g。水煎服。

神仙乳康飲：仙靈脾、仙茅各 15g，柴胡、橘核、荔枝核、青皮、鬱金、赤芍、土元、水蛭、牡蠣、甘草各

10g。水煎服。

（二）衝任失調乳癖

【主證】乳房腫塊疼痛，明顯與月經週期有關，月經前乳房腫塊及疼痛明顯加重，月經後自動消失或減輕，月經不調，經量少而色淡，或經色暗有血塊，腰膝痠軟無力，舌淡紅、苔白，脈弦細或沉細。

【治法】調理衝任，溫經化痰。

【方藥】

加減四物湯：當歸、川芎、赤芍、熟地各 15g，益母草、生炙黃蓍各 30g，香附、鬱金、鹿角膠（烊化）各10g。水煎服。

胡仙姑消乳癖湯：當歸、白芥子各 12g，青皮、柴胡、赤芍、三棱、貝母各 9g，王不留行、丹參、黃蓍各30g，全瓜蔞、廣鬱金、莪朮、炒白朮、牡蠣各 15g。水煎服。

武當疙瘩方：三棱、莪朮、陳皮、南星、製半夏、白茯苓、桂枝各 50g，土元、水蛭、貓爪草各 40g。上藥共研粗末，每次用 20g 藥末，清水 300ml，煎取 150ml，分2 次服。

二、外治法

1. 千錘玉紅膏：滕黃、木鱉子仁各 10g，松香 60g，蓖麻子仁 150g，樟丹 30g，冰片 2g，麝香 0.5g。先將樟丹炒成紫色，離火放涼，還原成本色，與上述諸藥和勻，放大石臼內，用石杵搗三千次成膏（製作時不能見鐵器）。功能：活血消塊，化痰散結，專治乳癖。

2. **太乙乳癖散**：公英、木香、當歸、白芷、薄荷、梔子各 30g，紫花地丁、瓜蔞、黃蓍、鬱金、山甲各 15g，麝香 4g，冰片 2g。上藥共研極細麵，密封瓶口備用。每次用前，先用 75%酒精消毒肚臍，擦乾，每次用藥麵 1~2g，入臍中，外用棉花蓋好，再用紗塊及膠布固定，外用熱水袋熱敷肚臍部 30 分鐘，藥麵貼至 3 天，用同樣的方法換藥，8 次一個療程。

三、針灸治療

【體針】取乳根穴、膻中穴、肩井穴、肝俞穴、三陰交穴、腎俞穴等穴。可艾灸上述穴位。

【耳針取穴】神門、乳腺、內分泌、壓豆法或埋針法，交替使用。

四、乳癖護理預防

1. 調理情志，保持樂觀。
2. 調治月經，增強體質。
3. 乳罩鬆緊、高低適度，防止擠壓與外傷。
4. 經常自檢乳房，觀察腫塊變化。

✳ 第七節　乳癧證治

歌曰：乳癧病症經常見，幼年女性中年男。

　　　幼年患此無驚險，中年男性細細參。

乳癧，本病也是常見的一種乳房疾患，它包括兒童乳房發育異常和成年男性乳房異常發育。前者常見於青春發育期前的 10 歲左右小女孩，後者常見於中老年男性。武當道教醫藥統稱為「乳癧」。發病可在一側或兩側的乳暈

部發生，腫塊多呈扁圓形或圓形，並稍隆起於乳頭下的乳暈部。有時呈結節狀，常伴有自覺脹痛或輕度觸痛。腫塊始終不會化膿潰破，一般亦無明顯的全身症狀。

另外，成人肝功能不正常者在本病中佔有一定的比例，現代醫學還認為，此症與成年人雄、雌激素比例失調有一定關係。

武當道教醫藥認為，產生本病的主要原因是：腎氣不充，肝失所養。治以調補肝腎為主。中老年男性患病，則要細細參研。本文不述，留在男科病中細論。

年幼女性患此病一般不需治療，待其發育成熟，其症狀會慢慢好轉。若臨床狀較重，可以對症治療。

一、內治法

【主證】10 歲左右女兒多發，乳暈部一側或兩側有扁圓或圓形腫塊，疼痛不適，伴頭暈，記憶力減退，心煩，注意力難集中，舌紅，少苔，脈沉數。

【治法】調補肝腎。

【方藥】

肝腎平調湯：生地、熟地、棗皮、山藥各 10g，茯苓、丹皮、柴胡、澤瀉、當歸、白芍各 6g，蘇梗、薄荷各 5g，炙甘草 3g。水煎服。

如服湯劑不便，可改服六味地黃丸、逍遙丸亦可。

二、乳癧護理預防

1. 注意鍛鍊身體，增強抗病能力。

2. 不吃含有激素食品，少吃烘烤煎炸及辛辣刺激性食品。

3. 不要濫用藥物，特別是皮質激素和抗生素。

4. 家長要多作正確的思想引導，樹立正確人生觀。

5. 保持乳房衛生，一旦發生異常，極早就醫。

✳ 第八節　乳懸證治

歌曰：乳懸不多見，胃氣多虛陷。

　　　血液乾枯致，不治亦危險。

乳懸是指產後兩乳伸長，形如雞腸，垂過小腹，疼痛難忍。

產生本病，大抵由於胃氣虛陷，血液乾枯所致，或不急治，亦甚危險。

治宜益胃潤燥為主。

解懸湯：人參 60g，當歸 120g，川芎 60g，益母草 39g，麥冬 30g，炮薑 3g。水煎，每劑藥分 3 天服完，每天服 3 次，連服 4 劑，而乳頭收，再服 4 劑癒。外用川芎、當歸各 500g，切大塊燒煙燻，乳便縮上，倘不復原，即取蓖麻子仁、冷水磨塗頭頂，即縮，即時洗去。

✳ 第九節　乳頭破裂證治

歌曰：乳頭破裂雖小恙，患處痛疼實難當。

　　　學會武當妙方用，何懼區區一小瘡。

乳頭破裂，亦稱乳頭風，是指婦人乳頭或乳頸部破裂有口，疼痛難忍的症狀。

本病多因小兒生牙時吮乳咬破，或乳頭內縮，被兒強吮；也有因乳汁過多流溢，浸潤濕爛；與肝火濕熱蘊結亦

有密切關係。

治可內服加味龍膽瀉肝湯，外搽三石散。

【主證】乳頭破碎，揩之出血或流脂水，或結黃色痂蓋，癒後容易復發，特別是小兒吮乳之時，痛如刀刺，常使乳汁不能吮盡，繼發乳癰。

【治法】宜清肝瀉火。

【方藥】

加減龍膽瀉肝湯：龍膽草、梔子、黃芩、柴胡、生地、澤瀉、當歸各 9g，車前草 12g，木通、甘草各 6g，公英 30g。水煎服。

加減逍遙散：當歸、白芍、柴胡、茯苓、花粉、連翹、公英各 9g，川芎、甘草、青皮（炒）各 6g，金銀花 12g。水煎服。

三石散：爐甘石、熟石膏、赤石脂各等份。研細末，麻油調敷。

爐甘石散：川黃連 3g，爐甘石 9g。先把黃連煎成水，再取爐甘石火上煅紅，放入黃連水內，反覆數次，使水滲透，焙乾研粉，香油調搽。

二白散：野兔肚下白毛 100g（用砂鍋炒焦），冰片 10g。共研一處為末，用菜子油調搽。

【單方1】臘豬板油每日數次，塗乳頭裂口，甚效。

【單方2】霜後小茄子（火邊焙乾），研細末，香油調搽。

【外用驗方】雄黃 1g，月石 2g，石膏 5g，枯礬、冰片、蟾酥各 1g。水酒調塗。

✻ 第十節　乳漏病證治

歌曰：乳漏乳癰後遺症，瘡口流膿伴脹痛。

　　　長期不癒成瘻管，良醫妙手能回春。

乳漏又稱「乳房瘻管」，常見哺乳期乳癰，自潰或手術排膿處理不慎，換藥治療的方法不當，造成膿毒引流不暢，旁流它處；亦有因氣血不足或氣滯血瘀，毒邪熾盛，膿毒未盡，傷及乳部絡脈而引起本病。

本病特點：有哺乳期乳癰的病史，乳房部瘡口不大，但探之很深，反覆流膿，流乳，或乳汁伴有膿血由瘡口流出，有時瘡口可假性癒合，不時腫痛更甚，流膿更多，日久，瘡口凹陷，瘡緣（漏口周圍）皮色暗紫，經久不癒。

治法：主要以外治為主，配合內治方能取得較好效果。應與乳癆鑑別診斷。

一、外治法

1. 潰後不久，竇道較淺，竇壁較薄，瘡口以流乳為主的，可待瘡緣紅腫消退後，用墊壓法（以敷料加壓固定瘡口）促使瘡口收斂。

2. 潰後日久，或反覆流膿血為主，竇道較深的，則需用紅升丹藥條插入竇道以蝕管。唯插藥時應注意以下幾點：

（1）先查清楚竇道的方向、深淺和有否支管存在，這是應用紅升丹藥條插藥的成功關鍵。

（2）應用時，先按換藥常規消毒竇道口和周圍皮膚，用軟金屬「探針」輕輕從竇口插入竇道，探清竇道的方

向、深淺，然後將紅升丹藥線條，沿探得的竇道方向插至竇道底，以達蝕管祛腐生肌的目的。外留 1cm 左右的藥線條尾部，用膠布固定，敷料蓋貼，每日或隔日換一次。

（3）換藥時要注意分泌物的多少和稠度而適時停用藥線條。一般每個竇道只要插藥 4~6 次，竇道的管壁即可基本脫淨，並隨膿性分泌物從瘡口排出。當膿性分泌物明顯減少，或伴見有血性膿性分泌物時就不宜再繼續應用藥線條，應改用提膿拔毒的九一丹類藥粉摻敷瘡口或紅油膏敷貼。

二、內治法

一般僅作輔助治療，要根據病人的體質情況予以辨證用藥。筆者在臨床上習慣應用生蓍扶正湯加減。

【方藥】生黃蓍、當歸、平地木各 15g，黨參、羊乳根各 18g，蒲公英 30g，炒蒼朮、炒白朮各 12g，川芎、陳皮各 5g，炙甘草 4g。

該方具有扶正散結、托毒排膿的功效。方中生黃蓍、黨參、羊乳根（又名四葉參、山海螺）、平地木（又名矮地茶、紫金牛）、當歸補氣養血，扶正托毒排膿，蒲公英清熱解毒、散結消腫，炒蒼朮、炒白朮、陳皮燥濕健脾和胃，炙甘草和中補益。

【飲食療法】火腿（以純精肉為好），切成薄片或條粒，隔水清燉，當菜食用。有促進新肉芽生長的作用。

【預防】主要在於及時而正確的治療。一旦形成乳房膿腫，應以乳頭為中心，沿乳絡（輸乳管）作入射狀切開排膿。切口應宜於引流。對多房性乳腺炎膿腫可作內腔貫

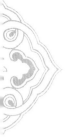

穿引流。必要時應該回乳，以免形成瘻道。

✳ 第十一節　乳癤病證治

歌曰：乳癤本小瘡，失治亦遭殃。

　　　有病早點治，數日即健康。

乳癤是乳房的一種常見疾患，多發於哺乳期的女性，好發在乳暈部，為邊緣清楚的紅腫塊，一般不超過 10cm^2 的小疙瘩，觸痛明顯，紅腫和疼痛常隨毒邪盛衰程度而增減，一般 3~4 天就可化膿，有黃白的小膿栓出來，數天瘡口癒合，但是因常生長在乳暈部，也常傷及乳房絡脈，而潰後瘡口流乳汁，影響瘡口癒合。

產生本病原因：熱毒侵襲，蘊於皮膚，局部搔破，毒邪入侵，亦因正氣不足，外邪入侵。

治法：以清熱解毒為主，內外、針刺合用。

一、外治法

可選用三黃散軟膏（黃芩、黃柏、大黃各等量，研極細粉，用菜油或凡士林調勻成膏），金黃散（係成藥，有售）軟膏（用菜油或凡士林調勻成膏）局部外敷；亦可應用外科蟾酥丸、六神丸或六應丸、解毒消炎丸（均係中成藥，可任選一種），研極細粉，用食醋或酒或茶水調糊，塗搽患處，每日塗搽 1~2 次，均有很好的消腫解毒作用。

膿已成，切開排膿時切口宜小。若發生於乳暈部的癤腫，膿成熟時最好採用「粗火針點刺排膿」；若作切開排膿，切口應呈小弧形，以免損傷輸乳管而影響瘡口的癒合。

切排後的敷藥也不宜應用「引流條」塞敷瘡口，一般可摻敷九一丹藥粉提膿拔毒，外貼三黃散軟膏或金黃散軟膏，直至癒合。

二、內治法

清熱解毒是治療本病的主要方法。

（一）可選服中成藥

六神丸或六應丸：成人每次服 10 粒，嬰幼兒每次服 2 粒，兒童可按年齡每足歲加服 1 粒。每日 2～3 次，用溫開水送服。具有解毒消腫的作用。

消炎解毒丸：成人每次服 10~15 粒，兒童按每 1 足歲服 1 粒。每日 2~3 次，用溫開水送服。有消腫解毒作用。

牛黃解毒片：成人每次服 2 片，每日 2 次，用溫開水送服。具有清熱解毒瀉火的作用。

外科蟾酥丸：成人每次服 5 粒，小兒酌減。每日 2 次，用溫開水送服。具有消腫散毒的作用。

（二）可選中藥單驗方

蒲公英 60g，水煎。每日 1 劑，煎 2 次服，或代茶飲服。

銀花或紫花地丁 30g，水煎服。每日 1 劑，煎 2 次服，或代茶飲。

野菊花 15g，水煎。每日 1 劑，煎 2 次，或代茶飲服。

均有清熱解毒消腫的作用。

（三）常用方法（五味消毒飲加減）

【方藥】蒲公英 30g，金銀花 15g，野菊花 12g，紫花地丁 15g，天葵子 9g，連翹、生赤芍各 12g，生甘草 4g。

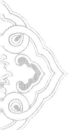

煎服。適用於乳部癰腫初起即伴有較明顯的全身症狀者，或局部腫痛較重者。

該方苦寒清熱，解毒消腫。若發於夏秋季節，尚需選加藿香 6g，佩蘭 6g，青蒿 9g，六一散 10g（包煎）等以清暑利濕，並可按一般其他部位的瘡癤治療方法辨證加減用藥。例如：

熱毒熾盛，腫痛明顯，加黃連 5g，黃芩 9g，生山梔 10g，丹皮 9g。

熱重口渴，加天花粉 10g，知母 9g，生石膏 30g（先煎）。

苔黃膩，舌偏紅，濕熱並重，加黃柏 12g，黃芩 10g。

大便燥秘，加瓜蔞仁 15g，枳殼 10g，或生大黃 9g（後入），元明粉 9g（分沖）。

小便短赤，加茯苓 10g，澤瀉 10g，車前子 9g（包煎）。

三、針灸療法

常取身柱穴（用點刺出血），委中穴（用點刺出血）以疏洩陽經邪熱。若係多發性乳部癰腫，或伴有乳暈部濕疹感染的，應加足三里穴以瀉肝胃經濕熱。

（一）身柱穴

【位置】在第三胸椎下凹窩中。

【取穴法】正位低頭或俯臥取穴。在第三胸椎與第四胸椎棘突之間的凹窩處。

【作用】疏洩邪熱。

【主治】癰腫，疔瘡。

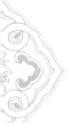

【針法】用三棱針點刺出血。

（二）委中穴

【位置】膕窩橫紋之中點。

【取穴法】俯臥取穴。在膝後膕窩橫紋的正中點上。

【作用】清熱瀉火，舒筋通絡。

【主治】癰腫、發熱等症。

【針法】用三棱針點刺出血。

（三）足三里穴

【位置】在膝關節下外側，約四橫指處。

【取穴法】正位或仰臥，屈膝。囑病人用手掌心按在膝蓋上，手指向下，當中指尖到達處（脛骨粗隆）向外 1 吋處。

【作用】調脾和胃，清陽明蘊熱。

【主治】癰腫熱毒等症。

【針法】直刺 0.5~1.5 吋。

四、飲食療法

綠豆湯適量，加水和白糖煎湯，待溫涼後作飲料。每日 1 次。有良好的清暑解毒作用。

在發病期間，宜多食蔬菜、水果，少食油膩，禁食辛辣刺激之品。要保持大便通潤。

五、調養護理

乳部癰腫不宜過早自行擠壓膿液，尤其是發生在乳暈部位的癰腫，以免傷及乳絡（輸乳管）而成「乳漏」。

六、預防

1.應注意個人衛生。

經常用溫開水清洗乳頭和乳房部的皮膚。對伴有乳暈部濕疹的或乳頭皸裂、破損者，更應及時治療。

2. 產後應注意居室的衛生。

要注意室內通風，新產婦衣著要寬大，尤在暑天更應注意，以免以發生「痱毒」而誘發乳部癰腫。

✳ 第十二節　乳濕瘍、奶濕證治

歌曰：乳濕瘍‧奶濕瘡，兩病多因濕毒傷。

　　　自身多為過敏體，臨床與癌細辨詳。

乳濕瘍、奶濕即是乳房濕疹，常見於哺乳期婦女，一側或兩側均可發病，皮損呈多形性，以潮紅、滲液、結痂為多見。產生本病主要原因：肝火過旺，肝的疏洩功能失常，肝胃濕熱蘊結而成。亦有正氣不足，對外部刺激或物品過敏，而誘發此病。

治法：疏肝止癢，清熱解毒。

本病應與乳房濕疹樣癌相鑑別。

乳房濕疹樣癌，中醫稱為「乳疳樣岩」，多見於中年以上的女性。好發於單側的乳暈和乳頭部。起初多為乳頭瘙癢或有燒灼感，繼而糜爛潮紅，內衣乳頭部常可見到棕色滲液的污漬。乳頭皸裂，表面有灰白色的痂皮，久不痊癒。糜爛可波及整個乳頭、乳暈甚至乳房部的皮膚。乳頭回縮、內陷。

乳房濕疹樣癌在臨床上雖屬罕見，但在必要時，對疑似病人可切取少許全層皮膚作病理切片檢查，以免延誤診斷。

治療方法：對於乳暈部濕疹的治療原則是疏肝斂濕止癢。伴有感染時應先以清熱解毒法治療。

一、外治法

凡皮損紅斑、潮紅的，可選用：爐甘石洗劑（成藥），每日數次外搽（用時先把藥物搖勻）。有收斂止癢和保護皮膚的作用。若皮損伴有糜爛、滲液、痂皮的，可用菜油膏（黃柏粉 50g，細辛粉 5g，用菜油調勻成厚糊狀）外敷，每日 1 次，有清熱收濕、止癢收斂的作用。並在換藥時忌用水洗患部。

如果乳暈部濕疹日久不癒，或反覆發作，還可用青蛤散膏（煆蛤殼 100g，熟石膏 200g，青黛 30g，黃柏 30g，分別研細粉後和勻，用菜油調膏），或濕疹膏（黃連粉 60g，蛤粉 60g，爐甘石粉 30g，煆石膏 30g）。先將蜂蠟 60g，蓖麻油 1kg 溶化，入上藥調勻冷卻）外敷以清熱解毒、收斂止癢。

濕敷法：千里光 50g，黃柏 30g，苦參 30g，虎杖 30g，蛇床子 30g。水煎取藥汁，待藥汁涼後，濕敷患處，每日 2 次，每濕敷 30 分鐘。

乳頭伴有皸裂的還應同時治療。

二、內治法

疏肝斂濕止癢是治療本病的主要方法。一般可用柴胡斂濕湯。

【方藥】柴胡 4g，蘇梗 10g，當歸 10g，黃柏 12g，製蒼朮 10g，苦參 12g，白鮮皮 10g，地膚子 10g，蒲公英 18g，生甘草 4g。水煎服。

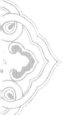

武當道醫婦科臨症靈方妙法

該方疏肝清熱，斂濕止癢。方中柴胡、蘇梗、當歸疏肝養血。製蒼朮既解風濕之邪，又能化濕濁之鬱，與善清濕熱癢瘡的常用藥苦參相配，具有燥濕清熱止癢之效。蒲公英、生甘草均有良好的清熱解毒作用。若皮損潮紅、瘙癢明顯的可選加丹皮 10g，紫草 12g，白英（蜀羊泉）15g等以涼血清熱。滲液較多的宜加薏苡仁 30g，澤瀉 10g，車前子 10g（包）等以利濕清熱。

三、針灸療法

針灸對乳暈部濕疹的治療，一般可選取血海穴、三陰交穴以祛濕毒清血熱。必要時，可在乳暈濕疹部用艾條熨熱法以祛濕止癢。

（一）血海穴

【位置】在大腿下段內側，膝蓋上 2 吋處。

【取穴法】正位屈膝垂足。醫者用手掌心，按在患者的膝蓋上（拇指在內側），拇指尖端處即是。

【作用】祛風清熱斂濕。

【主治】濕疹，蕁麻疹等。

【針法】直刺 1~1.5 吋。

（二）三陰交穴

【位置】在小腿內側的內踝上四橫指處的脛骨後緣。

【取穴法】正位屈膝，或仰臥伸足。在足內踝上 3 吋脛骨後緣凹窩處。

【作用】清熱祛濕，健脾養血。

【主治】濕疹，乳少等。

【針法】直刺 0.8~1 吋。

（三）局部熨熱法

【方法】將艾條燃著一端，接近乳暈部濕疹部位（避開乳頭部），熨熱為度，來迴旋轉，一般每次 20 分鐘左右。有祛濕止癢的作用。

飲食療法： 薏苡仁 60g（先用水浸 1 小時），紅棗 6~10 枚，加水煎透，調入白糖。待溫或冷卻後服用，每日 1 次，一般 5~7 天為一療程。

四、調養護理

1. 乳暈部濕疹而皮損潮紅滲液的，忌用清水熱洗，以免浸淫擴展。

2. 乳頭伴皸裂破損的，應適當延長哺乳的間隔時間，並及早進行治療以減輕疼痛和以免因感染而誘發乳暈部濕疹。

3. 患病期間應忌食辛辣刺激性的食物，並避免用手搔抓以縮短療程，防止感染。

五、預防

1. 凡有乳頭內縮凹陷的女性，應在妊娠就要及早用拇指、食兩指按揉乳頭，並將乳頭向外牽拉，每日或隔日進行 1 次，可以預防產後哺乳時嬰兒吮吸困難而誘發乳暈部的濕診。

2. 要注意乳房、乳頭的清潔衛生，尤其是在哺乳期，更要經常用溫開水擦洗，以增強乳頭和乳暈部的皮膚韌性，防止因皸裂而引起乳暈部的濕疹。

3. 自覺有乳暈部瘙癢的，應及早治療。

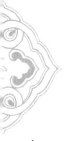

第八章
前陰病證治

歌曰：婦科前陰病多見，衝任肝腎脾相關。

其位在下多濕熱，氣血虛實細心參。

前陰是女性疾病的多發區，多因七情內傷，肝氣鬱結，勞累過度，或生育過多，肝腎受損，造成衝脈、任脈受損，肝、腎、衝、任四條經脈與前陰有密切關係，因此這些經脈受損，會引起前陰病證。

也有因憂思傷脾，脾運化功能失調，引起濕熱下注，而引起前陰諸病，如：陰腫、陰癢、陰痔、陰冷、陰痛、陰吹、交合出血、交合頭痛、交合腹痛等。

✳ 第一節　陰腫證治

歌曰：陰戶腫脹最難言，氣虛濕熱好分辨。

氣虛陰腫伴人懶，濕熱陰腫伴心煩。

陰腫是女性陰戶發腫，甚至小便滯澀，或發寒熱往來，往往造成月經不調。

產生本病原因：一是因為勞傷虛損，或素體氣虛，風邪乘虛侵入，客於陰戶，血氣相搏，而生虛腫；二是因為脾氣虛弱，運化水濕功能減弱，濕熱之邪下注陰戶而引起陰戶腫脹。

治療之法：氣虛者宜調中補氣，濕熱者宜健脾、清

肝、除濕熱。

一、內治法

（一）氣虛陰腫

【主證】陰戶腫脹墜痛，時腫時消，精神倦怠，心悸氣短，小便滯澀，舌質淡，苔薄，脈浮。

【治法】宜補中益氣。

【方藥】

消腫益氣湯：人參 6g，炙黃蓍 10g，黃芩、升麻、當歸、陳皮各 5g，白朮（炒）8g，炙甘草 3g。水煎服。

和下八珍湯：人參、知母、陳皮、川芎各 6g，白朮、茯苓、熟地、當歸、白芍（酒炒）、黃柏各 9g，甘草 5g，生薑 3 片。水煎服。

秦艽湯：秦艽、石菖蒲各 9g，當歸、黨參、炙甘草各 15g，蔥白 5 根。水煎服。宜避風寒。

（二）肝經濕熱陰腫

【主證】陰戶腫脹，或發寒熱，頭暈心煩，小便滯澀，舌質紅，苔黃膩，脈象弦數。

【治法】宜清肝火，除濕熱。

【方藥】

歸芍瀉肝湯：龍膽草、當歸、白芍、生地、柴胡、黃芩、車前子、茵陳、山梔、澤瀉、木通、苡仁各 10g，甘草 5g，竹葉 6g。水煎服。

加味四物湯：丹皮、當歸、龍膽草、車前子、山梔子各 9g，川芎、柴胡各 6g，白芍 12g，生地 15g。水煎服。

菖蒲散：菖蒲、當歸各 30g（炒），秦艽、吳茱萸各

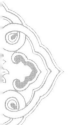

15g。共為粗末，每服 9g，水 1 杯，蔥白 5 吋水煎，空腹溫服。

二、外治法

外敷膏方 1：四葉參（鮮）、七葉一枝花（鮮）各適量，兩藥去泥洗淨，搗成軟膏，外敷患處，每日換藥 1 次。若無鮮品，可用乾品研細粉，調雞蛋清外敷患處亦有同樣效果。

外敷膏方 2：鮮馬鈴薯（洋芋），搗爛如膏，外敷患處，每日換藥 1 次。此膏現用現搗，不可久放。

外敷膏方 3：黨參 50g，升麻 25g，黃連、黃柏、黃芩、大黃各 10g。上藥共研細粉，蜂蜜調膏外敷患處，每日換藥 1 次。

外洗消腫方：艾葉（陳）、防風各 50g，大戟、黃柏各 20g。水煎取藥汁，外洗患處，每日 1 次。

外洗陰腫方：小麥 90g，朴硝、五倍子各 15g，白礬 5g，蔥白 5 根，水煎取藥汁，外洗患處，每日 1 次。

外洗陰腫方：綠豆、千里光各 50g，蛇倒退、半枝蓮各 20g，水煎取藥汁，外洗患處，每日 1 次。

外洗陰腫單方：鶴虱草 50g，翻白草、魚腥草、豨薟草各 30g，水煎取藥汁，外洗患外，每日 1 次。

以上方藥任選一種，方便尋藥者使用，並配合辨證內治諸法，一般效果良好。

✳ 第二節　陰癢證治

歌曰：陰癢濕熱多，傳染最可惡。

衛生不注意，留下患病窩。

陰癢是發生於女性陰道內外常見病，瘙癢疼痛，非常痛苦。現代醫學稱為滴蟲性陰道炎、黴菌性陰道炎、老年性陰道炎。臨床表現為以白帶的量、色、質的改變和陰道內外瘙癢，有陰道內外遍生小疙瘩，疼痛作癢，武當道教醫藥稱為陰癢。

本病原因：一是濕熱下注，多因婦人忽視衛生，感染病蟲，侵入陰道之內，又由脾虛濕盛，鬱久化熱，濕熱注於下焦，為病蟲生存繁殖創造了條件，以致蟲蝕作癢；

二是肝經鬱熱，多因患者情懷不舒，憂思忿怒，肝鬱生熱，鬱熱下注，致「陰癢」。

治宜清熱、化濕、殺蟲為主，結合外治薰洗，取效更速。

一、內治法

（一）濕熱下注陰癢

【主證】陰內或外陰部瘙癢，甚或疼痛，時出黃水，心煩少寐，口苦而膩，小便黃赤，淋瀝不盡，白帶量多，色淡黃，舌質紅，苔黃膩，脈滑數。

【治法】宜清熱滲濕，佐以殺蟲。

【方藥】

土茯苓滲濕湯：土茯苓 15g，萆薢、苡仁、赤茯苓、丹皮各 9g，黃柏、澤瀉、通草各 6g，滑石 12g，知母 9g，蒼朮 12g。水煎服。如需殺蟲，加鶴虱、蕪荑之類。

加味二妙散：黃柏、歸尾、牛膝各 9g，蒼朮 15g（炒），防己 6g，萆薢 12g。水煎服。

（二）肝經鬱熱陰癢

【主證】陰道內外瘙癢不止，精神抑鬱，煩躁易怒，或脅痛潮熱，口苦咽乾，大便不暢，小便短赤，舌紅，苔薄黃，脈弦細而散。

【治法】宜清熱瀉肝，調和肝脾。

【方藥】

瀉肝止癢湯：當歸、白芍、生地各 15g，柴胡、山梔、黃芩、龍膽草、虎杖各 6g，車前子、石韋、木通各 3g，甘草 2g。水煎服。

止癢無憂湯：鶴蝨草 30g，苦參、狼毒、蛇床子、當歸尾、靈仙各 15g，豬膽汁 2 個（公豬膽）。膽汁不同藥煎，他藥用水 10 碗煎成 5 碗，濾去渣，貯盆內，待藥溫時再投入膽汁，攪勻洗患處。連洗 2 劑癢痛即止，4 劑永不再犯。癒後忌食辛辣動火之物。禁忌房事 100 天。

加味逍遙湯：當歸 15g，白芍 12g，柴胡、茯苓、白朮、黑梔子、丹皮、知母各 9g，甘草、木通各 6g。水煎服。

二、外治法

鮮桃樹葉治陰癢：鮮桃樹葉 50g，灰藜 30g，用水 1000g，將上二味藥煮沸 20 分鐘，待稍溫，用這些水沖洗陰道，每日 2 次，連續用 10 天。

青蘿蔔治陰癢：將青蘿蔔洗淨，搗爛成泥糊，用消過毒的紗布包青蘿蔔泥兩湯匙，做成紗布捲，捲的一端留長線，用鹽開水（溫）洗淨陰道內外，然後將紗布捲送入陰道內，線留在陰道外，以便拉出。春、秋入 2 小時，夏天

放半小時，冬天需 4 小時。每日一次，10 天為一個療程。

　　大蒜治陰癢：紫皮大蒜 2 頭，大蒜去皮，加水煎湯，待湯涼，用潔淨布浸洗患處，每日 2 至 3 次。

　　陰癢膏治陰癢：黃柏 15g，枯礬、雄黃各 10g，輕粉、冰片各 5g。上藥研細粉，用凡士林 60g 調成軟膏，備用，使用前用大青葉 100g，蛇床子、地骨皮、五靈脂各 50g，煎水沖洗陰道後（每天早、晚各 1 次），再取此膏塗敷患處。

　　蛇床子洗方：蛇床子 30g，花椒 9g，白礬 6g。煎湯薰洗。原方也可加地骨皮 15~30g。

　　澤蘭湯洗方：澤蘭葉 120g，白礬 3g。水煎洗。

　　單方：大蒜頭不拘多少，煎水薰洗，有止癢殺蟲之效。

　　崔氏療陰癢不可忍方：杏仁燒作炭，乘熱綿裹納陰中，日二易之。

　　又方：狼牙 60g，蛇床子 30g。煮水熱洗，或薰洗之。

　　全青丸：全青 5g，老砂、泥片各 2g，枯礬 60g，洋冰 3g。共為細末，棗泥為丸，約 6g 重。綿布裹之，納入陰中，奇效。（註：全青即是銅綠；老砂即硼砂；泥片即輕粉；洋片即冰片。）

　　又方：新鮮雄雞肝一具（每次肝一葉），用刀從肝葉根處扁剖如囊狀，中入冰片末少許，外用針刺多數小孔，納入陰道內，令患者側臥，兩腿疊緊，約一二小時後取出，另換一葉，連治 3 天，蟲盡自癒。先用藥薰洗，後用

此法，更效。

雄黃丸：明雄黃、枯礬各 60g，黃柏、蛇床子各
30g，腦砂 15g，梅片 1g。共為細末，棗泥為丸，約重
6g，雄黃為衣，布包紮緊，納入陰戶，陰癢自止。

✳ 第三節　陰瘡證治

歌曰：陰瘡腐爛痛難當，肝腎濕熱下成瘡。

　　　腫痛四物丹梔柴，濕癢歸脾柴梔丹。

陰瘡不是難治病，若是梅毒則另商。

女性陰戶生瘡腐爛，膿水淋漓，或痛或癢，如蟲行
狀，小便赤澀，體倦內熱，月經不調，赤白帶下，稱為陰
瘡，古書名曰䘌。

本病產生多因濕熱下注，影響肝腎，陰器為肝腎所
屬，二經虛，則濕熱下而成瘡。

治法：腫痛者宜四物湯加柴胡、山梔、丹皮、龍膽草
主之；濕癢者宜歸脾湯加柴胡、山梔、丹皮主之；小便淋
瀝者，宜龍膽瀉肝湯加白朮、丹皮主之；陰中腐爛者，宜
逍遙散加川芎、山梔主之；腫悶墜痛者，宜補中益氣湯加
山梔、丹皮主之。外用冬青葉、苦參、小麥、甘草煎水薰
洗，癢加白礬、蛇床子，同煎薰洗。

養血醫瘡飲：白茯苓、人參、前胡、半夏、川芎各
30g，枳殼（麩炒）、紫蘇、桔梗、炙草、陳皮、乾薑各
15g，當歸、白芍、熟地各 60g。共研粗末，每服 12g，
水碗半，薑 5 片，棗 1 個，同煎，食前服。

武當經驗方：當歸 15g，梔子 5g，白芍、茯苓各

9g，柴胡 3g，楝根 2g。水煎服。

黃連洗方：麻黃、黃連、蛇床子各 60g，北艾葉 45g，烏梅 6g。水煎洗，日 3 次。

肘後方：杏仁（炒）、雄黃、白礬各 15g，麝香 1g。共為細末，香油調膏，敷入陰中。

單方：硫黃，研細敷之，亦效。

桃葉膏：治陰瘡如蟲咬痛。桃葉搗爛，綿裹納陰中，三四次取瘥。

✹ 第四節　陰挺證治

歌曰：陰挺子宮不能收，腎氣虛弱是病由。

　　　　亦有濕熱下注起，治以補腎升提法。

　　　　清熱利濕也對頭，辨證施治是關鍵。

　　　　另有諸多外治法，使用得當勝內服。

女性陰中有物下墜，或挺出陰道口外，有如蛇形者，有如茄形者，名為「陰挺」，現代醫學叫做「子宮脫垂」。古書稱「陰脫」「陰菌」「陰茄」「子腸不收」「產後肉線」等名稱。

本病發生原因：一是氣虛，多因中氣不足，或產後勞力過早，或分娩之時用力過度，均可導致氣虛下陷，無力繫胞，以致子宮脫出；二是腎虛，多因生育過多，或房勞所傷，腎氣虧極，以致帶脈失約，衝任不固，不能繫胞所致；三是濕熱下注而產生。

治法，以補氣升提為主。針對其不同誘因對證佐使之。本病對生命雖沒有危險，便對廣大女性來說，也是一

種非常痛苦的疾病。故要注意治療，注意調養，不做重活，不登高舉重，避免便秘，時常保持大便通暢，這樣才不致於癒後復發。

一、內治法

（一）氣虛陰挺

【主證】陰道內有物下墜到陰道口，或挺出陰道口外，大如鵝卵，小腹重墜，精神疲倦，心悸氣短，上午頭痛，小便頻數，白帶較多，舌淡苔薄，脈浮虛。

【治法】宜益氣升提。

【方藥】

益氣升提飲：當歸（酒洗）、升麻各 9g，杭芍 12g（酒炒），黃蓍 30g，黨參 15g。水煎服。

補中益氣湯：人參 10g，炙黃蓍 15g，柴胡、升麻、當歸、陳皮各 6g，白朮（炒）10g，炙甘草 3g，大棗 2個，生薑 4 片。水煎服，每日 1 劑。對血虛患者加當歸、熟地；腎虛腰痛加川斷、杜仲；白帶多加海螵蛸、牡蠣。如若氣血兩虛，前證兼見面色萎黃，皮膚不潤，頭眩腦響，耳鳴眼花，大便乾結，舌光剝，脈虛弱，治以十全大補湯、八珍湯加減。

（二）腎虛陰挺

【主證】陰中有物挺出，甚至下垂數寸，大如鵝卵，腰酸腿軟，頭暈耳鳴，舌淡紅，脈沉弱。

【治法】宜補腎養血。

【方藥】

武當補元煎：人參、山萸、炙草各 6g，製首烏、元

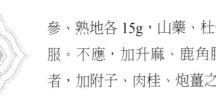

參、熟地各 15g，山藥、杜仲、當歸、枸杞子各 9g。水煎服。不應，加升麻、鹿角膠；如元氣不足，命門衰多寒者，加附子、肉桂、炮薑之類以溫腎回陽。

（三）濕熱下注陰挺

【主證】陰道有物墜，外陰部腫痛，黃水淋瀝，小便熱赤疼痛，心煩內熱，口苦乾膩，舌紅，苔黃膩，脈滑數。

【治法】宜清熱利濕。

【方藥】

祛濕瀉肝湯：當歸、白芍、生地各 15g，柴胡、龍膽草、茵陳、山梔子各 10g，車前子、木通、澤瀉各 6g，生甘草 5g，升麻 3g，威靈仙 15g。水煎服。

清肝瀉火湯：當歸 15g，川芎、黃連、梔子各 6g，白芍（酒炒）、生地、黃芩、柴胡、茵陳、龍膽草、知母、麥冬、大黃（酒炒後下）各 9g，菖蒲、甘草、木通各 5g。水煎服。

加味逍遙散：當歸、白芍、柴胡、茯苓、白朮、香附、半夏、黃芩各 9g，甘草、梔子、陳皮、丹皮各 6g，薄荷 3g。水煎服。

如濕熱不太重，而兼血虛者，則面色萎黃，形肉枯瘦，頭暈心悸，手心灼熱，脈細數者，宜用當歸散。

當歸散：當歸、黃芩各 60g，芍藥 45g，蝟皮（燒存性）15g，牡蠣 45g。為末，每服 6g，溫酒米湯調下，忌登高舉重。

三白飲：蒼朮 9g（炒），白及、白蘞、白芍、川芎、丹

皮、熟地、澤蘭、連翹各 6g，當歸 9g，升麻 3g。水煎服。

二茱丸：吳茱萸（水泡 7 次）、山茱萸各 30g（去核），白蒺藜（炒去刺）24g，海藻 24g（洗去鹽），元胡 23g，小茴香 21g（炒，入鹽少許），桔梗 26g，茯苓 25g，川楝子 45g，五味子 24g，青皮 24g。研為細末，好酒為丸，如梧桐子大，空心，白湯加酒化服下。

二、外治法

（一）驗方 1

紫茄根 1 把，水煎薰洗，禁忌房事，犯者發癢。

（二）驗方 2

硫黃、烏賊骨各 15g。共為末，香油調敷。

（三）薰洗方

荊芥穗、臭椿皮、藿香葉各等份，煎湯薰洗。

（四）枳殼湯

枳殼 60g，煎水，乘熱先薰後洗，每日 2~3 次。

（五）羅氏方（《會約醫鏡》）

枳殼、訶子、五倍子、白礬，煎湯薰洗。

若不收，灸頭頂中百會穴數壯。

（六）黑山羊血治療陰挺

黑山羊之耳先消毒後取血 10 餘滴，兌入少許溫開水，一次服用。每日 1 次，連用 7 天。武當山有一婦女，患陰挺兩年餘，不能勞動，經用上方 7 天痊癒，以後再未發病。

（七）茄根灰治療陰挺

紫茄根燒成炭研為細麵，麻油調茄根炭面在軟紙上，

捲成筒安入陰道內，每日 1 次，數日即癒。

（八）升提膏治陰挺

鯽魚頭，瓦上焙乾，研成細粉，用好醋調膏外敷患處。另用一個鯽魚頭焙乾，研粉，溫開水沖服，治陰挺神效。

搽藥：先以淡竹根煎湯洗，用五倍子、白礬研末，乾搽立效。

※ 第五節　陰吹證治

歌曰：陰吹陰道如放屁，病雖少苦不如意。

　　　　不治病久成頑疾，辨明燥濕與氣虛。

陰吹是指女性陰中矢氣，時時氣出有聲的症狀。產生本病原因，主要是大腸津液枯少，穀氣結而不行，導致津液枯燥，常與胃燥、痰濕、氣虛有關。

本病治宜潤燥、祛痰濕、補中氣為主。

一、胃燥陰吹

【主證】陰道中排氣有聲，面色淡黃，心內發熱，口燥咽乾，小便色黃，大便秘結，舌紅，苔黃而乾，脈細數。

【治法】宜養血潤燥。

【方藥】

麥冬調導湯：當歸 30g（蜜炙），川芎 15g，防風、炙草各 6g，枳殼 9g（麩炒），麥冬 24g。水煎服。

豬膏髮煎：豬板油 240g，人髮雞子大 3 團。先用肥皂水洗淨，油同髮熬溶，髮消藥成，每用一匙沖開水溫

服，每日 3 次，小便利自癒。

二、痰濕陰吹

【主證】陰道矢氣而臉面浮白，體肥，或咳而多痰，口中淡膩，頭重頭眩，胸悶不思食，小便量少，大便乾結，苔白膩，脈弦遲。

【治法】宜豁痰利濕。

【方藥】

橘半桂苓枳薑湯法：半夏 60g，枳實、桂枝各 30g，橘皮、茯苓各 18g，生薑 18g。用清水 10 碗，煮成 4 碗，分 4 次，日三夜一服，以癒為度，癒後服六君子湯補養之。

三、氣虛陰吹

【主證】陰道排氣作聲，面色蒼白，語音低微，頭重時痛，四肢乏力，腰膝痠軟，舌質淡，苔薄白，脈虛弱。

【治法】宜補氣血，生津液。

【方藥】

補中益氣湯：人參 10g，炙黃耆 15g，柴胡、升麻、當歸、陳皮各 6g，白朮 10g，炙甘草 3g，大棗 2 個，生薑 4 片。水煎服。酌加山藥、山萸。

✳ 第六節　陰痔證治

歌曰：陰痔陰中有肉突，本應稱呼叫息肉。

　　　武當傳有結紮法，多法外治病能除。

陰痔是指女性陰中有肉突。九竅有肉突出者，皆名為痔。

本病治宜外治法為主。

武當結紮法治療陰痔：取蜘蛛網搓成細線，提起陰痔，用細線在痔根打成死結紮緊，外用消毒紗布蓋好固定，數日陰痔即脫，以生肌膏外敷收口即癒。

烏梅薰法：烏梅頭 7 個（燒存性），用小瓦罐盛好醋淬之，乘熱薰患處，通手發熱為良。

蒼硇坐藥：冰片 6g，硇砂 12g，銅綠 18g，枯礬、明膽礬、雄黃各 30g，蒼朮（炒）120g，黃柏、川文蛤各 9g，白麵 15g，蔥白 10 根。共為細末，紅棗肉為泥團丸，每丸 6g 重，綿裹納入陰中，去淨腐肉為度。三月內禁忌性交。

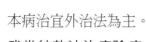 第七節　陰冷證治

陰冷是指女性陰中寒冷，甚則少腹也冷，手摸如冰，小便澄清，飲食少思，大便不實，或下焦虛寒，上焦內熱，口苦脅脹，小便黃赤的症狀。產生本病的原因，多因女性勞傷氣血，風冷乘虛客於陰中，發生陰冷，不治療往往因宮寒影響生育。

本病治法：單純下寒證，宜用溫養法；下寒上熱者，宜用加味逍遙散和解之。

金匱腎氣丸：熟地、棗皮、山藥各 15g，茯苓、澤瀉、丹皮各 10g，肉桂、附子各 5g，芡實、龍骨各 20g，淫羊霍 10g。水煎服。

陰冷治法：當歸、白芍、生地各 15g，柴胡、丹參、丹皮、山梔各 10g，乾薑、小茴、肉桂各 6g，炙甘草

5g。水煎服。

療陰冷方：遠志、乾薑（生用）、蓮花各 15g，蛇床子、五味子各 30g。共為細末，每用兼以兔糞塗陰門，用綿裹 3g，內陰中，熱即為效。

又方：蛇床子 30g，吳茱萸 45g（半炒），麝香少許。共為細末，煉蜜為丸，如酸棗大，以綿裹內陰中，下惡物為度。

單方：硫黃不拘多少，煎水頻頻洗之。

✳ 第八節　陰痛證治

歌曰：陰痛發作很異常，多因氣鬱寒邪傷。

　　　氣鬱多因肝脾熱，寒邪少腹多發涼。

女性陰中作痛異常，痛極往往手足不能伸舒，稱為「陰痛」，又名小戶嫁痛。

產生本病原因：一是氣鬱，多因肝脾鬱熱，傷損肝脾，濕熱下注；二是受寒所致。

本病治宜舒肝解鬱，溫暖丹田。

一、氣鬱陰痛

【主證】陰中作痛，痛極手足不能伸舒，頭暈，口苦，咽乾，舌紅，苔黃，脈弦。

【治法】宜清肝清熱。

【方藥】

加味丹梔逍遙散：當歸、白芍各 15g，生地 20g，柴胡、黃芩、龍膽草各 5g，白朮、丹皮、丹參各 10g，山梔、青皮、香附各 3g，甘草 2g。水煎服。

外用四物湯料合乳香搗餅納陰戶中，其痛即定。

外洗方：當歸、川芎、沒藥、白礬、黃柏、知母、荊芥、防風各 9g。水煎洗。

二、受寒陰痛

【主證】少腹發涼，陰痛異常，時有白帶，舌淡，苔薄白，脈沉遲。

【治法】宜溫暖丹田。

【方藥】

單方：生薑、食鹽各等份炒熱，青布包裹熨之，極效。

又方：蔥頭不拘多少，加乳香搗融，塗敷陰門，疼痛自止。

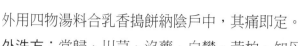

第九節　交合出血證治

歌曰：交合出血多外傷，肝熱脾虛法不良。

　　　歸脾引精止血用，房事方法需改良。

交合出血是指女性一過性生活，就會引起陰道出血，甚至發熱口渴，或陰腫下墜悶痛，小便頻數等症狀。

產生本病，多數由於肝熱脾虛，或在經期貪歡交合，衝傷子宮內膜所致。

本病治法：如肝熱脾虛者，宜用六君子湯加山梔子、柴胡主之；如血流不止者，宜用歸脾湯加阿膠、升麻、仙鶴草等補脾統血為主，也可用傅山引精止血湯主之。

引精止血湯：人參 15g，白朮 30g（土炒），茯苓 9g（去皮），熟地 30g（九蒸），山萸肉 15g（蒸），黑薑

3g，黃柏 1.5g，芥穗 9g（炒黑），車前子 9g（酒炒）。水煎服，禁忌房事 3 個月。

千金方：桂心、伏龍肝各等份。為末，酒服 3g，瘥止。

又方：黃連 18g，牛膝、甘草各 30g。上三味，煎水洗，日三四次。

✳ 第十節　交合頭痛證治

歌曰：交合頭痛肝腎虛，房事平凡最不宜。

逍遙加減酌情用，調養肝腎是主題。

女性每逢交合就頭痛不止，多因肝腎虛損，治宜調補肝腎為主。

加減黑逍遙：熟地 30g，當歸 15g，白芍、柴胡、茯苓、花粉各 9g，甘草、薄荷各 6g，棗仁 9g（炒），防風 6g。水煎服。

集驗方：生地黃 24g，芍藥 15g，蔥白 5 根，生薑 4 片，生甘草 6g。用水 5 杯，煮 2 杯半，分 3 服，忌房事。

✳ 第十一節　交合腹痛證治

歌曰：交合腹痛脾胃弱，治宜補氣與養血。

加味八珍湯來用，寒熱實虛辨真切。

女性平時或產後，交合腹痛，多因脾胃虛弱而致，治宜調補氣血為先。

加味八珍湯：人參、陳皮、甘草、元胡（醋炒）、吳萸（醋炒）各 6g，白朮、茯苓、川芎、白芍、熟地、香附（醋炒）各 9g，當歸 15g。水煎服。

第九章

婦科臨床雜病證治

　　坤者陰之集，坤道為之血，血為陰。蓋十四，衝、任脈通而天癸至，血氣之存也，外循經絡，內榮臟腑，不失其度，則月事以時下，而諸疾不生。如不然者，陰氣浮溢，百想經心，內傷五臟，外損姿榮，月水去留，前後互異，瘀血停滯，中道斷絕，其間傷損同，不可具論，故女性之病雜，另立之論。

　　然現代社會進步一日千里，醫療檢查設備不斷更新，自古一些難窺之病，現在可以一目瞭然。惜當今西醫病名，與我國醫學文獻所稱病名多難相同，可是用傳統的辨證施治方法，對一些西醫所稱的病名的疾病進行治療，卻取得了一些可喜效果，體現了武當道教醫藥在當今的價值。便於臨床選用所述之法，書中有些保留西醫病名及一些檢查數據，以方便對臨床療效的對比。

　　為增見識，特敬錄上海先賢、大德丁濟南、朱小南、唐吉父醫案、醫話數篇，以供雅賞。

✳ 第一節　子宮頸炎證治

　　子宮頸在陰道內因受傷、強酸、強鹼、細菌、病毒的影響與侵襲，或身體虛弱帶下增多，宮頸受到刺激而引起宮頸發炎。

臨床常有發熱、腹痛、膿性帶下、腰痛、下腹墜、痛經，甚至引起月經不調、不孕等病變。

產生本病的原因：脾虛生濕，濕鬱生熱下注，或外傷瘀阻所致。治宜清熱利濕，解毒化瘀。

解毒化瘀利濕方：土茯苓、敗醬草各 30g，雞血藤、忍冬藤、生苡仁各 25g，黃柏、蒼朮、丹參各 15g，益母草、車前草各 10g，甘草 6g。水煎服。

加減化裁：

1. 帶下量多，色黃質稠穢如膿，加馬鞭草、魚腥草各 12g。

2. 發熱口渴：加野菊花 15g、連翹 10g。

3. 陰道腫脹辣痛：加紫花地丁 15g。

4. 帶下夾血絲：加烏賊骨、茜草、大薊各 10g。

5. 陰道瘙癢者：加白鮮皮、蒼耳子、苦參各 10g。

6. 帶下量多臭穢而陰道瘙癢：加檳榔、蛇床子各 10g。

7. 帶下色白、質稀如涕：減去忍冬藤、車前草，加補骨脂、桑螵蛸、白朮各 10g，扁豆花 6g。

8. 性交則陰道脹痛而出血：加赤芍、地骨皮、丹皮各 10g，田三七 6g。

9. 腰脊痠痛，小腹墜而痛：加桑寄生、骨碎補各 15g，杜仲、續斷各 10g。

外治法：

黃柏 60g，硼砂、硃砂、爐甘石各 18g，蜈蚣 7g，冰片 4g，雄黃 12g，麝香 5g。

將上述各藥去雜質，黃柏、蜈蚣焙乾，分別研成細末，過 100 目篩後，混合備用。在研磨冰片時，為避免其黏於器皿上難以取下，應將冰片與其他藥物一起研磨。研磨用的乳缽，要用酒精消毒。藥物研好後密閉存藏。

使用的具體方法是：用窺陰器撐開陰道暴露宮頸後，用乾棉球拭淨陰道及宮頸分泌物。在預先製成專用棉球上（扁形，較宮頸稍大，中央貫穿上棉線，無菌乾燥），撒藥粉 1g 左右，而後用長柄鑷子將撒藥的棉球送入陰道，使藥粉面緊貼於宮頸上，棉球的線頭要留於陰道外。24 小時以後，患者可自行將棉球拉出。輕者 1 週上藥 1 次，重者 1 週上藥 2~3 次。對重度糜爛及乳頭型和顆粒型患者，在治癒後應繼續上 3~5 次以鞏固療效。

月經來潮、懷孕期間停止用藥，治療期間避免性生活。

✳ 第二節　子宮內膜異位證證治

子宮內膜組織生長在子宮腔以外的異常位置而出現的病變和症狀，稱為子宮內膜異位症。

病變往往發生在子宮直腸窩或陰道直腸隔等處。其臨床表現為經行少腹疼痛，甚至牽引到陰道，有劇烈的墜脹感，性交痛，腰痛，肛門墜脹，噁心嘔吐，乳房脹痛，宮骶有韌帶結節、腫塊，宮體增大。

產生本病的主要原因：宿瘀內結，日久便成癥瘕。治宜行氣破瘀，軟堅消癥。

行氣破瘀軟堅方：丹參、皂角刺、莪朮各 15g，當

歸、赤芍、製香附、川牛膝、炙山甲、海藻各 10g，乾漆
4g，血竭、桂枝各 3g。水煎服。

加減化裁：

1. 肝鬱氣滯：加柴胡 5g，台烏藥、川楝子、丹皮各
9g。

2. 肛門下墜：加檳榔 9g，枳殼 6g。

3. 氣虛：加黨參、黃蓍各 12g。

4. 陰虛：加生地 12g，麥冬、女貞子各 10g，去桂
枝。

5. 腎虛：加杜仲、狗脊、桑寄生各 9g。

6. 寒凝：加吳茱萸、炮薑各 3g。

7. 濕熱：加敗醬草、鴨跖草各 30g。

8. 痛經：加玄胡索 10g，沒藥 5g，失笑散（包）
15g。

去山甲、皂刺、莪朮、海藻、乾漆。經前 7 天起服
用，連用 7 劑。

9. 月經過多：加白芍、熟軍炭各 9g，震靈丹（包）
12g，花蕊石 15g。川牛膝改懷牛膝，丹參減為 6g。經前
7 天起服用，連服 7 劑。

子宮內膜異位證膏方：黨參、炙黃蓍、炒白朮各
75g，白芍 35g，當歸 75g，肉桂 15g，莪朮、川芎、丹
參、丹皮、懷牛膝各 30g，烏藥、白芷各 20g，炒五靈
脂、生蒲黃各 30g，玄胡 35g，雞血藤 75g，山藥 30g，炙
甘草 15g，小茴、巴戟各 30g，吳茱萸 15g，柴胡 20g，製
香附、炒麥芽、炒穀芽各 30g，炙乳香、炙沒藥各 10g，

阿膠 60g，生曬參 10g，飴糖 60g，冰糖、蜂蜜、核桃仁各 50g，黑芝麻 25g。

如法熬製成膏，每次取膏 1 匙，溫開水化服，每日 3 次。

✳ 第三節　子宮肌瘤證治

又稱子宮平滑肌瘤，主要是由不成熟的子宮平滑肌細胞增生所致。多數子宮肌瘤可無症狀，僅在體檢時被發現。但黏膜下肌瘤或較大的肌壁間肌瘤，可出現月經過多或淋瀝不淨，或白帶增多，或發生劇烈腹痛。痛有定處，有包塊，按之堅硬。超音波檢查可確診。

產生本病主要原因：一般由氣滯、血瘀、濕熱瘀結、痰積而致。治宜活血化瘀，散結消癥。

武當肌瘤方：黃蓍、昆布、丹參各 20g，海藻 15g，茯苓 30g，浙貝母、土貝母、山慈姑各 12g，香附、當歸、赤芍、丹皮、桂枝各 10g。水煎服。

加減化裁：

1. 氣滯血瘀：加金鈴子、玄胡索、製香附各 9g，三棱 12g。

2. 經血過多：去海藻，加花蕊石 30g，鹿含草 12g，田三七粉 2g（吞）。

3. 陰虛火旺：加生熟地、龜板、北沙參、夏枯草、白薇各 10g。

4. 脾虛：加白朮、淮山藥各 10g。

5. 腰痛酸：加桑寄生、狗脊各 12g。

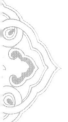

6. 乳房脹痛：加全瓜蔞 12g，路路通 9g。

7. 白帶多：加馬鞭草 12g，白芷炭 9g。

8. 大便秘結：加火麻仁 12g。

武當化瘤丸：當歸、赤芍、川芎各 30g，熟地 50g，丹參 50g，橘核、川楝子、香附子、烏藥、炒枳殼、莪朮、三棱、穿山甲各 30g，茯苓、桂枝各 50g，雞血藤 30g。上藥共為細麵，另用：益母草 500g，敗醬草 500g，白花蛇舌草 500g，熬煮 3 次，共取藥汁 5kg，熬製為 250g 浸膏，合上藥細麵為丸，如梧桐子大，每次服 10 丸，每日 3 次。

第四節　盆腔炎證治

寒顫發燒，頭痛，乏力，腹脹，白帶多而臭似膿液，下腹部壓痛或有包塊，脈數。白細胞升高，中性粒細胞增多。

盆腔炎、子宮內膜炎、子宮頸炎、輸卵管炎、卵巢炎、盆腔結締組織炎。產生本病的主要原因：認為係外感濕毒之邪，濕熱壅於下焦而致。治宜清熱解毒、活血化瘀、滲濕止痛。

清熱活化止痛湯：三棱、香附、台烏藥、紅藤、敗醬草各 30g，當歸、蒲公英各 20g，玄胡索、丹參、生苡仁、土茯苓各 15g，丹皮、川楝、赤芍各 12g，甘草 6g。水煎服。

加減化裁：

1. 發熱：加金銀花、連翹各 15g。

2. 大便秘結：加生大黃 10g。

3. 血瘀：減黃柏、苡仁、土茯苓，加桃仁、紅花、莪朮各 12g。

4. 濕濁重：減丹皮、赤芍，加蒼朮、白朮（炒）各 12g。

5. 下腹痛：加廣木香、製乳沒各 10g。

6. 口苦脅痛、帶下黃赤：加龍膽草 6g。

盆腔炎保留灌腸方：敗醬草、翻白草、魚腥草、益母草、白花蛇舌草各 30g，紅藤、丹參、當歸、赤芍各 15g，玄胡、香附、川楝子、小茴各 10g。上藥煎煮 2 次，共取藥汁 300ml，分做 2 次保留灌腸，每日 2 次，灌腸後保留 2 小時。

✳ 第五節　服精神藥物出現溢乳病證治

服用治療精神病藥物而出現乳汁分泌。

女性在非哺乳期、妊娠前期、乳房出現乳汁分泌現象，原因之一是服用了治療精神病藥物（如氯丙嗪等），舌淡紅苔薄脈濡。

精神藥物性溢乳症治宜健脾補腎。

精神藥物性溢乳症湯：黃耆、黃精、當歸、黨參各 30g，茯苓、白朮、芡實、蓮米、益智仁、巴戟天、菟絲子、五味子各 15g，甘草、茜草各 10g。水煎服。

✳ 第六節　卵巢囊腫證治

本病是婦科常見良性腫瘤。檢查時可在子宮一側或雙

側觸及囊性腫物，表面光滑，可活動。可發生於任何年齡，以 20~50 歲最為常見。臨床以良性者多，發展慢，初期囊腫小，多無症狀。當囊腫增至中等大小時，可感腹脹或下腹不適。可發生蒂扭轉、破裂及感染併發症。

武當道教醫藥認為主要是臟腑功能失常，氣機不調，抗病力弱，外邪乘虛而入，致氣血運行不暢，痰濕凝聚，血瘀內停，積而成癥瘕，歸屬「積聚」「癥瘕」範疇。治宜活血化瘀，除濕消癥。

一、卵巢囊腫方

茯苓 30g，赤芍、當歸、丹參、澤瀉、瓦楞子各 15g，川楝子、昆布、海藻、桃仁、桂枝、生蒲黃各 10g，白朮、豬苓各 12g。水煎服。

加減化裁：

1. 發熱者：加柴胡、黃芩各 9g。

2. 血瘀重者：加三棱、莪朮各 9g。

3. 包塊堅硬者：加炮山甲、王不留行各 9g。

4. 濕熱甚者：加蒼朮、蒲公英各 10g。

5. 腰骶部酸脹者：加杜仲、狗脊、巴戟天各 10g。

6. 乳房脹痛者：加柴胡、鬱金、白芍各 8g。

7. 月經量多，行經期長可淋瀝不盡者：加旱蓮草 20g，炒荊芥 8g。

8. 若乏力，白細胞減少者：加黃蓍 20g。

9. 體弱多病，脾胃氣虛者：加黃蓍、黨參各 12g。

二、卵巢囊腫保留灌腸方

茯苓、豬苓、蒼朮、白朮各 15g，蒲公英、敗醬草各

30g，昆布、海藻各 10g，丹參、紅花、赤芍、當歸各 10g。將上藥熬煮 2 次，共取藥汁 300ml，分為 3 次保留灌腸，每天用藥 1 次。

✻ 第七節　多囊卵巢綜合徵證治

本病又稱施——李綜合徵。是月經調節機能失常，以致發生一系列如多毛、肥胖、月經稀少、閉經伴雙側卵巢多囊性增大者。多見於 17~30 歲的女性。其病因與內分泌功能紊亂，丘腦下部垂體平衡失調有關。

認為與肝經病變有密切關係，主要是肝血不足，肝陽偏亢，鬱結化熱所致。治宜清洩肝膽鬱火。

多囊卵巢綜合徵方：生地黃 12g，炒黃芩、焦山梔、澤瀉、車前子（包）、當歸各 9g，龍膽草 7g，柴胡 6g，木通 3g，生甘草 2g。

水煎服，每日 1 劑。或用龍膽瀉肝丸，每日 9g，分 2 次吞服，不能連服 3 個月以上（龍膽瀉肝丸不宜服用時間過長）。

加減地黃湯：熟地、麥冬各 30g，山藥、棗皮、茯苓、枸杞各 15g，丹皮、丹參、澤瀉各 10g，紅景天、餘甘子各 12g。水煎服。每日 1 劑，或用麥味地黃丸、菊杞地黃丸，每日 3 次，每次 5g。

✻ 第八節　足跟痛證治

足跟疼痛，不腫不紅，不能多立多走，雖係小病，也很痛苦。

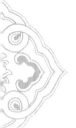
武當道醫婦科臨症靈方妙法

本病產生多因肝、督、腎陰不足所致，因為足跟乃督脈發源之地，腎脈所過之地，肝血所養之地。若此三陰虛，多致陰血不足。

前人治此，多選補益之劑，如六味地黃湯滋補腎水等藥。產後足跟痛，石斛湯療效最好。

加味六味地黃湯：熟地、生地各 30g，山藥、棗皮各 15g，丹皮、澤瀉各 10g，牛膝、海風藤各 20g。水煎服，每日 1 劑。

石斛湯：石斛 30g，木瓜 15g，防風、川芎、靈仙、甘草各 6g，當歸、白芍各 9g。水煎服。

足跟痛外治法：頭髮塹足跟法：將常穿的鞋後跟挖一個窩，用廢布作一個小袋，內裝頭髮，塹在腳跟。

川芎浸泡法：川芎 50g，用好醋燒開煮川芎 15 分鐘，倒入盆內，將腳浸泡在藥醋內，每次 30 分鐘，每日 1 次。

針刺法：取穴：風池，左側由右進針，右側由左進針，進針由左側透針到右側，從右側透針到左側，一般針刺入 5 分鐘足跟痛即能緩解。

✳ 第九節　婦女絕育結紮術後綜合徵證治

女性行絕育結紮手術後，自感腰腹疼痛，心悸等，但檢查又無陽性指徵。患者疑慮重重，自感有頭、腹、腰骶、下肢疼痛不已，並伴頭暈，心悸，舌紅苔薄，脈弦澀。武當道教醫藥認為，產生此病主要原因，多是憂思過度，肝氣鬱結，陰血虧耗所致。

治法：疏肝解鬱，活血化瘀。

加減逍遙湯：白芍 30g，當歸 20g，柴胡、白朮（炒）、茯苓、香附各 15g，川楝子、川芎、青皮、烏藥各 10g，甘草 5g。水煎服。

加減法：

1. 頭痛上方加：白芷、蒼朮、羌活各 10g，細辛 5g。

2. 少腹痛上方加：莪朮、玄胡、小茴香各 6g。

3. 腰痛上方加：川續斷、杜仲、狗脊各 10g。

4. 下肢痛上方加：獨活、懷牛膝、木瓜各 10g。

5. 心悸、失眠上方加：棗仁、柏子仁、合歡皮、夜交藤各 20g，亦可加龍骨、磁石各 20g。

✳ 第十節　陰縱證治

歌曰：陰縱之人性慾強，肝腎陰虛相火旺。

　　　濕熱下注陰濕癢，辨明病情用對方。

陰縱是指女性性慾要求強烈，性交雖有快感高潮，但難以滿足性慾要求，性交後陰腫滯不衰，仍繼續有強烈的性交慾旺。有些病情嚴重者，性慾特別亢進，不能自我克制，達到不擇對象，不擇時間，不擇地點的程度。

現代醫學發現有部分腦病患者，能造成患者性慾亢進，因此這種患者應該進行詳細的檢查，以確定是何種原因引起，切莫誤認為自己身體強健，而放縱過度，引起嚴重的不良後果。

武當道教醫藥認為：「肝實者則好淫」。古人云：「肝為陰中陽，其繞陰器，強則好色，虛則妨陰，故時憎女

子。」所以認為產生本病的主要原因是：肝腎陰虛，相火旺盛，或是肝氣鬱滯，濕熱下注，氣血濕熱相搏，引起性慾衝動。

一、肝腎陰虛，相火旺盛

【主證】性慾亢進，難以滿足，五心煩熱，失眠多夢，頭暈耳鳴，全身陣陣煩熱，難靜多動，舌紅，苔薄黃，脈弦。

【治法】滋肝補腎，清熱瀉火。

【方藥】

加味地黃湯：生地、熟地各 20g，棗皮、山藥、製首烏各 15g，茯苓、丹皮、地骨皮、澤瀉、知母、黃柏各 10g，木通、車前子各 5g。水煎服。

補陰瀉火湯：百合、玄參、麥冬、沙參各 20g，蓮子芯、丹皮、地骨皮、黃連、鹽黃柏各 10g，車前子、澤瀉各 15g。水煎服。

二、肝氣鬱滯，濕熱下注

【主證】性慾亢進，難以滿足，胸滿悶，煩躁易怒，難靜多動，舌紅，少苔，脈弦。

【治法】疏肝解鬱，清利濕熱。

【方藥】

加減龍膽瀉肝湯：柴胡、白芍、當歸、山梔各 15g，龍膽草、香附子、青皮各 6g，生地 30g，車前子、澤瀉各 10g，木通 5g，生甘草 3g，酒大黃 6g（後下）。水煎服。

清腎瀉火茶：蓮子芯 5g，知母 30g，生甘草 5g。水煎 5 分鐘，取水代茶頻服。

此病除上述方法治療外，患者要從思想深處認識到，縱慾過度，會給男、女雙方的身體造成嚴重的危害。從養生學角度出發，應節制性生活，多做一些較重的體力活和參加愉快的文藝活動，分散自己的注意力。儘量減少單獨與男性接觸的機會。

✳ 第十一節　性冷漠證治

歌曰：性慾冷漠真難言，腎陽虛衰是關鍵。

　　　　亦見肝鬱脾虛證，丈夫衝動她心煩。

性冷漠在古文獻上比較少見，它是指女性對性生活非常厭惡，有些結婚數日，甚至數月也不准丈夫對她作出來親近的動作，更莫說過性生活。

筆者經治數例，認為產生此病的主要原因是：腎陽虛衰，下焦寒涼，有肝氣鬱滯，寒濕之邪流注胞宮，還有因脾氣虛弱，肌肉無力，外陰無力收緊。

治法：溫補腎陽，疏肝解鬱，健脾壯肌。

一、腎陽虛衰性

【主證】對性生活十分厭惡，形寒肢冷，乏動自汗，小腹及外陰部寒冷如冰，腰冷痛，雙膝痠軟，小便清長，夜尿多，舌淡，少苔，脈沉弱。

【治法】溫補腎陽。

【方藥】

四逆湯加味：炮附子 10g，大紅參 10g，乾薑 10g，肉桂 6g，淫羊藿、巴戟、仙茅各 12g，炙甘草 10g。水煎服。根據病情，炮附子可以加至 30~50g，但需先煎煮

1~2 小時。

桂附地黃丸加味：熟地 30g，棗皮 20g，山藥 20g，茯苓 10g，丹皮 10g，澤瀉 6g，炮附子 10g，肉桂 10g，淫羊藿 15g，金櫻子 15g，菟絲子 15g。水煎服。

隔薑艾灸治療性冷漠，取關元、氣海、命門、腎俞，隔薑灸艾炷 3~5 炷，每日 1 次，連續 10 天為一個療程。

外敷溫熱療法治性冷漠：大青鹽 300g，花椒 30g，生薑 50g（切碎）。

三味鍋內炒熱，熱敷小腹及外陰部（加蔥鬚更好）。

二、肝氣鬱滯性

【主證】對性生活十分厭惡，胸脅滿悶，心煩易怒，小腹及外陰寒涼如冰，腰膝冷痛，小便清，夜尿多，舌紅、少苔，脈寸關弦，尺沉遲。

【治法】疏肝解鬱，溫補下焦。

【方藥】

疏肝溫元湯：當歸、熟地、白芍各 15g，醋柴胡、醋香附、青皮各 6g，小茴、吳茱萸各 5g，烏藥 10g，淫羊藿、巴戟天、仙茅各 10g。水煎服。

外敷疏肝溫元法：香附子、小茴香、橘樹葉、細辛、乾薑各等份，共研粗末，醋拌炒熱，裝袋熱敷脅下、下腹及外陰部，每日 1 次。

三、脾虛性

【主證】對性生活厭惡，四肢乏力，腹脹，納差，便溏，小腹及外陰寒涼，外陰鬆弛，自己無力收縮外陰，有時尿失禁，小便清，夜尿多，舌淡、少苔，舌邊有齒痕，

脈沉而無力。

【治法】益氣健脾，溫陽補腎。

【方藥】

脾腎雙補湯：人參 10g，炒白朮 20g，白茯苓 10g，山藥 10g，炙黃蓍 20g，淫羊藿、菟絲子、枸杞子、補骨脂各 20g，炙甘草 6g，大棗 4 個。水煎服。

【註】可用隔薑艾灸。取穴：中腕穴、神闕、關元、氣海、命門、足三里，每灸艾炷 3~5 炷。

✳ 第十二節　幼兒性早熟證治

歌曰：性熟早在未成年，只因飲食與病患。

細心父母早發現，對證養治並忌餐。

幼兒性早熟是指患兒尚未成年，就有性慾要求，即出現以硬物頂觸陰部，喜看男女戀愛電視，並伴有睡眠不實，煩躁不安，注意力不容易集中。

產生本病的原因主要是：

一是患兒先天肝火素旺，相火妄動，下焦濕熱，正如古人曰「肝實者則好色」。

二是患兒過食煎、烤、燒、炸帶有激素的食品，或過食興陽助火食品，引起陰陽失調，陰虛陰亢。

治法：滋肝補腎瀉火除濕，並要忌食含有激素食品及興陽助火食品。

【方藥】

加減龍膽瀉肝湯：龍膽草、炒山梔、川黃芩、綿茵陳、車前子各 6g，生地、當歸、知母、柴胡各 5g，川牛

膝 10g，川黃柏 8g，生甘草 3g。水煎服，每日 1 劑。

知柏地黃丸：生地、棗皮、山藥各 50g，知母、黃柏、澤瀉、丹皮、茯苓各 30g。上藥研細末，煉蜜為丸，每次服 5~10g，每日 3 次。

忌食食品有：燒烤短期養殖的雞腿、雞翅、對蝦、海蝦、河蝦、羊肉、動物的腰子、動物的陰莖、狗肉、虎肉、熊掌等。均屬幼兒忌食和多食食品。

筆者行醫 40 餘年，近 10 年經治了 4 例性早熟患兒，最大的 9 歲，最小 7 歲。《黃帝醫術臨證切要》一書中報導兩例，年齡還要小，此病例雖然報導不多，但近幾年這種病的發病率有上升趨勢，故特別呼籲有志同道及家長對此病應及早預防，及早治療，提高防範意識。

❋ 第十三節　名醫醫案、醫話

一、上海名醫朱小南醫案

經來兩手背起泡發癢

樊某　38 歲　已婚

【*初診*】1963 年 7 月 4 日，每值經來除腹部脹痛外，兩手的掌背起泡發癢，經淨後即退，病延 10 月，每月如此。察其體格頗為結實，精神不舒，上次經水為上月八日來潮，現又將屆臨，已有預兆，感覺胸悶脅脹，納穀不香，腰酸神疲。按其腹則略有作脹，脈虛弦，舌苔薄黃，又述發作時瘙癢難忍，夜寐不安。證屬肝木鬱結，濕熱內蘊，治用疏肝解鬱，健脾清熱法。

柴胡 5g　　當歸 9g　　白芍 6g　　　　白朮 6g

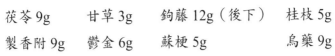

茯苓 9g　　甘草 3g　　鉤藤 12g（後下）　　桂枝 5g

製香附 9g　　鬱金 6g　　蘇梗 5g　　　　　烏藥 9g

　　服後胸脅較寬，腰酸腹痛已好，唯感食慾不振，小腹墜脹，仍用上方去甘草加雞內金，服後經水即來。

　　此次腹痛緩和而掌背亦未起泡，為 10 個月來第一次出現的好現象，經來腹痛現像已好轉，而且掌背起泡等症狀，未見發作。

　　按本症病機，主要肝為剛臟，性喜條達疏洩，又司血液的貯藏與調節，遏抑則病，難於疏洩而成鬱積，木鬱則氣滯，氣為血帥，氣滯則血亦滯，氣血阻滯，四肢的末梢首當其衝，患者的掌背本頗敏感，復因氣血鬱滯而濕熱內蘊，所以在經期出現起泡瘙癢的症狀。

　　此症以逍遙散為主，化其鬱，清其熱，而其中尤、苓又有理濕的功能。至於加桂枝，則根據仲景當歸四逆湯（當歸、桂枝、芍藥、細辛、大棗、甘草、通草）而來。桂枝性味辛甘溫，能橫走四肢，溫經通絡，治痛風，祛皮膚風濕。配當歸、芍藥養陰補血，對四肢末梢氣血不暢而受寒發生的凍瘡極有效。

　　蓋取其溫通四肢之功，而本症為氣血鬱滯，末梢循環受阻而起，試用後亦復奏效。用鉤藤，不僅清肝熱，而且也能解除四肢末梢的敏感，近人有用本品合天麻治頭皮瘙癢症而奏效者，亦本乎此意。香附、鬱金、蘇梗、合歡皮等理氣行滯，解鬱寧神。

　　用上述方藥後，掌背過敏現象不再發作，經來腹痛亦已好轉，證明藥貴中鵠，則奏效頗驗。

二、上海名醫丁濟南醫案

皮質醇增多症

余某　女　27歲

【初診】1959 年 6 月 25 日，因肥胖、乏力和月經失調入院。

患者於 1953 年起，體重明顯增加，由原來的 52kg，到 1959 年增加至 61kg，伴頸部變粗，腹滿和背部脂肪增厚。自覺頭暈、乏力。月經週期參差，數月一行或一月二行，經量少而色暗，經期延長，旬餘始淨。行經期間，口腔黏膜破碎，唇焦。曾請中醫診治，未見明顯療效。

在某醫院檢查基礎代謝在正常值內，診斷為單純性甲狀腺腫，經以甲狀精等藥治療，出現頭頂脹昏，夜寐不安，汗少，連夏天也無汗，晨起面浮足腫，皮膚繃緊作脹，目乾，鼻熱，咽燥，口苦而乾且有痰。兩太陽穴作痛，伴頸背牽強，大便秘結，小溲短少赤熱，時有刺痛感等而住入我院診治。

【主要體檢】面如滿月，紅潤，皮膚粗糙且多痤瘡，體胖，脂肪多堆積於軀幹之背部。全身毳毛叢生，頭髮、眉毛均多，且粗而黑，面部伴有鬍鬚生長。胸、腹、臍部毛粗長，腹臀部皮膚有白色花紋與紫紋。

【主要實驗檢查】24 小時尿 17 羥類固醇為 10.24mg 及 6.72mg，24 小時尿 17 酮類固醇為 11.24mg，嗜酸性細胞計數為 44/mm³。經 ACTH 興奮以後，24 小時尿 17 羥類固醇為 20.36mg，24 小時 17 酮類固醇 17mg 及 29mg，嗜酸性細胞計數 77/mm³（前）-0/mm³（後）。

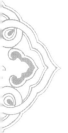

【診斷】皮質醇增多症（柯興氏綜合徵）。

【治療經過】入院後，因病員不願手術治療，故轉中醫病房，用中藥、針灸和氣功等治療，但效果均不顯著。中醫曾按肝膽相火內鬱、衝任失調治療，方用龍膽瀉肝湯及知柏地黃丸加減，未見顯效。1960 年 1 月 25 日改用肺鬱治法。

1960 年 1 月 25 日：遍身膚脹不舒，經行艱少，咽梗痛，苔薄舌乾，脈沉細，服苦寒藥則症狀稍減，服甘溫藥則症狀更甚，屬實可知，擬於苦寒中加以通理開腠理之品。

桑葉、皮各 12g	荊芥穗 6g	蟬衣 5g	知母 9g
木通 9g	草薢 12g	苦參 18g	石斛 30g
天花粉 9g			3 劑

1960 年 1 月 28 日：皮膚繃緊，汗不出，自覺面及手腳發脹，咽乾有痰，大便秘結。腠理閉塞，肺氣不宣，濕蘊不洩，積而生熱，故咽乾生痰，肺與大腸相表裏，肺氣不宣，大腸亦壅塞故便堅，擬開腠理而宣肺氣之法治之。

原方加苦杏仁 12g、生麻黃 3g。3 劑。

服藥 11 劑後，2 月 8 日：經水自行，血色瘀紫，經前周身不舒，經後周身作脹，大便有好轉。

麻黃 3g	蘇梗 9g	旋覆花（包）9 克	知母 9g
厚朴 4.5g	陳皮 6g	砂仁 2.4g	炒枳殼 9g
石斛 9g	天花粉 9g	苦參 3g	草薢 9g
木通 6g	歸尾 9g	5 劑	

2 月 15 日：經淨後，腹脹、二便欠利均有改善，近有午後面浮潮熱，頭頂脹，再以開腠、化濕，佐以理氣開鬱。

桑白皮 12g　蟬衣 3g　　旋覆花（包）12g　知母 9g

砂殼 3g　　　石斛 9g　　鬱金 9g　　　　草薢 9g

木通 9g　　　天花粉 9g　苦參 9g　　　　珍珠母 30g

　　　　　　　　　　　　　　　　　　　4 劑

1960 年 3 月 31 日：住院已 9 月，最近兩個月來，應用了開鬼門發汗，宣肺解鬱後，立見好轉，皮膚緊張消散，已能汗出，經已來潮，毛髮未見增多，相比毛髮顏色減淡。內分泌檢查亦見進步：1960 年 2 月 25 日 24 小時尿 17 酮類固醇 10mg，24 小時尿 17 羥類固醇 6mg。

此後，根據開肺鬱原則，在上述基本方中隨症加減，進行治療，前後共服中藥 214 劑，於 1960 年 6 月 10 日治療好轉出院。出院時月經已經來潮，但經量不多，毛髮較前減退，體重已減低到 55kg，皮膚緊張感基本消失，24 小尿 17 羥類固醇為 5.18mg，24 小時尿 17 酮類固醇為 7.07mg。

出院後門診隨訪，體形雖仍偏胖，但已經正常工作，於 1966 年結婚，1968 年懷孕生一男孩。

【按】皮質醇增多症在中醫古代方獻中沒有記載。近年來關於中醫治療皮質醇增多症的報導也很少。本病例主證為皮膚緊繃，汗不出，面浮足腫，肥胖，大便秘結，小便少，經量不多，苔薄舌乾，脈沉細。此為肺鬱之症。肺鬱則肺氣不得流暢，毛孔閉塞，汗液失卻發洩的孔道，水濕留於肌膚，溢而腫胖；肺鬱則金不生水，水不濟火而心火旺盛，心肝火盛，消爍陰血，導致衝任失調。故治療上擬開腠理，宣肺氣為主，佐以理氣、清熱化濕、活血調

經。

三、上海名醫唐吉父醫話

經前期緊張症的辨證施治

經前期緊張症的主要表現是在精神意識方面。常在月經來潮前 1~2 週內發作，始則心情不舒，思想不集中或集中在某一點上不能自釋，情緒煩躁或不悲而自泣，頭暈頭痛，夜寐不安，並多驚夢，有時胸脅及乳房作脹或刺痛，也有乳頭或痛或癢，甚至結塊不能觸按，按之則痛不可忍，也有在月經前或經期、經後出現輕度水腫，尤其在面部及足跗部更為明顯。此類患者平時大便正常或大便乾結，至發作時常有大便溏薄，在經期中少腹部或脹或痛，這是經前期緊張症常有的症狀。

在臨床實踐中，這類患者大致可分成興奮型和抑制型兩大類型。

興奮型的表現：

多數病人平時性情急躁，遇事容易激動。一般者是陰虛肝旺的體質，到月經來潮前，性情突然更加煩躁，即不能自制地勃然大怒，甚至大發雷霆或大哭大鬧或毆打怒罵，持續發作至月經來潮後，心情逐漸趨向平靜，至下次月經來潮前，又反覆發作如故。

有少數更嚴重的患者，症狀持續延長與下次月經相銜接，個別患者可能有類似精神分裂症的症狀出現。

抑鬱型的表現：

多數病人性情遲緩，遇事淡然處置，但在經前即出心情不舒暢，鬱鬱不樂，靜默寡言，思想集中在某一點上無

法自解，經常長吁短嘆，噯氣頻作，脘悶如窒，少腹膨然作脹，至月經來潮前後，有時顯水腫，大便溏洩，夜寐不安，呵欠連綿，四肢無力，懶於動作，也有思想消沉，暗自飲泣，經行之後，逐漸恢復正常，至下次月經來前，又有週期性發作。

經前期緊張症是婦科的一個常見病，多發病，不受年齡限制，青春期、更年期均有出現，特別在不孕婦女中發病率最高，根據本病所表現的症狀，主要表現在精神意識方面。中國醫學婦科文獻中雖無這種病名，但有類似的症狀描寫，散見於各個疾病中間，例如東漢時代張仲景所著的《金匱・婦人病脈篇》中，就有類似的記載：「婦人臟躁，喜悲傷欲哭，象神靈所作，數欠伸者，甘麥大棗湯主之。」近代醫家用甘麥大棗湯治療精神症狀及心脾不足之經前期緊張症均得到一定的效果。

根據經前期緊張症所表現的症狀，用中醫的理論來分析，經前期緊張症的症狀出現，主要來源於腎陰不足，以致肝氣橫逆，肝鬱氣滯，積鬱化火，甚至二火相併，心肝之火交熾，在此階段如不及時控制，更進一步可轉化為肝病累及心脾，陷入到虛證或虛實夾雜的病症。

腎為水臟，蟄藏為本，腎水既虧，則肝木失其涵養，肝之疏洩無權，氣遂橫逆，導致積鬱化火，與心火相併，二火相結，勢若燎原，特別在經行之前，正是衝任二脈充盛之時，也是肝腎不足之候，內蘊積鬱之火伺機而發，一遇精神刺激，則突然爆發不能抑制，到月經來潮後，積鬱之氣已洩，心肝之火也平，又是腎陰修復之期，一切症狀

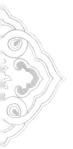

也再次暫時消失，形成週期性發作，這是實證階段。

　　但病情如未及時治療，則積鬱之氣日久必累及脾土，脾與胃相為表裏，脾主運化，胃主受納，脾胃之運化失職，水穀之精微不化，氾濫為濕，聚濕釀痰，進而與心肝之火相合，痰火上蒙清竅，則表現為精神失常。也有脾濕不化，在胃則納減嘔吐，夜寐不安，在脾則出現輕度水腫，大便溏薄，這是發展到虛證所致。

　　經前期緊張症另一主要症狀，即在經前乳房脹痛或刺痛，或結而成塊，或乳頭高突，或乳暈增黑，甚至痛癢交作等症，隨著月經週期反覆發作，有的甚至延及與下次週期相連。

　　從經絡循行路線來分析，中醫認為乳頭屬肝，乳房屬胃，脹為肝氣鬱結，痛為胃氣有餘，肝鬱化火則乳頭痛癢，因肝脈連衝任，故與月經週期有關。

　　綜上所述，經前期緊張症的病機，起源於腎，發展於肝，最後累及心脾。因此，經前期緊張症的辨證論治與肝、腎、心、脾四臟功能的調整有關，在臨床上大致可分四類：

（一）陰虛肝旺，肝氣橫逆型

　　中國醫學認為，肝為將軍之官，性喜條達，主疏洩，如情志不遂，則肝氣鬱結，肝氣橫逆，肝連奇經，則影響衝任二脈，所以月經失調，或月經先後不定期，經前情緒憂鬱，思想紛紜，頭暈目眩，夜寐不安，乳房作脹，經行則小腹脹痛，脈細弦而數，舌苔薄質淡。

　　治以疏肝理氣而解鬱結，以逍遙散加減之：若乳房脹

痛為主，加用夏枯草、蜂房；若情緒憂鬱為主，加用香附子、川鬱金；若少腹脹痛為主，加用川楝子、延胡索。

（二）肝氣鬱結，積鬱化火型

若肝氣鬱結，積鬱不解，久而化火，積鬱之火挾同五老之火，延及衝任二脈，熱迫血行，經量增多，血去陰傷，肝失涵養，肝火更熾，故於經行之前或經行之時，鬱勃之氣一觸即發，乳房脹大或刺痛，甚至纍纍結塊，間有青筋暴露，偶而觸及，痛徹心肺，脈細弦而數，舌苔薄黃而糙，質紅尖絳。

治以清解鬱熱，壯水制火以濟燎原之急，用丹梔逍遙散合知柏地黃湯加減之，若乳房脹痛為主加用夏枯草、川鬱金、蜂房。

（三）心肝火熾，痰蒙清竅型

肝鬱氣滯，積久化火，肝火與心火相結，心肝之火交熾，鬱久不解，木旺剋土，久病熱必累及脾土，脾胃相為表裏，脾主運化，胃主受納，脾胃運化失司，水穀之精微不化，氾濫為痰為濕，痰火內熾，上蒙清竅，則出現情緒緊張，言多而語無倫次，夜寐多夢，煩躁不安，口渴欲飲，腑行乾結，甚至類似精神分裂症的前驅症狀，舌苔白糙，邊尖質紅，脈細弦數。

治以清洩心肝之火，佐以滌痰開竅之品，仿龍膽瀉膽湯或當歸龍薈丸合黃連溫膽湯出入之。

若大便閉結加用生大黃或礞石使痰熱從下而奪；若心火旺加用黃連、川貝母以清心滌痰；若痰多加用天竺黃、膽南星、白金丸以清化痰熱；若清竅被蒙，語無倫次加用

石菖蒲、遠志肉以化痰開竅。

（四）肝病及脾，水濕瀦留型

肝病及脾，脾病則水濕不能運化，散溢於肌腠皮表之間則為遍體浮腫，氾濫於腸胃之間，則嘔惡便溏，故每於經前除出現肝舉太過之症外，尚有面目及足跗浮腫，甚至遍體皆腫，脘腹膨脹，大便溏洩，或有泛泛欲惡，頻頻噯氣，一俟月經來潮則諸症漸減，甚至消失，脈濡大無力，舌苔薄白而質胖淡。

該類患者治療或以治肝先實脾，脾健則肝之濡養有賴，肝氣自復，脾氣自健，或以肝脾同治，擬用參苓白朮散合逍遙散加減之。若遍體浮腫加用豬苓、澤瀉以行水消腫；若小便短少加用河白草、車前草以利尿退腫；若乳房脹痛加用軟柴胡、夏枯草以疏肝開鬱，化痰軟堅。

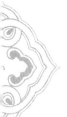

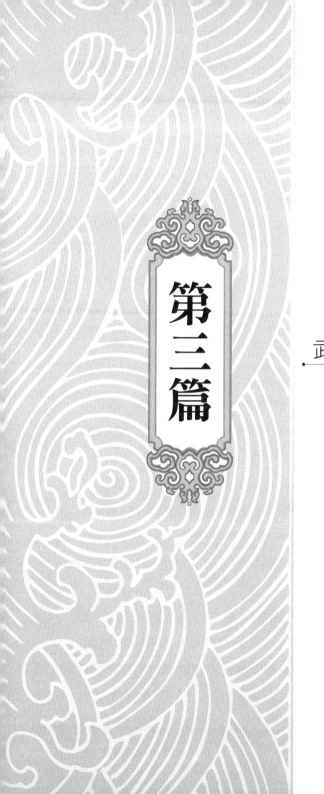

第三篇

武當食療方

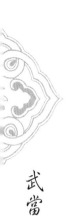

武當道醫婦科臨症靈方妙法

第一章

武當道教醫藥膳食美容方

一、涼拌雙耳

【組成】① 主料：水發銀耳 30g，水發木耳 30g。②調料：精鹽、味精、白糖、胡椒粉、麻油適量。

【用法】① 將水發銀耳、木耳去雜質，用清水洗淨，下沸水撈一下，撈出投入冷開水，冷後撈出，瀝乾水裝盤。② 取碗一個，加入精鹽、味精、白糖、胡椒粉、麻油，用冷開水調勻，澆在盤中拌勻即成。

【功效】木耳肉質細膩、柔嫩鮮美，含有豐富的蛋白質、脂肪、碳水化合物、鐵、鈣、磷、胡蘿蔔素、維生素 B_1、維生素 B_2 及人體必需的氨基酸，維生素 B_2 具有潤澤皮膚的作用。木耳中含的維生素 B_2（核黃素）是米、麵、蔬菜的 10 倍，是肉類的 3~5 倍。加上銀耳是健美的最佳食品。木耳有和血養容、涼血止血、抗癌的作用，具有延年益壽的功效。此外，還可以作為氣血不足、產後虛弱、久病體虛、高血壓、血管硬化症的食療菜譜。

二、銀耳櫻桃

【組成】① 主料：水發銀耳 50g，罐頭櫻桃 30g。②調料：糖桂花、冰糖適量。

【用法】在炒鍋內加上水，燒沸，入冰糖溶化，加入銀耳，煮 10 分鐘，再加入櫻桃、桂花糖，煮沸後，隨意

食之。

【功效】銀耳既是美味山珍，又為天然高級補品，滋腎益精，補脾養心，功在美容顏、嫩皮膚、抗衰老。《滇南本草》稱是「治一切虛證，能大補元氣，滋潤皮膚。」櫻桃營養豐富，《備急千金方》說：「櫻桃調中益氣，令人好顏色，美志性。」此二物相結合以食，可以使人肌肉豐滿，皮膚嫩白光潤，容顏煥發，唇似櫻桃。此方補氣養血，嫩皮膚，美容顏。主治氣虧血虛之顏面蒼老，皮膚粗糙乾皺。

三、熘魚肉丸湯

【組成】① 主料：鰱魚肉 200g，乾澱粉適量，水發香菇 1 枚。② 調料：料酒、精鹽、味精、蔥、薑末、豬油、雞油適量。

【用法】將鰱魚肉剁成肉泥，加入蔥、薑末、味精、料酒、熟豬油及水適量。攪勻做成丸子，放入鍋中燒開，將香菇、鹽、味精、雞油放入鍋中，輕輕攪勻即成。

【功效】此丸湯溫中健脾、潤澤肌膚。主治脾胃虛寒、營養不良引起的蒼老症。鰱魚性味甘溫，溫中健脾，補氣養血，長肌肉，增氣力，悅顏色，潤肌膚。香菇益氣血，補虛勞。故此湯對體質虛弱、脾胃虛寒所引起的骨瘦如柴，肌肉乾癟，皮膚乾皺，枯糙無華者，最為適宜。

四、櫻桃香菇

【組成】① 主料：水發香菇 80g，鮮櫻桃 50 顆，豌豆苗 5g。② 調料：料酒、味精、精鹽、白糖、醬油、薑汁、濕澱粉、熟菜油、麻油適量。

【用法】① 將水發香菇去雜洗淨，切成薄片。將豌豆苗去雜洗淨。② 炒鍋入菜油菜燒熱，放入香菇煸炒，加入薑汁、料酒、醬油、白糖、精鹽和水煮沸後，改為文火煨燒一會，再將豆苗入鍋，加入味精，用濕澱芡，然後放入櫻桃，淋上麻油出鍋裝盤即成。

【功效】香菇益氣開胃，含有提高人體免疫力的物質。《本草綱目》中稱櫻桃為「調中，益脾氣，令人好顏色，美容」。櫻桃所含養分既全面，又易吸收，鐵的含量最為突出，是蘋果的 20 倍，梨的 30 倍。鐵質是紅細胞中血紅素的重要組成部分，對人體健美有益。所含胡蘿蔔素是蘋果的 4 倍，梨的 30 倍，在體內能轉化成給維生素A，促使生長、益壽。所含果酸是蘋果和梨的 30 倍，能維持皮膚和神經的健康，使皮膚滋潤，特別有益於女性的健美。

五、花生米煮豬肉皮

【組成】① 主料：花生米 250g，豬肉皮 200g。② 調料：精鹽、味精、蔥花、薑末適量。

【用法】① 將花生米去雜洗淨。將豬皮去毛洗淨，下沸水鍋焯一段時間撈出洗淨，切成丁。② 將肉皮、花生米、精鹽、味精、薑末清水下鍋燒沸後，改為小火燉至肉皮熟爛，撒上蔥花即成。

【功效】研究證明，豬肉皮中含有豐富的膠原蛋白，是使皮膚白嫩、富有彈性的重要物質。越來越多的人們認識到豬肉皮的美容作用。花生中含有豐富的營養物質，有延緩衰老和維持神經系統正常活動的功能，能治療血小板

減少性紫癜，常食花生米煮豬皮能有效地達到滋潤皮膚，使皮膚富有彈性的作用。

六、金針菜燉豬蹄

【組成】① 主料：金針菜 30g，豬蹄 1 只。② 調料：料酒、精鹽、味精、薑片、蔥段適量。

【用法】① 將金針菜放清水中泡發，去老梗和霉爛，反覆洗淨。將豬蹄去毛洗淨，下沸水鍋中焯去血水。② 鍋中放豬蹄、料酒、精鹽、薑、蔥燒沸，改用小火燉於至肉熟，放入金針菜燉至肉熟爛入味即可出鍋。

【功效】金針菜又稱黃花菜，含有豐富的花粉，多種維生素、蛋白質、鐵、磷、鈣等。食之有滋潤皮膚、增強皮膚韌性和彈力，保護表皮與真皮組織細胞等功能，可使皮膚潤滑柔軟，皺紋減少，色斑消褪，鬚髮烏亮。豬蹄中含有豐富的膠原蛋白。常食豬蹄燉金針菜，對美容有益。

七、枇杷銀耳湯

【組成】① 主料：新鮮枇杷 150g，水發銀耳 50g。② 調料：白糖適量。

【用法】① 新鮮枇杷去皮、去子、切成小片待用。將水發銀耳洗淨去雜，放入碗內加少量水，上籠蒸至銀耳黏滑成熟。② 鍋中放清水燒開，放入銀耳燒沸，再放入枇杷片、白糖再沸後，裝入大湯碗即成。

【功效】《本草綱目》稱枇杷有「止渴下氣、利肺氣、止吐、主上焦熱、潤五臟」的作用。枇杷含有豐富的胡蘿蔔素，在水果中僅次於芒果和杏；維生素 C、維生素 B_1 的含量也比較豐富，對抗衰老、潤膚方面有很大作用。銀

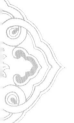

耳有滋補強壯、嫩膚益壽的作用。

紅棗豬膚羹：

【組成】① 主料：紅棗 20g，鮮豬皮 250g。② 調料：精鹽、味精、醬油、薑末、蔥末適量。

【用法】① 將紅棗洗淨去核。將鮮豬皮去毛洗淨，下沸水鍋中焯一段時間，撈出洗淨切丁。② 鍋中放豬皮丁、薑末、蔥末、精鹽、醬油、清水，燒沸後改用小火燉至皮肉熟，加入紅棗燉至皮丁熟爛，點入味精調味即可。

【功效】紅棗性味甘溫，《食物本草會編》中稱「久服輕身延年，補中益氣，堅志強力。」豬肉皮含有豐富的蛋白質、膠原性物質，有潤膚澤膚的功效。常食此菜可以滋潤皮膚、延年益壽。

八、蘿蔔粥

【組成】① 主料：蘿蔔 150g，粳米 100g。② 調料：精鹽、素油適量。

【用法】將蘿蔔洗淨，切成條。放油鍋中煸炒。加鹽炒至入味。將米淘淨，放入鍋中，加入適量水，用猛火煮沸，改為小火煮至將熟，放入蘿蔔條，繼續煮至粥黏，即可出鍋。

【功效】蘿蔔含豐富的維生素 C 和胡蘿蔔素、維生素 B、礦物質、澱粉酶、芥子油、木質素等，具有消積滯、化痰熱、下氣寬中、解毒等功效。唐代醫學家孟詵說它「利五臟，輕身，令人白淨肌細」。常食之能澤膚健美。

九、醋黃豆

【組成】新鮮黃豆 250g，優製醋適量。

【用法】用醋浸泡黃豆，以浸沒黃豆為準。半個月後，每天食醋黃豆2~10粒。

【功效】醋含有氨基酸、糖、有機酸、維生素、無機鹽及酸類，對人體新陳代謝有好處。黃豆含有豐富的蛋白質和維生素。常食醋黃豆，可使皮膚細嫩、變白。

十、萵苣拌蜇皮

【組成】① 主料：萵苣200g，海蜇皮100g。② 調料：精鹽、味精、蔥花、麻油適量。

【用法】① 將萵苣去皮，切成絲，放碗中加鹽醃漬一段時間，擠去水分，將海蜇皮放入清水中泡發，多次洗去泥沙，撈起切成細絲。② 將海蜇絲、萵苣絲拌合一起，加精鹽、味精、蔥花調拌，淋上麻油，吃時拌勻即可。

【功效】萵苣含有豐富的維生素C、維生素E，有潤膚和延緩衰老的作用。海蜇是保健食品，經常吃海蜇，尤其是女性，會使皮膚白嫩細膩。經常食用萵苣拌海蜇皮，是使皮膚白嫩的好方法。

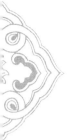
武當道醫婦科臨症靈方妙法

第二章

使皮膚紅潤飲食方

一、燜紅薯塊

【組成】① 主料：紅薯（也稱地瓜、山芋）300g。②
調料：精鹽、味精、蔥花、生油適量。

【用法】① 將紅薯洗淨，削去外皮，用清水沖洗一
遍，切成塊。

② 鍋燒熱放油，油熱後放入蔥花煸香，放入紅薯煸
炒，放入適量清水，精鹽燒沸後，改為小火燜燒至湯汁近
乾，放入味精，炒勻出鍋。

【功效】紅薯含有大量澱粉和糖，可為人體提供豐富
樹膠源和黏液多糖類物質。《隨息居飲食譜》載：「煮食
補脾胃，益氣力，禦風寒，益顏色。」能保持人體動脈血
管的彈性，以及關節腔裡的關節面和漿膜腔的潤滑作用。
常食之能增強人體抗病力，益顏色。

二、泥鰍雞蛋

【組成】① 主料：活泥鰍 250g，雞蛋 1 個。② 調料：
料酒、精鹽、蔥花、薑末、生油適量。

【用法】① 將泥鰍放在清水盆中養多日（多次換水），
待泥鰍吐淨泥水，腸中物排空時，將泥鰍洗淨，放入小盆
中。將雞蛋磕入碗中，調以鹽、蔥、薑慢慢餵泥鰍。多日
未進食的泥鰍會猛吃滿肚。

② 鍋中注入適量水，加入酒、蔥、薑、油燒沸。當餵完泥鰍即將其投入鍋中。蓋上鍋蓋繼續加熱，煮沸後改小火燒至泥鰍熟爛入味即可。

【功效】泥鰍、雞蛋組成這道菜，含豐富的蛋白質、脂肪、鈣、磷、鐵、維生素 A、維生素 B_1、維生素 B_2、卵磷脂等。有補中益氣、滋陰養血、潤肌澤膚的作用。常食能健身養顏。

三、靈芝河蚌

【組成】① 主料：靈芝 25g，河蚌肉 250g。② 調料：料酒、精鹽、醬油、胡椒粉、薑片、蔥段、生油適量。

【用法】① 將河蚌淘洗淨。將靈芝洗淨，放入砂鍋中加水煎煮約 1 小時，取煮汁備用。

② 炒鍋加油燒熱，加入鮮蚌肉煸炒一會兒，加入料酒、精鹽、醬油、胡椒粉、薑、蔥、靈芝煎汁和適量的水。旺火燒沸後，改為小火燉燒至蚌肉熟爛而入味，即可出鍋食用。

【功效】《神農本草經》說，靈芝「主耳聾，利關節，保神，益精氣，堅筋骨，好顏色。」河蚌肉味甘鹹。《日華子本草》載，河蚌肉可「明目，止消渴，除煩」。靈芝河蚌可作為慢性肝炎、冠心病、神經衰弱失眠的食療菜餚，食之亦能達到美容美顏的功效。

四、懷山圓肉燉甲魚

【組成】① 主料：懷山藥 50g，桂圓肉 5g，甲魚 1 隻。② 調料：料酒、精鹽、蔥段、薑片、雞湯適量。

【用法】① 將甲魚宰殺，去內臟，放入熱水中浸泡去

皮膜、背亮後洗淨。將懷山藥洗淨潤濕切片。

② 將甲魚、懷山藥、桂圓肉、料酒、鹽、蔥、薑一起放入燉盅，注入雞湯，上籠蒸至肉熟爛，揀去蔥、薑即成。

【功效】《本草綱目》載，懷山藥「益腎氣，健脾胃，止洩痢，化痰誕，潤皮毛。」《神農本草經》載，桂圓「強智聰明、輕身不老，通神明」。常食桂圓還有美顏色、潤肌膚的作用。甲魚含蛋白質、鈣、磷、鐵及維生素 A 較豐富，能壯氣，大補陰血不足。懷山圓肉甲魚湯能補脾胃、益心腎、滋肝腎。常食之，能美顏色、潤肌膚、延年益壽。

五、紅棗木耳湯

【組成】① 主料：紅棗 25g，水發木耳 50g。② 調料：白糖適量。

【用法】① 將水發木耳洗淨，撕成小片。將紅棗洗淨去核。

② 將紅棗、木耳、白糖同放砂鍋中，注入適量清水。煮至紅棗、木耳熟，盛入碗中即成。

【功效】紅棗性澀味甘，含豐富的維生素和鐵質，對肝炎、貧血、血小板減少性紫癜等病有治療作用，配以益氣潤肺、補血養榮的木耳，其補益、滋養、養血、養榮的作用增強。常食可起面色紅潤、延年益壽的作用。

六、紅棗香菇湯

【組成】① 主料：乾香菇 20 朵，紅棗 8 個。② 調料：料酒、精鹽、味精、薑片、生油各適量。

【用法】將香菇用溫水浸發，洗去泥沙，用有蓋燉盅一只，加進澄清過濾好的泡發香菇的水和適量的清水，再放入香菇、紅棗、精鹽、味精、料酒、薑片、熟花生油少許，蓋上盅蓋，上籠燉 1 小時左右，出籠起盅即可食用。

【功效】香菇性味甘香，有健胃益氣、滋補強壯的作用。紅棗也是著名的美容食品，有補中益氣，養血生津，健脾養胃的功效，可治療脾胃虛弱、營養不良、氣血虧損等引起的面容枯槁、肌膚失潤、氣血个足等症。故此菜可作為各種氣血不足虛證、脾胃虛弱、食少的營養保健湯菜，同時對促使皮膚紅潤也有很大的作用。

七、天門冬紅糖水

【組成】天門冬 50g，紅糖適量。

【用法】將天門冬洗淨，放砂鍋內，加清水 3 碗，煎至餘下一半水時，加入適量紅糖煮沸即成。

【功效】天門冬含天冬醯胺、黏液質等成分。《日華子本草》載它「鎮心神，潤五臟，悅顏色」。配以活血化瘀的紅糖，飲之能使肌膚豔麗。

八、枸杞蓮子湯

【組成】① 主料：枸杞子 25g，蓮子 400g。② 調料：白糖適量。

【用法】① 將枸杞子用冷水淘洗乾淨待用。蓮子用開水浸泡後剝去外皮，取出蓮心。

② 鋁鍋加清水，放蓮子煮熟後，加入適量白糖溶化，放入枸杞子稍煮，出鍋裝碗即成。

【功效】《本草拾遺》載，蓮子「令髮黑，不老」。現

代研究表明，蓮子能提高人體免疫力和調節免疫平衡，有抗衰老作用。枸杞子除含有蛋白質、脂肪、碳水化合物等物質外，還含有胡蘿蔔素、維生素 B_1、維生素 B_2、維生素 C、菸酸、亞油酸等。《藥性論》載：「能補益精氣不足，易顏色、變白、明目、安神。」歷來被稱為養生之仙藥。常食此菜能養容顏、烏髮、明目、健身延年。

九、海松子什鍋飯

【組成】① 主料：大米飯 1000g，嫩雞肉 200g，瘦豬肉 200g，雞蛋 3 個，胡蘿蔔 25g，松子仁 25g。② 調料：料酒、精鹽、味精、醬油、蔥花、白糖、素油各適量。

【用法】① 將雞肉、豬肉洗淨，胡蘿蔔洗淨刮去表皮。將雞肉切絲、豬肉、胡蘿蔔切片。將松子仁去雜洗淨，下鍋炒熟。

② 炒鍋放油，燒熱放蔥花煸香，加入雞肉炒一會兒，隨即將豬肉、胡蘿蔔下鍋，用猛火速炒，放點兒水，加入醬油、料酒、精鹽、白糖煸炒至肉熟爛。

③ 將雞蛋磕入碗內攪勻。另一炒鍋放油，油熱倒入松子仁，攪和稍熟，即成「海松子什錦」。

④ 用碗盛熱的大米飯，將海松子什錦澆在飯上即成。

【功效】松子仁具有養陰、息風、潤肺、滑腸等功效。《日華子本草》記載，松子仁能「逐風痺寒氣，虛羸少氣，補不足，潤皮膚，肥五臟。」常食海松子什錦飯，能促進血液循環，潤滑肌膚、美容顏。

十、辣椒炒鱔絲

【組成】① 主料：鱔魚絲 250g，鮮辣椒 250g。② 調

料：料酒、精鹽、蔥花、醬油、生油各適量。

【用法】① 將辣椒去蒂、子後洗淨切絲。

② 炒鍋放油燒熱，加蔥花煸香，加入鱔魚絲煸炒，加入料酒、精鹽、醬油繼續煸炒，鱔魚絲入味。後加入辣椒絲繼續煸炒，煸炒一會兒後即可出鍋。

【功效】鱔魚絲含有豐富的蛋白質、維生素 B_1、維生素 B_2 等物質，有潤膚的作用。辣椒含有極豐富的維生素 C，居瓜菜類之冠，有潤皮膚、抗衰老的作用。還富含辣椒素，它能增強心肌收縮力，促進血液循環，擴張體表和顏面血管，改善肌膚營養物質、熱量及氧氣的供應等功能。常食之能潤肌、美容顏。

武當道醫婦科臨症靈方妙法

第三章
去皮膚斑皺飲食方

一、清燉草菇

【組成】① 主料：乾草菇 20g。② 調料：料酒、精鹽、味精、薑片、生油等適量。

【用法】① 將乾草菇去雜，用溫水浸發，用冷水洗淨。② 鍋內加入清水、草菇、精鹽、味精、料酒、薑片、生油，加熱燉至草菇熟且入味，起鍋即成。

【功效】草菇味道鮮美，營養價值高，含有蛋白質、脂肪、多種維生素，還含有核酸和人體所需的多種氨基酸以及抗癌物質。維生素 C，能保持皮膚潤滑，對治療青春瘡有一定療效，還有治療蝴蝶斑的作用。核酸對防止皮膚老化有重要作用，並能去老年斑，去皺紋。

二、花生米燉豬蹄

【組成】① 主料：花生米 15g，豬蹄 1 只。② 調料：料酒、精鹽、胡椒粉、薑片各適量。

【用法】① 將花生米去雜洗淨，將豬蹄去毛洗淨，放沸水鍋中焯一會兒，撈出洗淨。② 鍋中放豬蹄、花生米、料酒、精鹽、薑片、胡椒粉。燒沸後改為小火燉至肉熟爛，揀出薑片即可。

【功效】花生又稱得「長壽果」，含有豐富的營養物質，特別是含有維生素 E、卵磷脂、腦磷脂，有延續衰老

和維持神經系統正常活動的功能。豬蹄能補血、通乳、滑潤肌膚。據研究，含有豐富的膠原蛋白。人體缺乏膠原蛋白，就會彈性降低，導致臉上皮膚鬆弛，出現皺紋。經常食之，能潤滑皮膚，減少臉上皺紋。

三、炒萵苣

【組成】① 主料：萵苣 500g。② 調料：精鹽、醬油、蔥花、生油各適量。

【用法】① 將萵苣削去皮洗淨，切成長薄片，卜沸水鍋中焯過，撈出。② 鍋內放油燒熱，放蔥花煸香，放入萵苣煸炒，加醬油、精鹽炒至萵苣入味即可出鍋。

【功效】萵苣含鈣、磷、鐵較豐富，含有多種維生素，特別是維生素 E 有延緩衰老、防止皮膚色素沉著的作用，能延緩老年斑的出現，促進末端血管的血液循環，從而使皮膚滋潤，防止色斑出現。

四、醋蛋液

【組成】① 主料：新鮮雞蛋 1 個，9 度醋或當地優質醋 200~240ml。② 調料：蜂蜜或糖適量。

【用法】將雞蛋洗淨後放入廣口玻璃瓶或瓷容器中，倒入醋，密封 48 小時，待蛋殼軟化，僅剩薄蛋皮包著脹大了的雞蛋時，啟封，用筷子將蛋皮挑破，將蛋清、蛋黃與醋攪勻，再放置 24 小時後即可服用。每個醋蛋液 5~7日服完，每日一次（26~30ml），每日臨睡時服用。服用時可加溫開水 2~3 倍，加適量蜂蜜或糖，充分攪勻後服，軟蛋皮可一次食完（不習慣食軟蛋皮者可不吃）。

【功效】醋蛋可調整、彌補人體營養狀況，改善和提

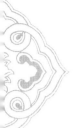

高新陳代謝，增強體質，提高抗病、免疫等防治疾病的功能。同時可減肥，消除臉上黑褐斑，並可使皮膚柔嫩，但要堅持長期服用。對醋過敏者或患有胃潰瘍及胃酸過多、胃炎和低血壓的老年人應慎用。如買不到9度醋，可使用當地優質醋，但浸泡時間要適當延長。

五、雞血藤蛋湯

【組成】雞血藤30g，雞蛋2個。

【用法】將雞血藤和雞蛋加2碗清水同煮，蛋熟後撈起來去殼再煮片刻，煮成1碗，喝湯吃蛋。

【功效】為民間驗方，對治療黃褐斑有顯著療效。

六、玉竹粥

【組成】① 主料：玉竹20g（鮮玉竹60g），粳米100g。② 調料：冰糖適量。

【用法】將玉竹洗淨，切片，放入砂鍋內，加水煎，取濃汁，去渣。將米洗淨，連同煎汁放入砂鍋內，加入適量的水，用大火煮沸，改為小火煮約30分鐘加糖調味即成。

【功效】玉竹又稱葳蕤，是滋補強壯、延年益壽的良藥。不僅有補益作用，而且有美容之功。玉竹含有鈴蘭苦甙、鈴蘭甙、黏液質、蛋白質、澱粉、維生素等成分。《神農本草經》載它「好顏色，潤澤，輕身不老。」《霍神仙隱書》說它能「去面皺，好顏色，久服延年」。

現代藥理研究證明，玉竹還有強心、降血糖的功效。與粳米、冰糖共煮成粥，對去臉面皺紋、消老年色素斑、潤膚有很好的作用。且有滋補強壯、延年益壽的作用，是很好的抗衰老和令人健康美麗的食品。

第四章
使頭髮秀美飲食方

一、涼拌馬齒莧

【組成】① 主料：鮮嫩馬齒莧 500g。② 調料：醬油、蒜瓣兒、麻油適量。

【用法】① 將馬齒莧去根和老莖，洗淨後下沸水鍋焯透撈出，用清水多次洗淨黏液，切段放入盤中。

② 將蒜瓣兒搗成蒜泥，澆在馬齒莧上，倒入醬油，滴上麻油，吃時拌勻即成。

【功效】馬齒莧性寒味酸，《食療本草》說它可以「明目，治痢。」馬齒莧含蛋白質、脂肪、多種維生素和氨基酸，還有豐富的銅元素。體內缺銅就會導致黑色素生成減少。經常食用馬齒莧能增加表皮中黑色素細胞的密度及黑色素細胞內酪氨酸酶的活性。經常食之，可使頭髮黑亮，還可治療白癜風。

二、素炒黃豆芽

【組成】① 主料：黃豆芽 500g。② 調料：精鹽、醬油、白糖、薑片、生油各適量。

【用法】① 將黃豆芽去雜洗淨。

② 將鍋燒熱，加生油再熱，倒入豆芽煸炒至半熟，加醬油、精鹽、薑片及水繼續煸炒，加白糖再燒一段時間即可出鍋。

【功效】黃豆芽性寒味甘，含有蛋白質、脂肪和較多的維生素 C、胡蘿蔔素、礦物質等。可有效地改善頭髮組織，具有保持頭髮烏黑髮亮和減肥的作用。

三、豆腐乾炒蒜苗

【組成】① 青蒜苗 250g，豆腐乾 200g。② 調料：精鹽、味精、菜油適量。

【用法】① 將豆腐乾用水洗淨，切成菱形片。將青蒜苗去根，去老葉，洗淨瀝水切段。

② 鍋中放油燒熱，放入青蒜苗煸炒至翠綠色時，放入豆腐乾，精鹽繼續煸炒，用味精調味出鍋即成。

【功效】豆腐乾具有益氣寬中、利脾胃的作用。青蒜苗含有蛋白質、維生素、氨基酸、辣蒜素，具有殺菌、消炎、生髮和抑制癌細胞的特殊功能。特別是氨基酸有抑菌、美容、護髮、養髮的作用。

四、首烏雞

【組成】① 主料：雞肉 500g，製何首烏 50g。② 調味：料酒、精鹽、味精、醬油、澱粉、生油各適量。

【用法】① 將首烏用砂鍋煮好，擠汁備用。將雞肉洗淨，切丁放入碗中，放入料酒、味精、精鹽、澱粉上好漿待用。

② 炒鍋放油燒熱，將漿好的雞丁下油汆炸，熟後倒入漏勺待用。鍋中留少許底油，加入雞丁、料酒、精鹽、醬油、筍丁、首烏汁，快速翻炒。入味後用濕澱粉勾芡，出鍋裝盤。

【功效】雞肉有溫中、益氣、補虛的作用，還含有豐

富的維生素，有潤膚的作用。何首烏可滋補肝腎、烏鬚髮、悅顏色，是理想的健美菜餚。

五、香菇干貝豆腐

【組成】① 主料：水豆腐 200g，水發香菇片 50g，水發乾貝 30g，蛋清 6 個，牛奶 150g，青豆 15g，熟火腿片 15g。② 調料：料酒、精鹽、味精、濕澱粉、豬油、肉湯各適量。

【用法】① 將蛋清磕入人碗內，放入水豆腐、牛奶、精鹽、味精打攪均勻，裝入湯盤內，上籠用濕火蒸 20 分鐘取出，用小刀劃成菱形方塊。

② 將干貝用溫水洗淨放於碗內，加入肉湯、料酒上籠蒸爛後，倒入砂鍋內，加入精鹽、味精、火腿片、香菇片、青豆，燒沸後用濕澱粉勾芡，淋上少許豬油，澆在豆腐上即成。

【功效】香菇有提高人體免疫力的作用。豆腐益氣和中、生津潤燥。牛奶能滋潤皮膚。干貝有潤毛髮的作用。常食之，有潤膚烏髮的作用。

六、海帶燉雞

【組成】① 主料：淨雞 1 隻（重約 1500g），水發海帶 400g。② 調料：料酒、精鹽、味精、蔥花、薑片、花椒、胡椒粉、生油各適量。

【用法】① 將雞宰殺，去毛，去內臟，剁成塊。將海帶洗淨，切菱形塊。

② 鍋內放入清水，將雞塊下鍋，燒沸後撈去浮沫，加入蔥花、薑片、花椒、胡椒粉、料酒、海帶。燉至雞肉

熟爛時，加入精鹽、味精，燒至雞肉入味，即出鍋裝湯
盆。

【功效】雞肉含蛋白質、脂肪、鈣、磷、鐵、維生素
A、素生素 B_1、維生素 B_2 等，具有溫中益氣、補虛、強
筋骨、潤膚、澤膚的作用。海帶含有豐富的碘、甘露醇等
多種營養成分。碘對維持甲狀腺正常功能有益。甘露醇對
治療急性腎功能衰退、腦水腫等有療效。常食之，能補虛
益氣、軟堅散結、烏髮秀髮。民間常用海帶燉豆腐、海帶
燉排骨等，均有烏髮秀髮功效。

七、玻璃核桃仁

【組成】核桃仁 250g，白糖、生油各適量。

【用法】先將核桃仁在沸水中焯一下，撈出備用。在
炒鍋的內放生油，至四成熱時，放入核桃仁，炸至漂起撈
出，鍋內留少量底油，燒熱，入白糖，待糖溶化起泡時，
放入核桃仁，顛簸攪勻，隨即傾入盆中，涼後待食。

【功效】核桃仁含脂肪 40%~50%，主要為亞油酸、
甘油脂，還含有蛋白質、碳水化合物、鈣、磷、鐵、胡蘿
蔔素、維生素 E 等。《食療本草》稱其能使人「骨壯，皮
膚細膩，鬚髮黑澤，血脈通潤」。常食之，能美容顏、抗
衰老、黑鬚髮。

八、紫菜豬心湯

【組成】① 主料：紫菜 520g，豬心 250g。② 調料：
料酒、味精、蔥段、薑片、豬油各適量。

【用法】① 將紫菜用清水泡發，去雜洗淨泥沙。將豬
心剖開洗淨。下沸水鍋焯去血水，撈出洗淨切片。

② 熱鍋加入豬油，煸香蔥、薑，放入豬心，烹料酒煸炒至水乾。加入清水、精鹽、味精燒煮至豬心熟爛，加入紫菜燒沸，出鍋裝入湯碗即成。

【功效】紫菜含有豐富的碘，有化痰軟堅和血養心、清煩滌熱、護髮烏髮之功效。豬心含蛋白質、維生素 B_1、維生素 B_2、維生素 C，能安神定驚，益心補血。紫菜豬心湯對虛煩不眠、驚悸、怔忡、癭瘤等有一定食療作用，健康人常食之能益心補血、秀髮。

九、酥油粥

【組成】酥油 30g，蜂蜜 15g，粳米 60g。

【用法】先將粳米入鍋，煮沸後，加入酥油、蜂蜜，煮粥，待食。

【功效】酥油為牛乳或羊乳提煉而成，也叫煉乳，營養豐富，為滋補佳品。《本草綱目》稱其「益虛榮，潤臟腑，澤毛髮」。蜂蜜健脾補肺，養陰潤燥。肺主皮毛，因此，酥蜜粥對五臟虧損，體弱贏瘦，中青年尤為適宜。但熱病及肥胖者忌用。

十、白髮變黑髮

【組成】槐實若干，牛膽汁多多益善。

【用法】將槐實放在牛膽汁中漬浸，密封。100 天後取出槐實陰乾。每日清晨吞 1 枚。

【功效】取自民間秘方，服百日身輕，服千日白髮自黑。

第五章
使眼睛明亮飲食方

一、黃豆煮豬肝

【組成】① 主料：豬肝 250g，黃豆 250g。② 調料：
料酒、精鹽、味精、薑片、蔥段、豬油適量。

【用法】① 將豬肝洗淨切片。將黃豆去雜洗淨，下鍋
中小火慢炒至熟。

② 鍋中加油燒熱，放蔥薑煸香，加入豬肝煸炒，烹
入料酒，加入精鹽煸炒，煮至豬肝、黃豆熟爛入味，放精
鹽、味精調味即可出鍋。

【功效】黃豆含有豐富的植物蛋白、植物脂肪。植物
脂肪中主要的成分亞油酸是理想的肌膚美容劑。人體內缺
乏亞油酸，皮膚就會乾燥、鱗屑肥厚，故亞油酸又稱為美
肌酸。豬肝有補肝、養血、明目的功效。常食之，能強壯
身體、補肝養血、明目。

二、懷杞燉狗肉

【組成】① 主料：懷山藥 60g，枸杞 60g，狗肉
100g。② 調料：料酒、精鹽、味精、胡椒粉、蔥段、薑
片、豬油、雞湯適量。

【用法】① 將狗肉洗淨，切成 4 公分見方的丁塊，下
沸水鍋中汆透，撈出洗淨。將枸杞、懷山藥用清水洗淨，
將山藥切片。

② 鍋燒熱加油，加入狗肉、薑、蔥煸炒；烹入料酒繼續煸炒一會兒。加入山藥、枸杞、精鹽、雞湯燒沸後，改為小火燉燒，待狗肉燉爛，揀去蔥、薑，放入味精、胡椒粉調好口味即成。

【功效】狗肉安五臟、暖腰膝、壯腎陽、補胃氣。山藥補脾、益腎、固精。《神農本草經》稱它「補中益氣，長肌肉」，久服耳目聰明。枸杞能補精氣，明目安神。常食懷杞燉狗肉，能達到滋補肝腎、延緩衰老、益精明目之功效。

三、枸杞牛肝湯

【組成】① 主料：牛肝 200g，枸杞 30g。② 調料：精鹽、味精、生油、蔥花、牛肉湯適量。

【用法】① 將牛肝洗淨切片。將枸杞子去雜洗淨。

② 鍋中加油燒至八成熟，放蔥花煸香，放牛肝煸炒一會兒，注入牛肉湯，加入鹽共煮至牛肝熟，加入枸杞子至牛肝熟爛入味，加味精調味出鍋即成。

【功效】牛肝含有豐富的優質蛋白質、鐵、銅、維生素 A、維生素 B、維生素 C 等物質，是治療營養不良性貧血的佳品，具有補肝明目的功能。配以滋陰明目、益顏色的枸杞，能治療肝血虛引起的眩暈、面色無華、視物模糊等症，達到養陰明目的功效。

四、動物肝粥

【組成】① 主料：動物肝（豬、牛、羊、雞肝均可）100~150g，粳米 100g。② 調料：蔥、薑、鹽適量。

【用法】將動物肝洗淨，瀝去血水，切成小塊，與粳

米、蔥、薑、食鹽入鍋，加水，文火煮粥，每天早晨空腹溫熱食用。

【功效】動物肝粥補五臟，益氣血，滋肝養陰。肝主目，動物肝粥，治肝區疼痛，兩目乾澀，頭昏乏力，常食之可達養陰明目的功效。

第六章

飲食減肥療法

一、山楂糖水

【組成】山楂片 50g，鮮荷葉 50g，紅糖適量。

【用法】將山楂片、荷葉洗淨，放鍋內加適量水煎煮，加糖再煮沸，分次食用。

【功效】山楂含有豐富的維生素 C、鈣、黃酮類等成分，有澤膚和預防心血管系統疾病的作用。荷葉含有荷葉鹼、蓮鹼、荷葉甙等，有減肥功效。三者組成的山楂糖水，有消積食，活血散瘀，降壓及減肥的功效。

二、二冬油菜

【組成】① 油菜 300g，水發冬菇 50g，淨冬筍 50g。② 調料：料酒、味精、精鹽、白糖、蔥花、薑末、麻油各適量。

【用法】① 將油菜洗淨，橫著從中間片開，再切成 3公分長、10 公分寬的片。水發冬菇去雜洗淨，一切兩半備用。冬筍切成薄片備用。② 炒鍋放油，燒至六成熟時，放入冬菇、冬筍炸一下，待浮起後撈出。油菜下沸水鍋中焯透。③ 炒鍋留少許底油，下蔥花、薑末煸香，隨即加入料酒、醬油、白糖、冬菇、冬筍、油菜煸炒，再加入味精，淋上麻油，出鍋。

【功效】油菜含有維生素 B 和纖維素，具有補中潤

燥、清熱解毒、抗衰老和減肥作用。冬菇具有補氣強身、益胃助食，並有抗癌和提高人體免疫力作用。冬筍益氣和中、清熱化痰。

冬筍含有大量纖維素，纖維素以較強的吸附油脂為其顯著特點。患有肥胖病、脂肪肝、皮脂囊腫等症病人，如果經常進食冬筍，進食的油脂就會不斷地被冬筍所吸附，排出體外，降低腸黏膜對脂肪的吸收，減少體內脂肪的增加。對單純性肥胖者能在較短時間內起到減肥作用。

三、炒韭菜

【組成】韭菜 500g，精鹽、生油少許。

【用法】把韭菜去掉老葉、莖葉，洗淨瀝水，切成段。熱鍋放旺火上，加油燒滾，即把韭菜倒入迅速煸炒，加鹽和少量水，再煸炒到熟即可出鍋。

【功效】韭菜中含有豐富的植物纖維素，具有減肥的作用。

四、魔芋豆腐燒肉

【組成】① 主料：魔芋豆腐 200g，豬瘦肉 100g。② 調料：料酒、味精、精鹽、醬油、白糖、蔥段、薑片各適量。

【用法】將魔芋豆腐切成小塊，豬肉洗淨切片。鍋燒熱，放入肉片煸炒至水乾，加入醬油煸炒，再加入料酒、精鹽、白糖、薑片、蔥段和適量水繼續煸炒至肉熟爛，放入魔芋豆腐，燒至入味，點入味精炒勻，揀去蔥薑，出鍋即成。

【功效】魔芋含有豐富的營養成分，特別是所含的葡

萄甘露聚糖可吸水膨脹，體積可增大 30 倍以上，是減肥者既有飽腹感，又減少食量的理想食品。

　　魔芋所含纖維促進胃腸蠕動，潤腸通便，使腸對脂肪、膽固醇等減少吸收，有利於體胖減肥，對防治高血壓、冠狀動脈硬化有重要作用。配以少量補中益氣、滑潤肌膚的豬肉，組成味道鮮美的減肥保健菜餚。

五、冬瓜粥

【組成】新鮮冬瓜 100g，粳米 150g。

【用法】將冬瓜洗淨切碎，與粳米煮粥，待食。

【功效】冬瓜入藥，用以減肥、潤膚、美容歷史悠久。在中藥最早典著《神農本草經》中就指出：食冬瓜，可「令人悅澤好顏色，益氣不飢，久服輕身，耐老」。《食療本草》稱其「益氣而耐老，除胸心滿，去頭面熱」。《隨息居飲食譜》稱其「行水治脹滿」。粳米補中益胃，使減肥而不傷正。可見冬瓜粥實屬中青年減肥健美、抗衰延壽之絕妙佳品。

六、熗菜花

【組成】① 主料：菜花 500g。② 調料：精鹽、味精、花椒油、麻油各適量。

【用法】將菜花用手掰成小塊，去老梗洗淨。下沸水鍋焯一下，撈出放入涼水中浸涼，撈出瀝淨水，鍋內放香油加熱，放入菜花加入精鹽，熗之入味，去掉滲出的水分，加入味精、花椒油、麻油，調勻即出鍋。

【功效】菜花性平味甘，具有補腎填精、健腦壯骨的作用。菜花含有胡蘿蔔素、維生素 B_1、維生素 B_2、維生

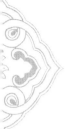
武當道醫婦科臨症靈方妙法

素 C、維生素 E，有延緩衰老的作用。有科學家研究證明，菜花還有減肥的功效。因此，經常食用，不僅可以抗衰老，而且還可以有效地控制肥胖。

七、糖醋蘿蔔

【組成】① 主料：鮮嫩小蘿蔔頭 400g。② 調料：白糖、醋、精鹽、麻油適量。

【用法】將小蘿蔔洗淨，瀝乾，切成兩瓣，平放在砧板上用刀拍碎，平放盆中，疊成饅頭形。將白糖、醋、精鹽、麻油調成滷汁，澆在蘿蔔上即成。

【功效】蘿蔔有健脾助運、清肺化痰、下氣寬中的作用。《本草綱目》稱它「主吞酸，化積滯，解毒，散瘀血」。蘿蔔含有芥子油，能促進脂肪的消耗與利用，可直接達到減肥的目的。蘿蔔還含有木質素，有抗癌作用。

八、蟶肉糊

【組成】① 主料：縊蟶 1000g，熟竹筍 250g，熟豬肉 50g。② 調料：料酒、精鹽、味精、蔥段、醬油、豬油、肉湯各適量。

【用法】① 用盆 1 只，放清水和少量鹽攪勻，把洗淨的蟶子倒入清水中養 3 小時，到吐淨泥汁時，撈出洗淨，放入沸水鍋內煮至蟶子張口即撈出，冷後取肉，去泥雜洗淨。將豬肉、竹筍切片。② 鍋內油燒熱，將蔥薑煸香，再加筍片略煸。加入肉湯、料酒、醬油、精鹽煮沸，放入肉片、味精、蟶肉燒沸入味即可出鍋。

【功效】蟶肉含蛋白質、脂肪、鈣、磷、鐵、碘等物質。《泉州本草》記它能「清熱解毒，利小便，消水腫」。

竹筍含豐富的植物纖維素，有減肥作用。所以說，鱧肉糊有較好的減肥功能。

九、白湯鯽魚

【組成】① 主料：鯽魚 2 尾（約重 400g），熟筍片 50g，熟火腿片 25g，水發香菇 25g。② 調味：料酒、精鹽、味精、蔥段、薑片、熟雞油、生油各適量。

【用法】① 將鯽魚去鱗、腮、內臟，刮去腹內黑膜洗淨。在魚兩側斜剖十字刀紋。

② 炒鍋加油燒熱，將魚放入，兩面略煎，加料酒、蔥、薑和適量清水燒沸，撇去浮沫，改為小火煎至湯呈乳白，再改為旺火燒，加鹽、味精、火腿片、筍片、香菇片燒沸，揀去蔥薑，盛入大湯碗內，將火腿片、香菇片放在魚身上，淋上熱雞油即成。

【功效】鯽魚含蛋白質、鈣、磷、維生素 A、維生素 B_1、維生素 B_2 等物質，具有益氣健脾、利水消腫、通脈下乳的功效。常食鯽魚有減肥的作用，也是體質虛弱、氣血不足等病患的食療菜餚。

十、赤豆鯉魚

【組成】① 主料：鯉魚 1 尾（約重 1000g），赤豆 100g，蘋果 8g，陳皮 8g。② 調料：精鹽、花椒、蔥、薑、白糖、麻油、生油各適量。

【用法】將鯉魚去鱗、去腮、內臟、洗淨。將赤豆、陳皮、蘋果、花椒洗淨後塞入魚腹內，將魚放在湯碗內，加薑、蔥、鹽、生油，再注入適量清水，上籠蒸 1 小時，魚熟入味即可出籠，淋上麻油即成。

【功效】鯉魚有減肥作用。《食療本草》稱赤豆「久食瘦人」。二物組成此菜，減肥作用更強，可治療肥胖病，也可作心臟病、腎臟性水腫、肝硬化腹水等食療菜餚使用。

十一、冬瓜草魚湯

【組成】① 主料：冬瓜 500g，草魚 250g。② 調料：料酒、精鹽、蔥段、薑片、生油各適量。

【用法】將草魚去鱗、腮、內臟，洗淨。將冬瓜去皮、瓤切成塊。炒鍋加油燒熱，放魚稍煎。加入料酒、冬瓜、精鹽、蔥、薑、清水，煮至魚熟爛入味，揀去蔥、薑即可出鍋。

【功效】草魚有平肝、祛風、補中、利水的作用，冬瓜有清熱解毒、利水消腫的功效。二者相煮為湯，有較強的利水、減肥的作用，也可治療高血壓、肝陽上亢的腎病性浮腫等病症。

十二、烏魚冬瓜湯

【組成】① 主料：烏魚 1 條（重約 1000g），冬瓜 1000g。② 調味：料酒、精鹽、蔥段、薑片、胡椒粉、生油、雞湯各適量。

【用法】將冬瓜去皮，瓤後洗淨切片。將烏魚去腮、內臟，洗淨後斬成段。鍋中放油燒熱，將魚在鍋中稍煎，加入冬瓜片、適量雞湯、蔥、薑、鹽、料酒，煮至魚肉熟爛入味，揀去蔥、薑，撒上胡椒粉調味即成。

【功效】烏魚含有豐富的蛋白質、多種維生素，具有補脾利水的作用。冬瓜有減肥的作用。二者相煮為湯，利

水消腫的作用更強。對腎虛水腫、體虛浮腫等病症有較好的食療作用。故多作為減肥佳餚。

十三、海帶綠豆粥

【組成】① 主料：粳米 150g，海帶 50g，綠豆 150g。② 調料：白糖適量。

【用法】將海帶浸泡、洗淨。分別將海帶、綠豆、粳米洗淨，放入沸水鍋，約 30 分鐘即煮透（煮時需多次用勺攪動鍋底，以防粘鍋），用糖調味即成。

【功效】粳米補中益氣、健脾和胃，海帶具有軟堅散結、祛脂、降壓的功效。海帶富含碘，可使甲狀腺荷爾蒙的分泌旺盛，對治療高血壓、美髮、防治禿髮有很大的作用。綠豆含有豐富的蛋白質、碳水化合物、礦物質、維生素等，具有清熱解毒、利水的功效。三味同煮為粥，可降壓、美髮、減肥。

十四、荷葉粥

【組成】粳米 150g，鮮荷葉兩張，白糖適量。

【用法】將粳米洗淨，放入沸水鍋中約煮 25 分鐘。在另一鍋底放入鮮荷葉 1 張，倒入煮好的粥，上邊再放一張鮮荷葉，再煮沸一段時間，食用時加糖調味即成。

【功效】荷葉含荷葉鹼、蓮鹼、荷葉甙等，與粳米、白糖組成荷葉粥，清香可口，有消暑、去熱、寬中、散瘀的功效。主治中暑、水腫瘀血症；可用於防治高血脂、高血壓、動脈硬化和腦血管疾病等；可用來防治肥胖症。

十五、山藥粥

【組成】山藥 500g，白糖少量。

【用法】將懷山藥研粉過篩，放入盆內，調入涼水成糊。鍋中放入適量水，燒沸，邊攪邊下山藥粉，燒沸，加白糖調味即成。

【功效】山藥含豐富的澱粉、蛋白質、礦物質和維生素。《神農本草經》記載：山藥「補中益氣，長肌肉，久服耳目聰明」。山藥中的黏液蛋白，能防止心血管系統的脂肪沉積，保持血管有彈性，防止動脈粥樣硬化過早發生，減少皮下脂肪積累，避免出現肥胖。

十六、紅豆粥

【組成】赤豆 50g，粳米 100g，白糖適量。

【用法】將紅豆去雜洗淨，放入鍋內，加水煮熟。將粳米洗淨放入紅豆鍋內，用大火煮沸，後改用小火煮 30分鐘，加入白糖，稍煮即成。

【功效】紅豆含蛋白質、碳水化合物、礦物質和維生素等成分。有利於除濕、和血排放、消腫解毒的功效。《食療本草》載它有「堅筋骨，抽肌肉，久食瘦人」的功效，與粳米同煮為粥，是減肥的好食品。還可作為水腫、腳氣、黃疸、便血等病症患者的食療粥品。

十七、韭菜粥

【組成】① 主料：韭菜 100g，粳米 100g。② 調料：精鹽、素油適量。

【用法】將韭菜反覆洗乾淨，切段，下油鍋中煸炒，加鹽煸炒至韭菜入味出鍋待用。將粳米淘洗乾淨，放鍋中加入適量水煮沸，改為小火煮成粥，放入炒好的韭菜，拌勻再煮沸即成。

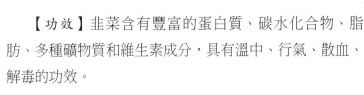

【功效】韭菜含有豐富的蛋白質、碳水化合物、脂肪、多種礦物質和維生素成分，具有溫中、行氣、散血、解毒的功效。

現代研究證明，韭菜含較多纖維素，能增強腸胃蠕動，可減少腸對脂肪的吸收，具有降低血脂的作用。與粳米共煮為粥，具有補益、溫中暖下的功效，對減肥、降血脂有一定的功效。

十八、白茯苓粥

【組成】白茯苓 20g，糯米 50g。

【用法】白茯苓研為細粉，與粳米煮粥，每日早晚，溫熱食服。

【功效】白茯苓健脾、滲濕、化痰、消腫、減肥，而且還可增加人體免疫功能，還有較強的抗癌作用。粳米補中益氣，以助茯苓之力。故此粥對體重超常、身腫體困、短氣汗出等中老年患者，有較好的治療作用。對中老年肥胖症尤為適宜。

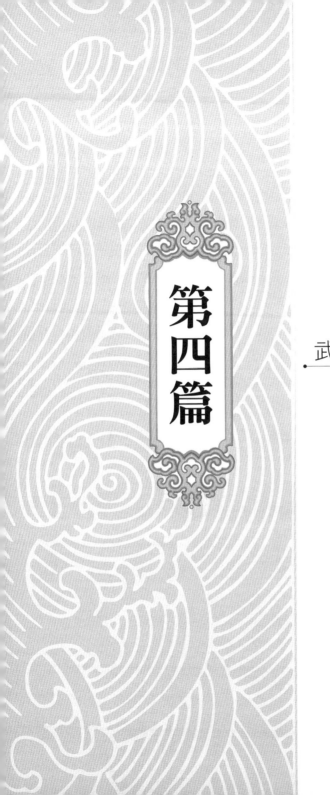

第四篇

武當保健祛病功

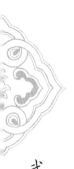

武當道醫婦科臨症靈方妙法

第一章
影響人類衰老的因素

　　衰老是指人類在其生命的後期，發生一系列全身的、複雜的、多方面的、逐漸的退化過程。一個人從生長發育到成熟以後，隨著年齡的增長，機體內各組織間、各器官內，從形態結構到生理機構功能都呈慢性、逐步漸進性退行變化，導致對內外環境變化的適應能力減弱，儲備功能逐漸下降，終於出現了衰老現象。

　　隨著科學的發展和研究水準的提高，人們對於衰老的特徵、變化、起因、機理及相應的對策等的認識，有了較大的進展。科學家從不同角度，對衰老的各個方面進行了較深入的探索，提出了許多有關衰老的假說和學說，加深了對衰老的理解。但是，衰老又是十分複雜的全身性機體變化，受內外環境多種因素的影響，因此，對衰老的認識仍眾說紛紜，迄今尚未形成一致的觀點，其本質還有待進一步的研究。

　　在這裡，僅就影響人類衰老的有關因素，各家學者認識上比較共同的地方，簡要介紹於後。

一、遺傳與衰老的關係

　　遺傳與衰老之間的關係和學說，受到各家普遍的認可和重視。機體出現衰老的早晚、壽命的長短，是由遺傳特種基因所決定的，透過預先安排好程序，進行著有序的基

因活動，維持著生命的演變，最終到達衰竭而死亡。有人則認為有一種「衰老」基因，操縱著生命的變化，就好像固定好時間的鐘（所謂「生物鐘」）注定了各類生物的壽命長短。例如蠅類能活 3 個月，貓活 20 年，狗活 30 年，猩猩活 40 年，象活 90 年，而人類則可活到一百多年。即使生存環境、護養條件再理想，再盡善盡美，也不可能使人長生不死。當然，隨著社會的進步，醫學水準的提高，人類平均壽命可以延長，可是人的最高壽命，受到遺傳基因原決定，古今中外，不論哪個國家人的壽命始終停留在一百歲左右，不能突破這個最高壽限水準。

遺傳基因學說認為促使發生衰老的途徑，主要有下列不同的假說：

（一）修飾基因假說

機體細胞核內染色體，蘊藏著豐富的遺傳訊息，它在一定程度上控制著細胞的代謝、生長、分化和繁殖。修飾基因假說認為：原來能保護細胞核內染色體免受損傷的修飾基因，隨著年齡增長，能抑制損傷的保護性作用逐步削弱而喪失，終於發生衰老現象。

（二）重複基因利用枯竭假說

細胞內許多脫氧核糖核酸（DHA）基因能多次，反覆活動，執行生命功能的複製、轉錄和翻譯作用。當這些重複基因利用出現枯竭，不再能實現其重複利用時即導致衰老。

其他還有遺傳信息傳遞受損的衰老假說等，都試圖說明細胞內物質的壽命是由預先設置的遺傳程序所決定的。

二、營養狀況對衰老的影響

「民以食為天」，飲食營養與機體健康關係十分密切。台灣居民平均壽命男性 76.7 歲，女性 83.3 歲。除了醫療水準的改善外，飲食營養質量的提高，對延長壽命起到十分重要甚至是關鍵性的作用。因此，透過合理安排膳食營養是完全可能推遲衰老的到來的。

如果從生命早期就注意膳食營養的作用，其效果會更明顯，例如在中年以前就注意攝取充足的鈣質，使骨密度（即骨骼內含礦物質的量）達到較高的峰值，常能預防和推遲老年期骨質疏鬆症的發生。

飲食營養是健康長壽的物質基礎，在日常生活中，必須注意使膳食的質和量都能滿足人體代謝的需要，也就是說，食物中應有各類營養素，做到數量充足，品種齊全，比例適當，不多不少，達到膳食平衡。人們重視預防營養素供應不足（如邊遠山區），也不應忽視攝入營養過剩（如經濟發達的沿海區）。「不足」和「過剩」都會影響健康長壽。

科學家早在 20 世紀 30 年代的動物實驗中就已發現，讓大鼠大量自由進食（自由進食組）和只給前組進食量的 50%~60%（限食量），在保證兩組必需營養素的情況下，限食組比自由進食組壽命反而更長。而且發現，限食能延長動物壽命的作用主要是限制了過多能量（熱能）的緣故。人們都很熟悉，在戰爭和饑荒年代，大量食品不足會引起全身浮腫、疾病叢生的飢餓死亡。但此種現象與只適當限制實驗動物能量攝入，仍保證其他營養素供應，從而

能延長壽命的實驗結果具有本質上的不同。因此，有理由設想，人類避免攝入過多能量，甚至適當限制能量攝入，特別在老年人中同樣有延緩衰老的作用。近年來這樣的觀點已受到營養學家、臨床學家和老年醫學家的重視。

在老年人的飲食中，供應適量的維生素（如脂溶性維生素 A、D、E 和水溶性維生素 B 族和 C）與微量元素（如鋅、銅、碘、硒等），對保證健康、延緩衰老能發揮積極作用。供應足量的食物纖維素對維持正常生理機能和物質代謝，特別對老年健康有著重要意義。

三、心理變化對衰老的影響

人人皆有喜、怒、哀、樂的思想情緒。個人生活在一定社會關係中，在進行人際交往時，都會產生活躍的心理活動，從一定程度上會影響到衰老的進程。機體健康和心理活動之間，即身與心之間，是辨證的因果關係，相輔相成互相影響，因此，心理因素對人體衰老和健康長壽的作用不可低估。

心理上積極向上、樂觀知命，或消極低沉、抑鬱寡歡，都會影響到老年人的抵抗力，豁達大度、富有朝氣、內心充足，往往能精力充沛、活潑健康，外貌上亦童顏鶴髮，神采奕奕；反之，悲觀失望、情緒抑鬱、多愁善感，外貌上往往老態龍鍾，舉止遲緩，步履蹣跚。俗話說：「笑一笑，十年少；愁一愁，白了頭。」形象地描述了心理狀態與健康長壽的相互影響。

智力的健全與衰老和壽命也有關係。聰明敏慧、智力良好者，能適應自然和社會環境，迴避不利於健康的有害

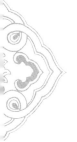

因素，做到有備無患；智力低弱木呆者，認識和鑑別能力差，往往無法適應外界條件的千變萬化，不能及時調節自己的行為，身心容易受到傷害，促成衰老，甚至夭折。

美國一位心理學家對 1500 名智力超常兒童，在一生中進行長達幾十年的縱向追蹤調查觀察，結果表明這組人的不良健康、精神病、酒精中毒、犯罪行為的發生率均低於相同年齡組的其他對象，而健康有為、事業有成、出類拔萃者比同齡人多出許多倍。這從另一個側面反映了人的心理與健康的關係。

四、免疫功能與衰老的關係

免疫功能在人類衰老過程中主要表現出兩方面的變化：其一即免疫功能隨著增齡逐漸降低，對外來微生物入侵的抵抗力逐步降低，容易受感染；其二即老年人的體內常伴有自身免疫抗體的出現，腫瘤發生率增高。

因此，有的學者提出，上述免疫功能降低和自身免疫的出現即是老年衰老的始運原因，從而建立了衰老發生機理的免疫學說。

有關衰老與免疫功能的變化的相互關係，歷來受到廣泛地重視，採取改善免疫功能的積極措施，一方面防護老年人免受感染侵襲和避免發生退行性疾病，另一方面把增強免疫列為老年人保健方法之一，是延緩老年人衰老、促進長壽的組成部分。

免疫系統包括有多個免疫器官、組織、細胞與免疫因子（細胞因子），主要有骨髓可產生造血幹細胞，分粒系和紅系細胞。前者可製造多種免疫細胞。人類進入老年

期，免疫細胞的增殖與分化活動均有減弱，僅為青年期的20%~30%。胸腺是免疫的中心器官，出生時僅10~15g，2歲時增大至40~50g，成年後退化、縮小，60歲萎縮至最少。屆時胸腺內與細胞免疫有關的T細胞減少，參與免疫調節的胸腺素降低。脾與淋巴結內有大量淋巴細胞，參與體液免疫的B細胞和吞噬異物的巨噬細胞等，在老年期這些細胞的活力增殖相應下降。

人體免疫功能主要作用：識別異己：免疫細胞的功能首先是識別異己物質，對體內出現的有異於正常細胞的突變細胞加以識別，並加以清除，以保持正常細胞的純正性，防止發生癌變。上述清除異己的作用，就是免疫監視功能。

免疫防禦：此功能指機體的正常免疫力，可以防禦消滅侵入體內的細菌、病毒等微生物，產生免疫應答反應，以保持機體的免疫功能和健康水準。

綜上所述，可以說明免疫功能衰退是衰老的最明顯的特徵之一。

五、神經內分泌系統與衰老的關係

在全身各種生理功能中，神經系統和內分泌系統是機體主要調節樞紐，使身體保持高度平衡和靈活反應，對來自外界各種刺激因素和體內全身細胞代謝的訊息，能共同協同與處理，並迅速作出相應的應答反應，以保證機體的健康。神經內分泌系統構成網絡，結合成為統一的措施系統和回饋系統。這個網絡包括大腦內的下丘腦和垂體，通常管轄各類分泌腺（包括腎上腺、甲狀腺、胰腺、性腺

等）及其完成生理反應的靶細胞。

衰老過程中神經內分泌網絡發生退行性變化，分泌激素功能下降，削弱了激素（多類內分泌素）對靶細胞的調節與控制能力，使細胞代謝下降，出現水和電解質失調，使細胞功能減退，嚴重者形態變性甚至死亡，從而使全身各系統、各器官功能產生衰退性變化，使老年人內環境穩定性逐步下降。

例如婦女到達更年期後，出現月經混亂，最後絕經，性功能減退。男性的性功能衰退也隨增高逐漸出現，但較女性稍為遲緩。老年人垂體和腎功能的下降，就會使老年人對內外環境變化的應激能力和協同調節作用下降。

六、代謝與衰老的關係

機體的代謝通常是受神經內分泌系統協調和控制的，所以常將內分泌和代謝系統放在一起。老年人常見的代謝疾病如糖尿病、甲狀腺病、老年痛風及老年肥胖症都與內分泌功能的紊亂密切相關，而這些老年代謝病的出現和發展又直接和間接地影響衰老進程的快慢、衰老程度的輕重，換句話說，老年人代謝疾病的出現影響到老年人的生命和健康長壽。

七、健康狀況與衰老的關係

衰老是很複雜的全身性退化過程，其進展受到體內外多方面因素的影響，機體健康狀況好壞更直接地影響衰老的程度和速度。理論上講衰老可分為生理性衰老和病理性衰老兩種類型，但實際上，這兩者往往很難嚴格區分開來，可以同時存在，且相輔相成，互相影響。

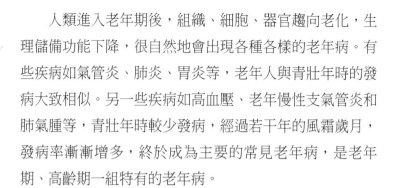

　　人類進入老年期後，組織、細胞、器官趨向老化，生理儲備功能下降，很自然地會出現各種各樣的老年病。有些疾病如氣管炎、肺炎、胃炎等，老年人與青壯年時的發病大致相似。另一些疾病如高血壓、老年慢性支氣管炎和肺氣腫等，青壯年時較少發病，經過若干年的風霜歲月，發病率漸漸增多，終於成為主要的常見老年病，是老年期、高齡期一組特有的老年病。

　　白內障可以用手術置換人工晶體，視力復明，極大地改善老年人的生活質量。而老年期痴呆，不僅人數在增多，醫學上缺乏有效的治療辦法，給個人帶來痛苦，而且給家庭增加麻煩，給社會亦加重負擔，是老年醫學面臨的十分嚴峻又必須認真解決的重大社會問題。

八、生活習慣對衰老的影響

　　聯合國世界衛生組織宣佈：每個人的健康與壽命（自然也包括衰老），60%取決於自己，15%取決於遺傳因素，10%取決於社會因素，8%取決於醫療條件，7%取決於氣候環境影響。各個人的生活習慣，涉及個體生命活動的各個方面，包括飲食營養，勞動休閒，生活起居，情趣嗜好，鍛鍊康復等。日常生活中一舉一動都與保證健康、延緩衰老息息相關，相互之間關係也十分密切。可見促進健康的鑰匙主要掌握在各人自己的手裡。每個人，尤其老年人首先要學習一些養生之道。

　　早在 2000 年以前的《黃帝內經》就已指出，日常生活要做到「飲食有節，起居有常，不妄作勞」。這裡的「飲食有節」，在前面已經闡述，這裡不再重複；所謂「起

居有常」，就是科學地有序地安排好作息時間，養成良好的衛生習慣，提高機體對自然環境變化的適應能力，達到預防疾病的目的；所謂「不妄作勞」，指各人都要學會勞逸結合，及時識別疲勞，透過休息和睡眠使疲勞得以及時恢復。長時間工作緊張，超負荷作業，休息不好，睡眠不足，出現過勞和疲乏感覺，往往是疾病的前奏。離退休老年人完全有條件把生活安排得寬鬆一些，以適應因年事已高、體質有所下降的現實。但仍有人不服老，不量力而行，以致出現不良的後果，應當引以為戒。

此外，養成適量運動和鍛鍊的習慣，是健康長壽的另一個要素，對中老年人尤為重要。老年人好靜不動，容易肥胖，常誘發心血管疾病、糖尿病、骨質疏鬆等不利於健康的危險因素。「生命在於運動」，精闢地指明生命活動的規律。體育鍛鍊貴在堅持，重在適度，持之恆，自覺良好，對身體健康必有補益。

現代醫學證實，精神心理狀態對健康的影響是顯著的，保持「知足常樂」，為人能「助人為樂」，做到「自得其樂」，是延緩衰老的精神營養。古人云：「憂則傷身，樂則長壽」，是養生的寶貴經驗。

九、社會環境因素與衰老的關係

人是社會動物，生活在一定社會條件中，各種社會環境因素包括政治制度、經濟水準、衛生保障、贍養方式等都會對老年人的健康產生重要影響。整個社會的倫理道德、宗教信仰、民俗習慣等也對衰老和壽命產生直接或間接的影響。老年學家的社會調查和分析表明，衰老發展的

快慢，壽命延續和長短，與所處的生活方式、作息制度、自然環境等社會因素有關係。

日本有一個出名的長壽村叫崗原，長壽老人特多，長壽率高達 11.8%；中國廣西瑤山巴馬地區也是公認的長壽地區。這些地方都是山青水秀，風光明媚，空氣清新，氣候宜人。居民以牧業、農業為主，年輕起即熱愛勞動，堅持不懈，八九十歲耄耋之年的壽星，有的還能下地勞動。食物以少油膩的玉米、豆類、薯類和蔬菜為主，食譜符合低脂肪、低膽固醇、高纖維素、高維生素的保健食品要求。不過，近年來對城市老人的社會調查發現，身居鬧市，生活環境與上述自然環境迥然不同，但壽星人瑞亦不在少數，受到老年學家的重視。

隨著時代變遷，經濟發達，習俗更新，日本長壽村崗原的居民，其兒孫後輩，紛紛奔向東京等大城市求職，以致工作節奏、飲食嗜好、生活習慣等轉向現代模式，在其祖輩中較少的一些老年病如高血壓、高血脂、心腦血管病、癌腫等，都在其後輩身上出現了，以致一部分青壯年壽命縮短。這個特殊事例非常生動地反映了社會環境與長壽、衰老之間的密切關係。

第二章

人體衰老的主要表現與檢測標準

一、人體衰老的一般變化

人體衰老是涉及全身性各種細胞、組織和器官的退行性改變，既有形態上的改變，又有功能上的下降，既有隨增齡逐步出現生理性衰老的特點，又有因老年病影響而出現病理性衰老的表現。衰老一般變化主要表現如下。

（一）皮膚鬆弛

主是衰老的特徵，面部皺紋增多，由淺變深，由眼角、口角細紋慢慢波及前額。所以常將全身皮膚的老化、出現棕褐色老年斑、彈力鬆弛視為衰老的徵象。

（二）毛髮稀疏

毛髮尤其頭髮慢慢稀疏，先從兩鬢斑白，逐漸變色增多，最後變成白髮銀鬚。男性在中年之後前額開始脫髮，少數人可完全禿頂。

（三）視力和聽力減退

老年人都有遠視（老花眼），視力減退，視野變小，發生老年性白內障等。外貌常有下眼瞼腫脹、下垂，像一對小口袋懸在兩眼下面。有人稱「眼睛是衰老的窗戶」，形象地勾劃出了老年人特有的面容。

聽力亦逐步下降，以致最後可能發生耳聾。視力和聽力減退，常使老年人對周圍的變化反應遲鈍，表情木然。

（四）體形改變

老年人往往發生骨質疏鬆症，可引起脊椎壓縮性骨折，造成體型改變明顯，老年人身高普遍程度不同地下降甚至出現軀幹彎曲、駝背等。

體重變化各人不同，有的清癯消瘦，有的保持正常體態，有的則大腹便便，肥胖臃腫。

一般外表的老化，可能與功能減弱相一致，但並非兩者都是平等的，應當全面地評估衰老的程度。有的人儘管白髮皓首，面頰消瘦，但精神粲然，老當益壯；有的人貌似健康，卻可能內臟患病，體衰力弱。只有認識到衰老的特徵變化，才有可能對具體對象有一個較全面的瞭解。

二、人體衰老的生理變化

人到了老年期，大腦中樞和周圍神經系統發生變化，腦細胞減少，腦組織萎縮、容積縮小，腦血流量比青壯年減少五分之一，腦新陳代謝產生脂褐素在腦和皮膚上（老年斑）沉積，腦功能下降，可以出現記憶減退、思維變慢、情緒不穩、自控減弱、對外界刺激應付能力下降（應激下降）等神經、精神症狀。

身體各系統、各器官都會發生程度不一的器質性或功能性改變，其中腎、心、肺等重要器官的儲備能力下降較明顯，在代償良好的情況下，一般可維持正常生理功能，一旦突然出現變化，常可導致意想不到或者是不可逆轉的後果。許多老人常有視力模糊，聽力下降，肌力減弱，動作緩慢，手腳抖等現象，給老年人帶來煩惱和不便，情緒低沉，生產「人老珠黃」的「老化感」。

三、人體衰老的心理變化

人類進入老年期後，生理上的衰老與環境的改變、社會角色的轉換與人際交往的減少等主客觀原因，往往不能很快地適應，心理上相應地發生各類變化，與青壯年相比，通常會出現以下特徵：

（一）失落感

是一種消極情緒的反映。許多老年人終身辛勞，事業有成，一旦退居二線或退休後，如果思想準備不夠，心理狀況沒能及時調適，容易萌生出被人冷落、被社會遺棄的感覺，這會給老年人的身心健康帶來不利影響。不同社會地位、不同職業的人，出現「失落感」的情感波動是不一樣的。一般地說，領導幹部和企事業的決策管理人員在職時有一定的權力，工作緊張繁忙，相求的人很多，一旦離開工作，移交權力，地位下降，對這些變化莫測反應是敏感的，失落感就較為明顯。而一些學者、教員、工程技術人員等，儘管聲譽較高而權力不大，實際地位在離退休前後變化不大，相比之下失落感較輕。

儘管一下改變了長期的工作習慣和生活秩序，會出現一時的感情上難以適應，但往往透過自身的努力和調適，許多人較好地解決了這個問題。

（二）孤獨感

老年人從工作崗位退下後，生活與學習一下子從緊張有序轉向自由鬆散狀態，子女離家（空巢現象）或忙於自己的事業，親友來往可能減少，門庭冷落，資訊不靈，出現「與世隔絕」的感覺，感到孤獨，以致有人沉默寡言，

憂愁思慮，悶悶不樂，有人則煩躁易怒，情緒衝動。

這些不穩定的心理狀態都會影響老年人的身心健康，影響長壽。

（三）挫折感

指人在進行有目的的社會活動時，遇到阻力和干擾而無法實現預期目的所出現的一種消極情緒反應。其實，在日常生活中人人都曾遇到過挫折，例如學生在考試中成績不佳，運動員比賽失手，職場上工作受挫等，老年人則常會出現「力不從心」的挫折感。老年人生理功能正常，在年輕時輕而易舉的事，人老後費好大的勁也幹不成，例如愛吃的花生咬不動了，疼愛的孫子抱不動了，出門辦事也沒辦法擠上汽車，事事使老人沮喪、抑鬱，難於接受。性格外向、氣質興奮、自尊心較強的老人，遇上困難將更沉不住氣，往往反應強烈，痛苦不堪。性格內向、氣質安靜、豁達大度的老人，能較為冷靜地對待，做到心平氣和，事過境遷，慢慢自然消逝。影響挫折感程度很重要的心理原因是對待事物的價值觀。例如有人在經濟上不能吃虧，有人對品格被誤解無法容忍，有人對其工作能力被低估接受不了，不同反應的態度都與各人所持價值觀有關。

（四）其他不良情緒表現

隨著年齡的增長，機體抵抗力下降，腦功能減退，疾病的影響以及社會角色的改變等因素，心理上容易出現一些不良的情緒表現，如失望、自卑、消極、多疑、抑鬱和焦慮等。尤其那些年邁高齡、體弱多病者，擔心病情加重，尤其害怕晚期癌症、中風癱瘓，臥床不起，痛苦萬

分，以致情緒消沉，灰心喪氣，感到前途茫然。有的則焦慮不安，多疑恐懼，心煩意亂，以致出現頭暈、頭痛、失眠等植物神經功能紊亂的症狀。有的老人對健康過分關注，把身體上一般的老化症狀懷疑為得了嚴重或不治之症，有的發展成疑症性神經病，以致惴惴不安，到處求醫問藥，生活和活動受到限制。疾病折磨帶來的痛苦和煩悶，如果得不到合理治療和體貼照顧，易產生憂心忡忡、灰心失望、悲觀抑鬱等，嚴重者出現輕生感，甚至消極自殺。這是老年人重要的心理障礙和易被忽視的社會問題。

四、人體衰老的組織變化

人體的器官和組織是由多種細胞及細胞外成分組成。人體衰老的組織變化，主要反映在細胞及細胞外間質的衰老過程。各種類型的組織、細胞各有其自衰老過程，但同時也具備一些共同的特點。

一般的衰老往往表現為細胞和細胞質內細胞器（主要有線粒體、內質網、高爾基複合體、溶酶體等）的萎縮，出現細胞體縮小、數量減少和功能降低。在正常生理情況下，細胞透過本身代償機能將細胞器轉換，提供替代的代謝途徑，以保證受損傷的細胞（包括影響老化的各種因素）恢復正常的功能。

衰老所出現的萎縮是由於缺乏此種代償能力的結果。細胞代償反應表現為細胞的肥大和增生，接著往往發生化生、不典型增生等異常變化。衰老的組織有空泡形成、包涵體以及色素、澱粉樣蛋白和免疫複合物沉著等，這些都是由於細胞老化後退行性變化的現象。

一般認為，隨著年齡的增長，細胞和細胞核都會出現增生和肥大，細胞質內的蛋白質、空泡（脂質、糖原、水分），溶酶體等都有所增加，而細胞複製和修復、蛋白質合成能力則有所下降。隨之細胞出現萎縮，甚至消失，打亂結構聯繫，運輸和分泌通路發生障礙，干擾內分泌和神經調控作用，抑制細胞游走，造成細胞功能紊亂。

衰老機體組織中，細胞內脂褐素出現和堆積普遍現象。大家認為，脂褐素是廣泛存在於心、肝、脾、腎上腺等重要器官的細胞質中的一種「衰老色素」。在皮膚上沉著即是大家熟悉的皮膚上的「老年斑」。脂褐素的沉著與年齡密切相關。例如人在 10 歲以前，心肌細胞內沒有或僅有很少的脂褐素；而一個 90 歲的老人，其心肌細胞容積的 90% 被此種衰老色素（脂褐素）所佔據。

在人腦中，脂褐素也同樣地隨年齡增長而逐年遞增，可能與引起腦動脈硬化、腦組織缺氧等改變有關。當然，目前認為脂褐素本身並無毒性，但當其大量聚集在細胞內，可擠壓細胞核和細胞器而使之出現移位，降低其代謝活性，最終影響到細胞的功能。

隨著衰老程度逐步加重，細胞和細胞核的結構性變化和功能損害也同步加重。當衰老進展到相當程度，均可導致細胞的死亡（或凋亡）。在衰老過程中的這些細胞死亡，在多類組織和細胞間，通常是有先有後，分期分批地出現的，而不是全部同時發生，故組織內的細胞數目也逐步減少。這點與有些疾病可引起人體細胞同時出現死亡的現象不一樣，例如心肌梗塞後心肌細胞死亡，暴發性肝炎

時的肝細胞死亡，腦出血或腦血栓後一些神經細胞死亡，以及藥物所致腎中毒時腎小管上皮細胞的死亡等等。

五、醫學方面檢查衰老的指標

（一）臨床指標

體溫、身高、體重、呼吸、脈搏、血壓、全身淋巴結（頸部、鎖骨上、腹股溝區等）、心率、心、肺、肝、脾等生理學檢查、橈動脈與足背動脈搏動狀況、甲狀腺、前列腺（男性）、直腸指診、婦科檢查狀況（女性）。

全身狀況注意體態、反應、對答、儀貌、毛髮（分佈和白髮）、皮膚皺紋、皮下脂肪（分佈和厚度）。眼部做視覺、視敏度、視調節範圍、角膜老年環，必要時做視野、眼底和晶體透明度（白內障）檢查；還可做聽、嗅、味覺以及主要神經系統皮膚感覺、位置覺、振動覺、病理反射等檢查。

（二）實驗室項目

根據情況選用血常規、肝、腎功能、胸透（或胸片）、超音波檢查（肝、脾、胰、腎），必要時作前列腺（男）和盆腔器官（女）檢查。

（三）心理測試項目

根據老年人心理情況，由專人採用心理功能調查表評定結果和記分。

（四）輔助補充項目

根據老年人檢查結果，酌情補充作超聲心動圖、Holter 等心臟生理測定，必要時在醫生的建議和指導下，作胃腸 X 線、內鏡和 MRI（磁共振顯像）、SPECT（同位

素掃瞄）等特殊檢查。

對每個老年人可選擇由簡及繁、由一般至特殊的檢查項目，並酌情靈活掌握。

（五）自我觀察項目及表現

世界衛生組織提倡和推動「人人健康」的策略，積極宣傳「自我觀察」和「自我保健」對保證老年人健康有重要意義。

自我觀察、自我檢測和自我保健需學習一些基本的醫學知識，並耐心細緻，定期地去做，許多疾病都能夠及早發現而得到及時治療。透過自我觀察和自我檢測，可以瞭解自己身體的基本情況，做到心中有數、正確對待。而且定期連續的自我觀察和檢測，可為醫生提供全面、系統的病史，有利於進一步作出正確診斷和處理。

當然自我觀察和自我檢測只是一項輔助手段，有一定的侷限性，應與健康普查和重點檢查相結合，才能在醫生指導下發揮其積極作用。

1. 一般檢查：體溫、脈搏、呼吸、血壓、體重、一般面容（頭髮、眼睛、鼻孔、皮膚皺紋和老年班）、皮膚（彈性、皮下脂肪等）。

2. 各種感覺：皮膚感覺、聽力、視力、味覺、嗅覺等有否下降或異常。

3. 胸部：胸廓外形，心尖搏動位置，乳房對稱，有無塊腫、結節。

4. 腹部：外貌，有否壓痛、腫塊等。

5. 脊柱及四肢：有無畸形，能否活動，有無壓痛等。

6. 生殖器、肛門及大小便情況等。注意大小便習慣改變，有無便秘、腹瀉、尿頻、尿急等，大小便外貌，有否帶血、黏液等。

7. 睡眠狀況：習慣有無改變，時間長短，睡眠深淺，有否作夢等。

8. 心情狀況：愉快、壓抑、焦慮、緊張狀況及其原因。

9. 疲勞：活動後疲勞狀況，活動和慢跑心率快慢，一般在速度運動後，休息 5~10 分鐘心率即回到原來水準。

自我檢測和自我保健必須持之以恆。每次觀察和檢測結果最好記錄在案，以利對比並掌握其變化規律，發現異常狀況，及時到醫療單位做進一步檢查和處理，切不可等閒視之，造成遺忘或延誤。

六、身體衰老程度檢測標準

一般來說，人越是年輕，身體越柔韌。相反，年齡越大，身體就越僵硬。這是由於年輕人的肌肉柔軟有彈性，老年人的肌肉僵硬的緣故。觀察人的動作，就可以判斷一個人的年輕程度和衰老程度。以下 6 種方法，可測試出自己身體的年輕程度。認真做好每個動作，如果身體還相當柔軟，那就表明還沒有衰老的徵候。要是某一個動作不容易做，就說明對應於這種動作的肌肉和內臟已經衰老。

出現了這種情況，你不必悲觀，武當道教的祛病養生功可以使你「返老還童」。

衰老不是瞬間出現的，而是長時間積累的結果。衰老和年齡沒有必然的直接關係。雖然年紀輕輕，但做不出下

列的一些動作，也說明身體實際上已經衰老。就是說，儘管外表年輕，內臟已先衰老了。出現這種情況，倘若不設法改善，那麼在中年以前必定會頭髮急驟減少，白髮增多，罹患老人病症、慢性病的可能性很高。

肢體衰老的測試方法

1. 身體成立正姿勢，兩手十指交叉，慢慢上舉，到頭的上方手掌向上翻轉成水平，雙臂儘量伸直，向上推出。（如圖1）

這種方法，看來簡單易做，但身體衰老的人要做好是非常困難的，年輕程度好的人，雙手臂能直線伸長，兩掌也能水平朝天。衰老的人則做不到這一點，往往本人以為手臂已完全伸直，但實際上還是彎曲的。

另外，手掌水平朝上的動作，對衰老的人來說，也是困難的。這種情形自己看不到，可站立在鏡子前面做，觀察鏡子裡映出的姿勢，也可以請別人幫自己看，確定是否達到要求。不能達到這一要求的人，表明肩到手臂的肌肉已經僵硬，肝臟和其他內臟都衰老了。

2. 接上個動作，高舉在頭頂的雙手慢慢放下，同時慢慢地彎腰，身體上部前傾，雙手手掌貼地。（如圖2）

雙手手掌能同時接觸地面，表示內臟功能健全。如果能做到雙手抓住兩隻小腿，頭能夾在兩腿之間，則更為理想，表示肢體年輕充實，富有彈性。若腰不能順利彎曲，手掌不能著地，表明內臟機能衰弱，尤其是胃腸、脊椎有著某種障礙。

3. 雙腿伸直坐好（平坐），上半身向前傾倒，同時彎

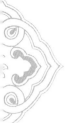

腰，兩手向前伸直，指尖抓住腳趾。雙手能達到腳趾，方為及格。雙手合掌，若臉能貼附在雙腿間，更為理想。（如圖3）

能完成這個動作，表明內臟的機能正常，脊髓、腰椎、尾骶骨健全，沒有衰老。也說明腹肌強韌，肢體敏捷。若不能完成這個動作，表明罹患有胃腸病，可能有糖尿病、甲狀腺等疾病。

4. 首先坐在平地上，雙腿併攏，然後彎曲雙腳對著膝蓋，雙手抱住膝蓋並拉向胸前，下頜能貼在兩膝之前即可。（如圖4）

能做好這個動作，表明頸、脊柱、腰、腹、膀胱、尾骶骨都很正常，沒有衰老。若做不到這一點，則意味著血管衰老硬化，易患動脈硬化症和糖尿病。下頜不能俯到膝蓋的人，會有高血壓的症狀，必須引起警惕。

5. 身體由坐伸直，仰臥放平，雙手成掌伸向前方，掌心向下，順勢抬起上半身，使雙手儘量接近腳尖，膝蓋不得彎曲。（如圖5）

做這個動作時，能夠輕易地抬起上身，表明精力充沛，全身血管強韌，橫膈膜以下的內臟和器官正常，沒有衰老。

反之，不能做好這一動作，表明已經衰老，容易患肝、胃、腸、生殖器官的疾病。

6. 上身直立坐於地面，雙腳的大趾和二趾重複相彈，互相摩擦。（如圖6）

這個動作完成得好，表明雙腿尚未衰老，精力也未衰

退。反之，表明腿部的肌肉和骨骼已面臨衰退階段，若隨其衰退下去，就容易患白內障、青光眼等疾病。

　　用上述 6 種方法，測試了身體年輕程度之後，不少人會發現自己的肌肉意外的僵硬，很多動作完成得不理想，產生失望情緒。其實，出現不理想的狀況，是不足為怪的。這些動作看起來簡單，一般人都不容易做好，因為人們在日常生活中很少做這些動作。

　　人類雖然屬哺乳動物，但人類和其他動物不同，已經進化到了能用雙腳直立行走。也正是因為這個原因，人類使用身體的方法發生「偏差」，其結果是使衰老提早了。假若人類能毫無偏差地運用全身肌肉，肌肉也就不會隨著年齡而僵硬了。

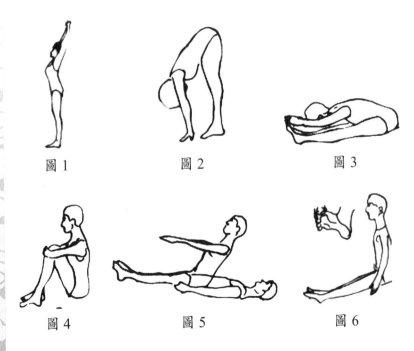

圖 1　　　　　圖 2　　　　　圖 3

圖 4　　　　　圖 5　　　　　圖 6

第三章

延緩衰老的養生祛病功法

　　透過測試，我們已經得知自己身體的衰老狀況，怎麼去解除和推遲這些衰老呢？其實我們的祖先為後人創建了無數的健身抗老良法。比如武當道教的一些養生抗老理論，和它那些行之有效的養生抗老功法，都是一些有效的良好方法。若能找準自己身體的某個部分和某個系統發了衰老和患病現象，只要參照相應的功法，認真地練習，最快 3 天，最慢 10 天，衰老的部分和患病的部位都會逐漸減輕，若能每天練功兩次，堅持 100 天，你就會感覺到自己年輕了很多。容易疲倦，頭痛項強，手足麻木，消化不良，二便不暢，難以入睡等等症狀一定會減輕或消失。

　　現代醫學研究，良好的養生可減少 70% 的人提前死亡，而醫療只能減少 10% 的人提前死亡（見洪昭光《60歲登上健康之路》一書自序）。現代醫學對人體衰老所出現的病症尚無妙法，只能對症投以藥物，暫時緩解症狀，使病情暫時有所緩解，譬如高血壓、糖尿病，雖說服藥打針能使血壓、血糖下降，可一旦停藥，血壓、血糖便又回升到以前，甚至更為嚴重。武當道教的這些養生抗老功法，是利用人體本來就有的自然治療和修復能力，使身體恢復到衰老和患病之前的正常狀態。這就是由一定的理論和有效的功法，把每個人體內的自然治癒力充分地調功和

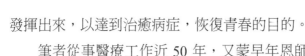

發揮出來，以達到治癒病症，恢復青春的目的。

筆者從事醫療工作近 50 年，又蒙早年恩師朱誠德精心教導，對武當道教醫藥及養生抗老功法修練，亦是受益匪淺，不斷治癒或緩解了自己先天或後天等各種原因導致的諸多病症。現就自己所學所練的，武當道教醫藥養生抗老功法的體會，並吸取了現在一些流行的優良功法，加以整理介紹給讀者。

練功須知

（一）練功是快樂的事

每個人衰老的程度各不相同，那是因為每個人的生活環境、食物、工作、睡眠時間不同的緣故。

大部分人衰老的徵候不只一處，而是好幾處。這時候，如果同時實行各自需要的功法，並且持續不斷地練習，效果都會很好。

不過，一次做那麼多功法感到不勝其煩而不適應的人，可以從最需要的地方開始。只要連續 2~3 天，就會覺得自然，最後變成當然的行為，以後再加上其他功法就適應了。做得越習慣，你會越感到舒服。五種到七種功法非但不會使你引以為苦，反而越做越快樂。

（二）緩慢才會有效果

練習養生抗老功身體動作一定要緩慢，大部分的動作都要和呼吸同步，即呼吸要配合身體的動作。

呼吸和身體動作都要緩慢地進行才有效果，常常聽到有些人說，照著書練養生抗老功，結果毫無功效。如果有機會看這些人練功，通常可以發現他們都忘了動作必須緩

慢，他們像做體操一般，充滿彈力地運動身體。

養生抗老功之所以有效果，是因為刺激身體的穴位和經絡。緩慢地呼吸，將攝取到體內的自然能量之氣（氧）融成新鮮的血液（氣血），循環到身體的每一個角落，替換停滯在身體內關節、肌肉、內臟的瘀血所含的邪氣，從口和皮膚排出體外。

緩慢的呼吸和動作才會產生這種效果。

（三）練功前的準備

1. 打開窗戶，讓室內的空氣流通。當然開窗是最理想的。如果冬天怕冷的話，可以先讓空氣流通一下，再關上窗戶，以使室內溫暖。

2. 在服裝方面，不要穿緊身衣，最好是穿寬大的衣服，穿睡衣、內衣也無妨。手錶、眼鏡、隱形眼鏡、項鏈等飾物要全部拿掉，以免影響練功。

3. 需要配合呼吸的功法，一定要在空腹時實行，飯後過了兩小時才能練功。

4. 喝啤酒或其他酒類，酒意消失之前不要練功。

5. 入浴後練功，必須等身體散熱之後方可。

6. 動過手術的人、婦女妊娠中、例假期間練功，要特別注意功法要求。

練功的時間最好是早上醒來之後，在床上做容易。如果沒有特別的需要，可以配合自己的生活來做。儘可能一天做兩次，早晨起床和寢前各做一次最理想。

（四）練功時的注意事項

1. 首先要閉眼，放鬆肩膀，順應自然地或坐或站，保

持輕鬆的心情。

2. 其次，為了排出體內的濁氣，一定要儘量吐出體內廢氣。必須至少吐氣一次才開始練功法。

3. 練功時不可以太勉強。練功的時候心裡覺得舒服，才能治療失調與疾病。萬一做不到功法所要求的次數，也可以只做到自己認為滿意的次數。

4. 摩擦身體的功法，要先將雙手摩擦溫熱之後再做。寒冷的時候，先用暖爐烘暖雙手再摩擦。摩擦時，要以手掌擦肌膚，並且用力，摩擦 4 至 5 次就會暖和，不能聊盡義務般地隨便揉搓。最重要的是，要始終有我這樣做會使身體更健康的意念。

（五）呼吸法要領

1. 呼吸時要從鼻吸氣，從口吐氣，吸氣時要緊閉住口。為了充分吸入新鮮空氣，其要領是靜靜地吐氣，待體內廢氣吐淨後，吸氣時空氣便自然入。

2. 隨著動作吐氣，配合動作終了時吸氣。

3. 配合呼吸的功法，原則上要閉眼，但有時也要睜眼，應該按要求去做。

如前所述，養生抗老術很重視呼吸的方法。這三種要領不只在練功時要留意，甚至在生活中也是這樣。現代人身體失調，不少是由於錯誤的呼吸方法引起的。

（六）練功結束時的注意事項

1. 練功時出汗要用乾毛巾擦，但腳底下和頸部因為排泄邪氣之故，要用濕毛巾擦，但必須是溫熱的毛巾。

2. 練功完畢即刻入浴會減低功效，故至少在練功後，

要過 10 分鐘再入浴。

✳ 第一節　武當道教手指養生功

武當道教醫藥的道醫們，在道教手印的啟示下，研究、整理創建了一套手指養生功。

它根據經絡學說的理論，手三陽、手三陰經與全身各臟腑、器官等關係，透過對手指、手掌、手臂進行點、揉、捏、拿、活、伸、掐、擦等手法按摩，達到平衡陰陽、調節五行、舒經活絡、消疲止痛。經現代醫學研究證實，雙手的尖是全身動脈和靜脈的交接處。經常按摩、揉捏、活動雙手及指尖，可以加強全身的體液代謝，改善全身血液循環，增強身體的免疫功能。

這套養生功，可以整套練習，也可以拆開單獨練習其中的一式或幾式。沒有環境、設施及精神特殊要求。在小憩、坐車、乘船、乘飛機、看電視、看電影及觀看文藝節目時，均可練習揉指頭、掐指甲等功法。所以此套功法特別適合那些工作繁忙，久坐辦公室，經常出差，經常坐各種交通工具的人群。只要能養成有空就練此功的習慣，你就可以享受永遠健康的快樂。

一、武當道教手指養生功口訣

雙手插磨頭腦清，十指對頂能強心，旋動乾坤通經絡，雙手托天鬆骨筋。

點掐指甲精神爽，揉捏十指治頭痛，拿擦三關行氣血，輕活天柱頸背靈。

勸君日日多修練，百年枯木能逢春，此訣本為肺腑

言，方法雖簡理意深。

二、揉捏十指歌

揉捏拇指腦清靈，揉捏食指胃腸清，揉捏中指強心臟，環指專保肝和平。

揉捏小指壯雙腎，小指亦喜多拔伸，每指揉捏三百次，頭痛失眠永不侵。

三、動作及功效說明

（一）雙手插磨頭腦清

【動作說明】雙手十指分開，羋指相互交叉對插，以雙手的手指根部相對，這時雙手十指併攏，雙手向反方向拔出，要求拔出時，雙手十指能相互摩擦，一插一拔為一次，共做 36 次。

【功效】對頭痛、頭暈、記憶力減退，有很好的治療作用，對高血壓、高血脂、動脈硬化有很好的預防作用。

（二）十指對頂能強心

【動作說明】雙手指尖稍用力相對，指尖先向上，再將指頭由上轉向內（指尖指向自己胸前），這時兩手的指稍加大用力，以免指尖滑脫，要求做 36 次。

（三）旋動乾坤通經脈

【動作說明】兩手手掌向下，八指交叉，兩手拇指相對，兩手腕作波浪式地活動，兩手腕及雙臂，動作要求輕靈自然，每分鐘要求做 60~100 次，做 1~2 分鐘。

（四）雙手托天筋骨鬆

【動作說明】兩手手心向下，手指相互交叉，反掌，手心向外，由胸前向上過頭，掌心朝上，兩臂伸直，盡力

作上頂之勢，需做 9 次。

【功效】對肩周炎、頸椎病、胸椎病，均有很好的治療作用，並可以預防上述病症。

（五）點掐指甲精神爽

【動作說明】用左手的拇指和食指，點掐右手各指指甲，每指掐點 36 次，再右手拇指和食指點掐左手各指指甲，每指也點掐 36 次。每天若能完成 10 個周次，每個手指甲，即可得到 360 次點掐。

【功效】武當道教醫藥認為，手指尖的穴位，是人體經絡中氣血的「井」，井水旺盛，灌注經絡中的氣血充足，灌注有力，才有利於經絡氣血暢通。點掐指尖，就像掏洗水井，井水越掏越旺，現代醫學也研究證實，手指尖是人體動脈和靜脈的交接處，點掐指尖，能加快人體的體液代謝，改善周身血液循環，增強人體免疫功能，故能使人達到神清氣爽，全身輕鬆。

（六）揉捏十指治頭痛

【動作說明】用左手拇指、食指揉捏右手各手指指體與指頭。再用右手的拇指、食指揉捏左手各手指。每指要求揉捏 1 分鐘。

【功效】此功能更進一步地加強血液循環，有效地改善大腦血液供養，所以對頭痛，特別是血管性頭痛、神經性頭痛有治療作用。

（七）拿擦三關行氣血

【動作說明】武當道教醫藥，特別講究三關六節，三關有上關，指的是手腕、肘關節、肩關節，拿擦三關即是

拿捏，摩擦腕、肘、肩這三個關節，每個關節拿捏、摩擦9次，左右交替操作。

【功效】拿擦這三個關節，可以鬆解關節黏連，改善關節的活動功能，更可以改善手三陽、手三陰氣血循環，達到陰陽平衡、五行調和的作用。

（八）輕活天柱頸背靈

【動作說明】武當道教把頸椎稱為天柱。輕活天柱是，將頭前低30度，再緩慢地由前向左後，旋轉頭部，眼看左後上方，稍停10~30秒鐘，以頸肩部作脹為標準。慢慢將頭轉正，再前低，向右後上方旋轉頭部，眼看右後上方，稍停10~30秒鐘，再將頭轉正，左右各做3~9次。

【功效】此功能治頸椎病、肩周炎、胸椎病、肺氣腫、氣管炎、慢性咽炎，對預防上述疾病有很好的效果。

✳ 第二節　頭面部各種養生祛病功

頭是人體陽氣最足的地方，面部是人體健康狀況的晴雨表，所以武當道教醫藥在望診中能透過面部各種不同反映，診斷出體內各種不同病症。當然人的面部亦是人的招牌，我們由人的臉面認識人，又能由面部來判斷人的年齡、美醜、善惡等。武當道教醫藥的頭面功法，能改造人的容貌，為你的人生道路多鋪一條綠色通道。

一、頭髮保健功

提到頭髮的病症，包括少年白髮、成年人脫髮、頭髮稀少、禿頂等。這些症狀都是由生長頭髮的頭皮部氣血流動衰弱引起，下面這些功法能改善頭皮的氣血循環，以達

到保健頭髮的功效。

（一）頭皮揉搓功

取鬆靜站立，端坐均可，調勻呼吸，雙手指壓在頭部，用適度的力度，由兩側開始作揉搓動作，很像在移動頭皮，由兩側向頭後反覆做 18 次，再由前額正中向頭後作揉搓動作 18 次，至頭皮有微熱感為度。

（二）頭部敲打功

用雙手的指尖，用適度的力量，敲打頭部，由額前至頭後，由兩側向頭後作有節奏地敲打頭部的每個部位。每個部位敲打 50~100 次，每日敲打 1~2 次遍。

二、眼病祛病養生功

現代人越來越過度使用眼睛，日常生活全然不想照顧眼睛，等到視力減退或眼睛疾病惡化，方覺得情況嚴重，配戴眼鏡或服藥、點藥，亦有選擇手術治療。治療得當，尚能減輕眼疾，若治療不當則會加重眼疾，或造成視力減退或者失明。

更是人若年過 40 歲，雙眼的視力就不斷地自然下降，以下這些眼病祛病養生功法，不但可以治療大部分眼病，更能使你的雙眼恢復到年輕的狀態。

（一）旋轉眼球功

不論取站或坐式均可。閉眼，將雙手掌摩擦至極熱，輕輕地貼在雙眼之上。保持這個姿勢，意想手掌勞宮穴有熱氣進入眼內，以溫暖眼球，眼球即感覺很濕潤。

接著順時針方向，旋轉眼球 36 次，再逆時針方向旋轉眼球 36 次。

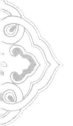

（二）眼部摩擦法

用雙手指尖壓住眼球（用力要輕），由大眼角輕輕地摩擦到太陽穴，再用指尖在太陽穴處按摩 1 分鐘。反覆同樣動作做 9 次，每日做 1~2 遍。

（三）洗眼法

用白菊花泡水或綠茶泡水，均需加入適量的食用鹽，待水溫稍涼，將水倒入臉盆（一定是將菊花或茶葉過濾得非常乾淨的水方可使用），或者茶杯中均可。

在水中（或單將眼部浸入在茶杯中），睜眼睛，眼球在水中作上下運動，把眼浸入水中 4~6 次，每次做眼球運動 30 秒鐘~1 分鐘，每日做 1~2 遍。

三、鼻病祛病養生功

鼻腔是肺的門戶，肺為嬌臟，是人體最容易受外邪侵犯臟器，鼻便是首當其衝的受害者。空氣的污染，夏日和冬天室內外溫差太大，均是鼻腔疾病的原因。

（一）鼻部摩擦法

十指搓熱，在鼻的兩翼做上下摩擦，摩至鼻腔發熱，但注意力度，不能將皮膚摩破。

（二）洗鼻法

用左手食指尖壓住左側鼻孔，仰起臉，用右手撈水（用潔淨的溫開水）由右鼻孔吸入，從口中吐出，每個鼻孔連做 3~9 次。

剛開始鼻腔內很不習慣這樣清洗，洗幾次後就會感覺很舒服，左鼻孔用同樣方法清洗，洗鼻水由口中吐出，亦要一定時間方能適應。

（三）虎噴法

取坐或站式均可，先由丹田穴吸一口氣，像打噴嚏一樣由鼻腔噴出。噴氣時鼻腔內和顎部都有震動感，大多數尚能噴出鼻涕，一般連續做 3~6 次，每日做 1~2 遍。

四、口腔、牙病祛病養生功

世上大多認為，牙齒、眼睛、陰莖順序衰老，這的確也是現代人的經驗。也難怪，人類的飲食生活習慣不同，使人衰老的順序有了偏差，原因自不待言，那就是攝取過多的糖，就是牙齒過早衰老的主要原因。

（一）牙齦輕敲打功

牙齒衰弱的原因在於牙齦衰弱，牙齦的氣血循環不良，牙齒會蛀壞或脆弱而缺損。年輕的時候是粉紅色，牙齦衰老會略帶黑色。防止牙齒衰老，只要促進牙齦氣血流動活潑就行了。

牙齒輕敲打功，是一隻手的四根指尖輕敲打口部周圍 36 次。敲打的力度要適度，以感到舒服即可。

（二）牙齦摩擦法

每次飯後 15 分鐘，用手的食指蘸鹽少許按摩牙根。按摩牙齦比刷牙更能預防並治療牙齒疾病和衰老。每次按摩 36 次，兩側的牙齦均需按摩到這個數。

按摩時不能用力太猛，頻率亦不能太快。若能連續堅持三個月，對牙齒的健康大有好處。

（三）排毒固齒功

每次排大便和排尿時，都要記住咬緊牙關，足大趾抓地，這樣做對牙齒的健康是大有好處的，終身堅持，受益

無窮。

五、口唇的祛病養生功

這種方法雖然很簡單，但它可使你的口唇到老年尚能緊閉，色澤紅潤，給人以好感，並可預防很多口唇疾病。

用左手的拇指和食指在嘴唇兩端，做慢慢往上擠壓的動作。用適度的力量，重複 9 次，再換右手做同樣的動作，每日有空可多做幾次。

六、耳病祛病養生功

除非有特別的病症，否則聽覺衰退，表示全身衰老已經進行到相當嚴重的程度。這些功法可以延緩耳朵衰老時間，保持到老年仍有很好的聽力。這些功法對耳鳴、耳聾及感冒時頭痛均有很好的效果。

（一）閉目轉眼式

端坐閉眼。從口中慢慢吐氣，待完全把該吐的廢氣吐完後，閉緊口腔，慢慢用鼻吸氣，充分吸氣後，停止呼吸。右手拇指與食指捏住鼻孔兩側，依然閉眼，兩眼球用力向左右運動，直到流淚，自己感呼吸不適時放手，鬆開兩鼻孔。從口內用力向外吐氣，用左手作同樣動作，反覆 3~6 次，每天做 1~2 遍。

（二）摩耳插孔式

兩腳向前伸直雙腿平坐，食指和中指夾住耳朵，做上下摩擦，上下來回共做 24~36 次（用力要適度，不能用力太大，用力過猛）。不只是摩擦耳外，整個耳朵均要摩擦到，以整耳朵微有熱感即可。

接著用雙手食指插入耳孔，以感到舒服為度，壓入二

三秒鐘，同時拔出手指，重複 24 次。

　　以上功法有時間可以整套練習，也可每次只練 1~2
個部位的功法，但一定要做揉搓臉部的功法收功。

　　將雙手對揉搓至發熱，從臉部下頜部向上進行揉搓至
額頭，再從下至上反覆做 9~18 次，使滿臉有熱感，將兩
手貼在臉部，使手上的熱量滲透進臉上的肌肉內，堅持做
下去，能保你容顏永不老。

✸ 第三節　坤道坐功修練方法

　　乾坤修練的差別主要在築基：乾練精化氣，不漏精為
築基成（又叫斷白虎）；坤煉血化氣，不漏經（月經）為
築基成（又叫斬赤龍）。如果是少年童貞修練可免「斷白
虎」「斬赤龍」一段功夫（非出家者，必待有子嗣後再修
不遲）。但年老無精、斷經不是築基功夫，而是衰老的表
現。必先練至乾能射精，坤來月經，然後練成「斷白虎」
「斬赤龍」者才是築基成。

　　坤丹修練從形質入手，後練本元。形指乳房，質指月
經，本元指先天氣。必先將月經練斷不來，兩乳緊縮如坤
童一樣，然後再採藥、結丹、育胎。

　　準備一個軟墊，屈右膝，足上踝及足背外側緣置於軟
墊上，令足跟內側緣朝上，臀部坐於軟墊上，陰道口貼靠
於右腳跟上。年老或膝關節屈伸不利者，可用形似饅頭的
物品（以木製較好，不得以玻璃或金屬類銳器代替），外
包軟佈置於陰道口內側，如果覺得身體重心不穩，可在左
膝外側墊上軟物，軟物厚度以自己感覺身體平衡為準。

兩手重疊，掌心向上，左手在下，右手在上，兩手大拇指尖輕輕相觸，置於臍前，是名定印。

　　上身正直，頭項虛頂，雙目垂簾，舌抵上齶。摒除雜念，一心精專。呼吸自然，面呈喜悅。

　　吸氣時收縮升提陰道口、會陰，似有清氣從陰道口經會陰入中脈至絳宮，呼氣時放鬆陰道、會陰。如此有意吸，無意呼為1次。9次為一組，可做1～4組。

　　兩手從體側上捧至頭頂上空，似捧一「明月」，並意將此「明月」徐徐貫入頭頂，同時默誦（心念，不出聲）「明月貫頂」，兩手亦隨訣下落至頭頂上端，掌心向下。

　　雙目內視之神光運使「頂輪之月」沿中脈徐徐下行，兩手亦隨之緩緩下落，直至心輪止，掌心照向胸中。同時默誦「神光御行」。手回照「明月」，眼內觀「明月」，耳內聽「明月」，息息繫於「明月」。默誦：「心海澄寧，月圓光明。絳宮氤氳，白鳳飛鳴」。兩手在胸前開張，合攏（開不過肩，合不相觸）。開、合為1次，9次為1組，可做1～4組。開時呼氣，意觀「月滿胸膛」；合時吸氣，意觀胸中（絳宮）「星光煜煜」（即觀想胸中有乒乓球大小的水晶樣的光亮球）。

　　接上勢「星光煜煜」兩手交叉（亦可不交叉）捧乳（以手掌按撫在乳房上），掌心對準乳頭。隨著每一次呼吸，兩手手指各抓掐乳房一下，或隨每一次呼吸兩手掌運揉乳房一圈。雙手由內向外，緩緩地做圓周按摩運動，即右手沿逆時針方向旋轉，左手沿順時針方向旋轉為補益法，反之為消散法。如此反覆，最多不超過360遍。同時意念守

雙乳房穴（在乳頭往裡寸許的地方），當快意來就是來藥，調到不老不嫩（快意達到高潮剛要下降時）就要採藥。採藥要領是有意吸，無意呼。吸氣時意將藥從血海（子宮）採至（沿中脈）絳宮（中宮或中丹田），呼氣時住於中宮。吸採最多不超過 24 次。意採心得後，會感到「心中欣欣」，此時就一心靜守絳宮，溫養沐浴。最後「駐顏」收架。練了一個時期以後，當意守乳房穴快意很快就來時，就不用捧乳，只是意守乳房穴，並不斷採藥、烹煉即可。如此久練以後，其陽自旺，月經自絕，乳房緊縮如坤童，這就完成了「斬赤龍」築基工夫。

此後，就可以按回光祖竅、心腎相交、神氣相交、胎息養真、成就法身等層次修練了，並且坤民修練的進度通常比乾民快三分之一到一倍。

在築基過程中，月經來時，不能修練。因為此時陽氣已變為陰經，修練無益，反而有害。在月經來之前兩三天，會感到腰酸、腿酸、乳房作脹、不思飲食、心煩不寧、小腹痛等症狀，是月經來的信號，叫「月信」。此是氣將化血徵兆，但尚未變為陰經，可以加緊修練，月經來時應停止練功。月經來後兩三天，待月經變成粉紅色，月經似有似無時，又可恢復修練。

重要提示：

1.「坤道坐功」乾道踵抵會陰，坤道踵抵陰道口（應觸及陰蒂）。

2. 收縮提升陰道、會陰的目的，一者可以封固真陰真精；二者可以為採藥打好基礎；三者可以增強陰道「緊

握」的功能。收陰是一不傳之密，即是收提陰蒂。陰蒂上提收縮則一收百收。陰蒂相似於花蒂，花蒂緊則花緊合，不易凋謝。意引清氣至絳宮，可保持坤民特有的魅力，這是坤民性理養生的奧秘之一。

這個運動如果做得正確，就會有一種輕快的感覺從肛門開始，沿脊椎上升到頭頂。這是由運動產生的性能量透過七腺系統上升到松果腺和頭頂的原因。

3. 乾坤修養的不同之處，主要在入手功夫。乾民以練精為先從下丹田著手，而坤民以養血為先，意注雙乳或膻中，養血化氣為重點。《女丹經》云：「經血本是後天之陰氣所化，陰氣動則濁血（指月經）流矣。故欲化其血，必先練其氣，使氣血返流於上，經乳溪而入兩乳，月經的顏色由赤變黃，由黃變白，化氣而周流全身，使之無慾火炎燥之患。慾火既消，則真火生出，真火既生，則月經斷絕（即斬斷『赤龍』）」。

4. 坤道坐功，「凝入氣穴」指的是凝神於膻中（包括雙乳）。凝神大有學問。本坐透過「引月」「觀月」等導引將神光投注在中宮，並進行人體神氣化學實驗。

5. 凝神「觀月」，膻中開合、搏乳練形，當出現性興奮現象，就要調藥。即掌握既不是過度興奮，又不是沒有感覺，所謂不老不嫩正是火候，開始採藥。採藥方法同收陰相似。然後溫養沐浴。

6. 行功日久，真氣騰然，口中津液如泉，應吞咽入腹，實現水火既濟。

7. 天癸復降法。如要生兒育女，可按如下方法練習，

半個月後兩乳便會出現脹感，下丹田和子宮內也出現微熱感或脹感，天癸（指月經）便可逐漸恢復，並恢復生育能力。

方法是：意注雙乳，當雙乳有氣感之後，引其氣直下同側卵巢（配合呼氣），若干次。然後觀想小腹有一小「太陽」，意念想小腹部的「小太陽」有取之不盡的熱量，這股熱量從小腹到會陰，由會陰到尾骶，到命門，到大椎，上面額，下上星，下承漿，到膻中，再到小腹，所行之處皆熱烘烘的，全身及四肢皆熱。如此作 9~36 次。

8. 坐架方向宜面南坐北。訓練時間不限。

9. 關於月經期間如何訓練，《道藏輯要‧坤丹合編‧坤功煉已還丹圖說》認為，月經來潮前夕（壬水初來的月信階段）是練血化氣的最佳時機。月經（癸水）一到，應當停練，必待兩三天後方可練習。

原文如下：「凡坤功所重者，氣機也。但其中（指月經）有壬癸之分，如壬水初來，此即信到也。信到自知之，或頭昏，或腰疼。信至而潮猶未至，此時正宜迴光返照，默守乳房血海，用採取之法，以補腦築基，則改採者壬水，非癸水也。如癸水一到，自應停功，必至三十時辰兩日半癸盡時仍用採取之法。」

10. 怎樣判斷經血已化為氣？

可在月經過後用白絹或白衛生紙試之。如果其液金黃色，說明修練已有成效，繼續照此修練下去，經液則會由黃變白，由白化無。築基已成，仙基既定。

11. 「坤道坐功」不影響正常夫妻性生活，如果得法，

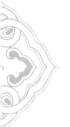

裨益良多。

12. 每次搏揉乳房至少 36 圈，最多不過 360 圈，如果已經成功地中斷了月經，每次只需 81 圈左右，每天 2 次，就可以保持中斷月經的效果。

13. 如果有坤民感到同時兩手做揉胸很累，可以一次用一隻手揉一個乳房，比如用左手揉右側乳房，用右手揉左邊乳房，同時用另外一隻手按摩陰唇。如此交替進行。

14. 向外揉摩雙乳的運動叫做「逍散法」，它有助於消除乳房小葉增生和預防乳腺癌，也有助於使用過囊闊和鬆軟的乳房縮小和堅挺。反之朝內，即右手順時針，左手逆時針方向按摩雙乳的運動叫做「補益法」，它有增大過小乳房的功效。搏揉乳房可在晚上臨睡前和早起床的後進行。搏揉時儘量避免接觸到乳頭。坤民的乳頭很敏感，容易受到過分刺激。如果這項運動做得正確，將會發現乳房的感受性在不斷增強。

15. 性興奮的子宮覺得一陣熱氣盤旋，此時更宜收提會陰，不令鬆懈，亦忌念起，墜入戀情。

16. 練習坤道坐功，先要卻病，調準月信，然後修練。

17. 49 歲以後，月經已經斷絕者，宜用「乾道坐功」之心法，凝神於下丹田，用以培補虧損，使月經漸漸恢復（「老婦又來潮」），然後再按「坤道坐功」心法用功，漸漸練至沒有月經，就像尚未行經的坤童一樣。此時骨髓填實，氣血調和，顏色紅潤，聲音洪亮，白髮變黑，齒落更生，眼昏復明，耳聾返聰，智慧大開，不通自通，名為返老還童。

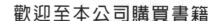

歡迎至本公司購買書籍

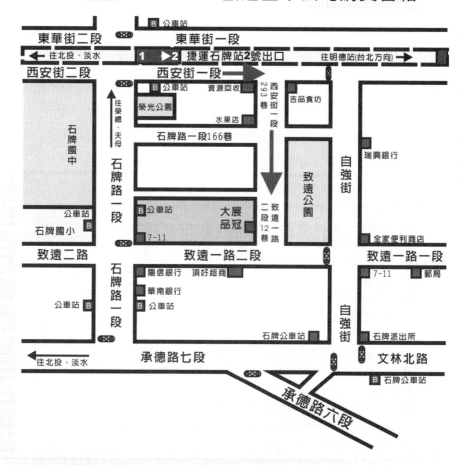

建議路線

1. 搭乘捷運‧公車

　　淡水線石牌站下車，由石牌捷運站 2 號出口出站 (出站後靠右邊)，沿著捷運高架往台北方向走 (往明德站方向)，其街名為西安街，約走100公尺 (勿超過紅綠燈)，由西安街一段293巷進來 (巷口有一公車站牌，站名為自強街口)，本公司位於致遠公園對面。搭公車者請於石牌站 (石牌派出所) 下車，走進自強街，遇致遠路口左轉，右手邊第一條巷子即為本社位置。

2. 自行開車或騎車

　　由承德路接石牌路，看到陽信銀行右轉，此條即為致遠一路二段，在遇到自強街 (紅綠燈) 前的巷子 (致遠公園) 左轉，即可看到本公司招牌。

國家圖書館出版品預行編目資料

武當道醫婦科臨證靈方妙法 / 尚儒彪編著
——初版，——臺北市，品冠文化，
2015 [民 104.04]
　　面；21公分—（武當道教醫藥；03）
　　ISBN　978-986-5734-23-7（平裝）
　1. 婦科　2. 辯證論治　3. 道教修鍊
413.4　　　　　　　　　　　　　　104002210

武當道醫婦科臨證靈方妙法

編　　著/尚儒彪
責任編輯/郝志崗
發 行 人/蔡孟甫
出 版 者/品冠文化出版社
社　　址/臺北市北投區（石牌）致遠一路 2 段 12 巷 1 號
電　　話/（02）28233123，28236031，28236033
傳　　真/（02）28272069
郵政劃撥/19346241
網　　址/www.dah-jaan.com.tw
E-mail/service@dah-jann.com.tw
登 記 證/北市建一字第 227242 號
承 印 者/傳興印刷有限公司
裝　　訂/承安裝訂有限公司
排 版 者/菩薩蠻數位文化有限公司
授 權 者/山西科學技術出版社
初版 1 刷/2015 年（民 104 年）4 月

定價/350元

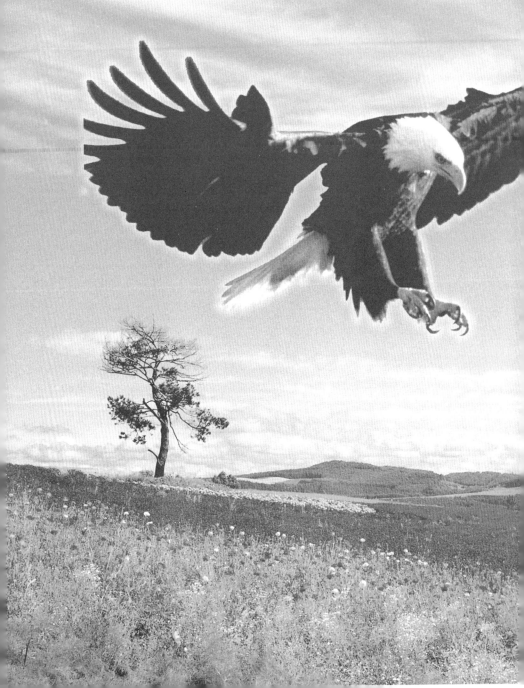

大展好書　好書大展
品嘗好書　冠群可期